栄養学の最高権威が教える“賢い食べ方”

誰も教えてくれない

女子栄養大学の発酵食のすべて

女子栄養大学副学長　五明紀春 監修／古川知子 レシピ監修

病を防ぐ

腸キレイ

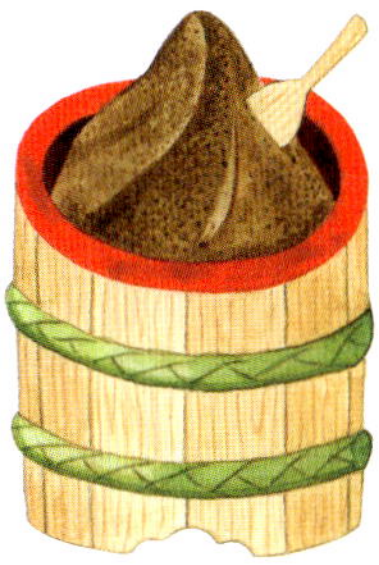

糖質オフ

快眠

免疫力アップ

X-Knowledge

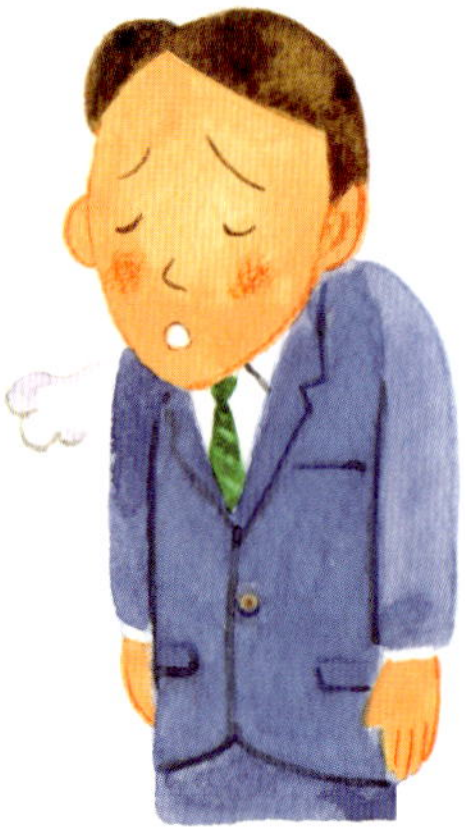

こんな毎日の体の悩み、あきらめていませんか？

忙しい現代。身体の悩みがない人は、いないのではないでしょうか？
誰もが一度は感じたことのあるこれらの悩み、
実はあるもので解決できる可能性があるんです！

- □ 便秘がち／お腹が弱い
- □ 肌荒れが気になる
- □ 風邪をひきやすい
- □ 眠れない
- □ だるい／疲れやすい
- □ 胃腸が弱い
- □ 肌がくすんできた
- □ やる気がおきない
- □ おならが臭い
- □ 太りやすくなった
- □ 口臭・体臭が気になる
- □ 集中できない

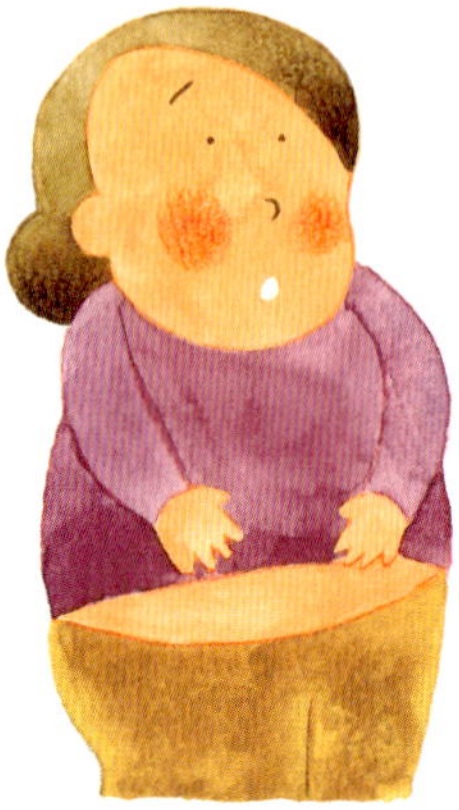

□ 忙しくて不規則な生活
□ リラックスできない
□ 最近、よくイライラする
□ 血圧が高い

□ コレステロール値が高い
□ 糖尿病が心配
□ 骨が弱くなった気がする
□ 健康診断でひっかかった

でも、**大丈夫！**

面倒くさがりでも、時間がなくても、
お金をかけなくても……
健康になりたいすべての人の
悩みに働きかけるのが、**発酵食**です！

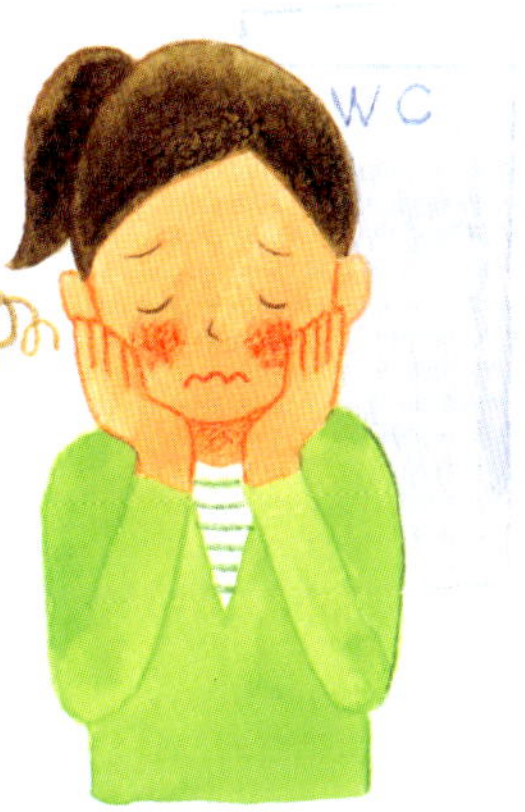

発酵食の身体によいこと。

いいこと
1

〈便秘改善〉

みそやヨーグルト、納豆、ぬか漬け、しょう油、甘酒を日常的に摂ると効果的

便秘は腸内にある悪玉菌と善玉菌のバランスが崩れ、悪玉菌が増えるとおきる辛い症状。便秘を解消するには、ヨーグルトやぬか漬け、しょう油などの発酵食に豊富に含まれた乳酸菌の力を頼りましょう。みそや納豆には、善玉菌のエサになる食物繊維もたっぷり。毎日の食事に取り入れて、快便、快腸生活を！

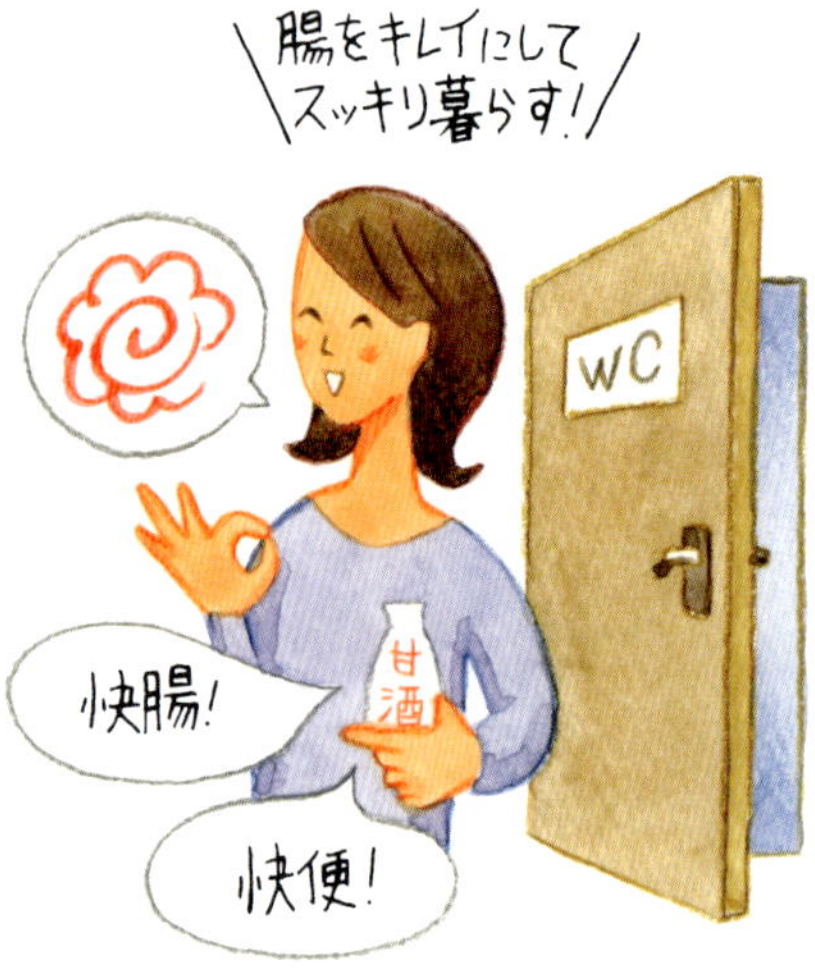

いいこと
2

〈美肌・糖質オフ〉

ぬか漬け、みそ、ヨーグルトは美肌づくりの強い味方ダイエットにはみりんや麹を

野菜のぬか漬けやヨーグルトには、美肌をつくるビタミンCが。納豆には女性ホルモンに似た働きをするイソフラボンが含まれ、肌にはり、つやを。また、本みりんの甘味は、上白糖よりもGI値が低く、発酵によってできた天然のものなので、糖質制限にも役立ちます。発酵食は健康的なダイエットや美容にうれしいことばかりです。

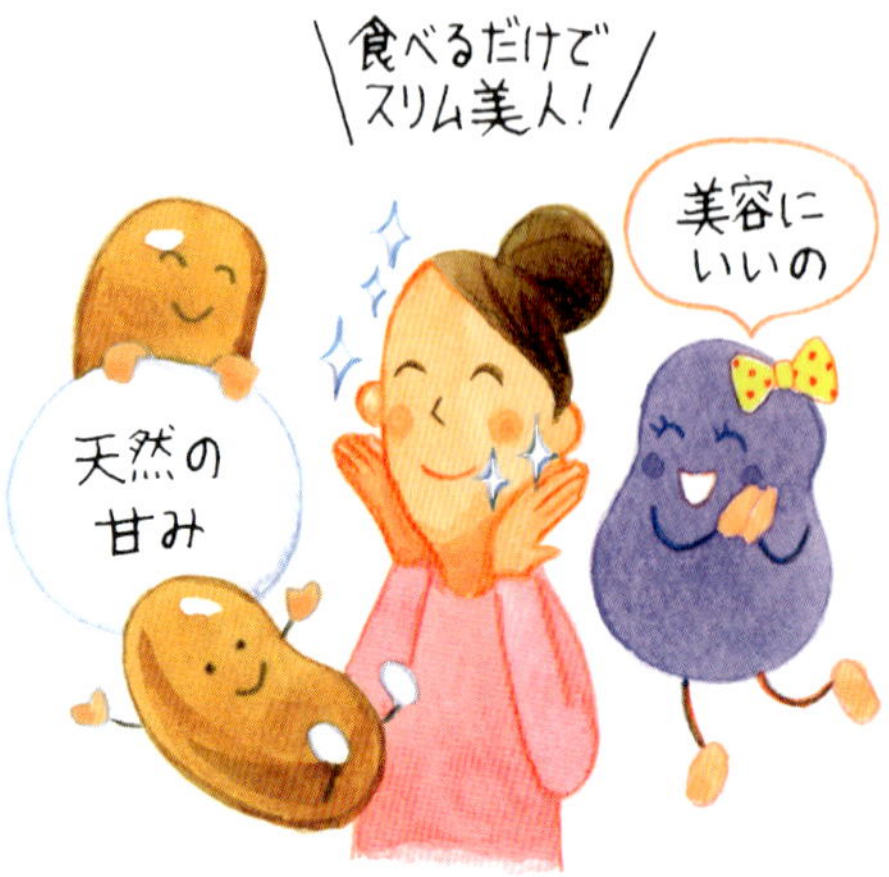

現代人の健康の悩みに応えてくれる、頼もしい発酵食。
なかでも力を発揮するのがこの４つ。気になる悩みがあったら、
さっそく今日から発酵食ライフを！

いいこと
3

〈アンチエイジング〉

いつまでも若々しい身体は、しょう油、酢、みそ、納豆で

しょう油、酢、みそには、抗酸化作用が認められています。日本の食事に頻繁に利用される調味料は、老化の原因のひとつである活性酸素を消去する働きを持っているのです。また納豆の原料は、イソフラボンたっぷりの大豆。イソフラボンは、更年期障害の軽減など、女性が喜ぶ効果を期待できます。

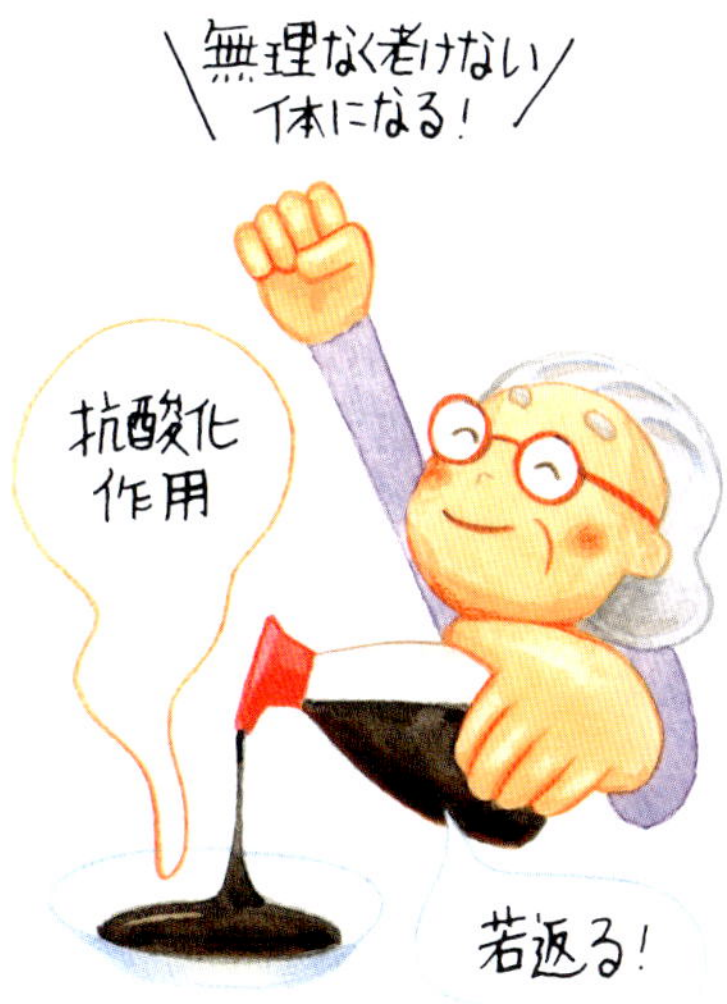
無理なく老けない
体になる！
抗酸化
作用
若返る！

いいこと
4

〈疲労回復〉

疲れたら、酢、塩麹、甘麹、ぬか漬けでパワーチャージ！

疲れた身体には、クエン酸を。酢には、疲労物質に働きかけるクエン酸がたっぷり。麹がベースとなる甘酒は、ブドウ糖をエネルギーに素早く変えるビタミンB群が豊富で、「飲む点滴」とも呼ばれています。ビタミンB群はぬか漬けにも。また塩麹には、消化を助ける酵素が多く、疲れた胃腸におすすめです。

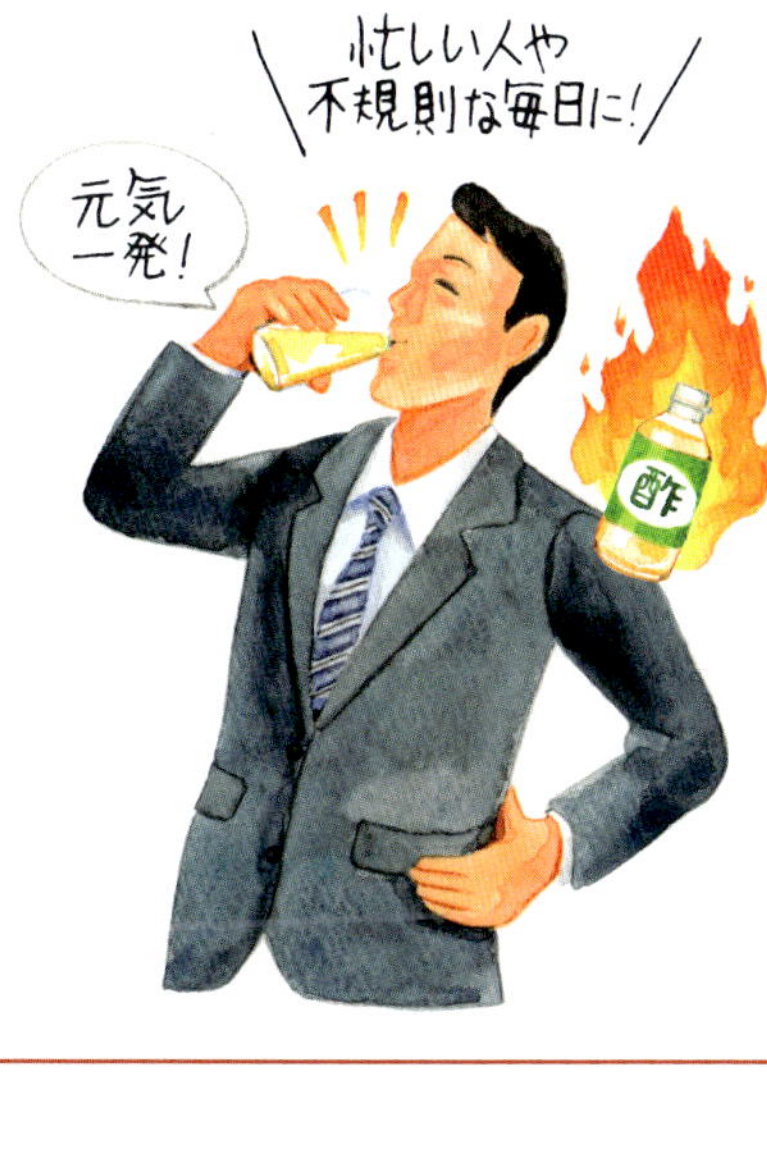
忙しい人や
不規則な毎日に！
元気
一発！
酢

発酵食の食べ方のコツ。

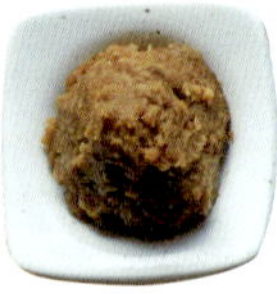

せっかく食べるなら、より効果的に身体に摂り入れたいもの。発酵食を食べるのに、ちょっとしたポイントをご紹介します。

1 毎朝少しずつ食べるだけ！

少量でもよいので、発酵食は毎日食べ続けることが大事です。腸内環境の改善を目的とするなら、特に毎食がオススメ。整腸作用に働きかける乳酸菌は、腸に棲みつくことはできません。役目を終えれば体外に排出されてしまいます。朝食にはヨーグルトを添える、ぬか漬けを追加するなど、習慣にすると便利です。

2 食べ合わせで健康効果が倍増！

発酵食と組み合わせると、吸収率がアップする栄養素や、相乗効果でよりいっそう悩み解決を期待できます。また、組み合わせるとより効果的な食材や成分があります。

具体例

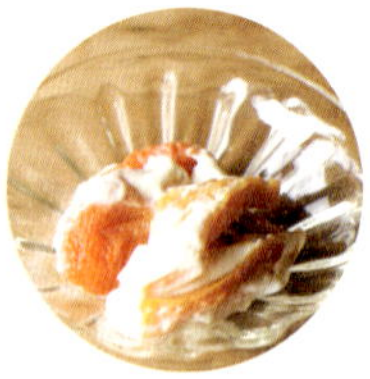

ヨーグルト×ドライフルーツ
乳酸菌と食物繊維
↓
便秘解消

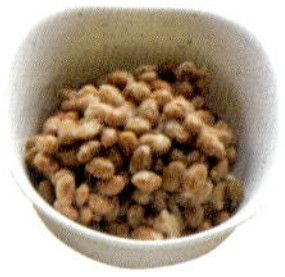

納豆×味噌汁
イソフラボンとメラニン色素抑制効果
↓
美肌

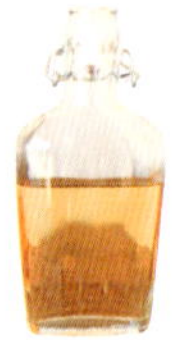

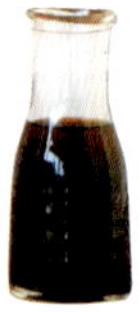

しょう油×冷ややっこ
抗酸化作用とイソフラボン
↓
アンチエイジング

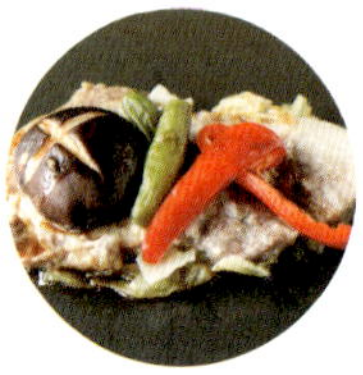

塩麹で漬けたおかず×ごはん
ビタミンB群と糖質
↓
疲労回復

3 効果的な時間に、適量を食べる

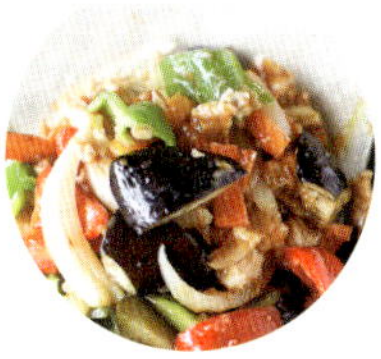

発酵食によっては、身体の悩みに効果的な食べる時間帯や量があります。例えば、ヨーグルトは夜、甘酒は朝がオススメ。量では、ヨーグルトは一日約２００g、酢は大さじ一杯程度が理想とされています。絶対ではありませんし、身体に合わないものもあるので、無理はせず、目安として試してみてください。

4 「おいしそう！」と思いながら食べる

健康効果だけでなく、彩りや風味を感じながら楽しく食べることは、何より重要です。「おいしそう」と思いながら食べた場合では、ただ食べた場合と比べ、唾液の分泌がよくなり、消化酵素の分泌も促されて消化されやすいことが研究でもわかっています。便秘に悩んでいるなら、「これで便通がよくなる！」というように、食べるときに前向きなイメージを。

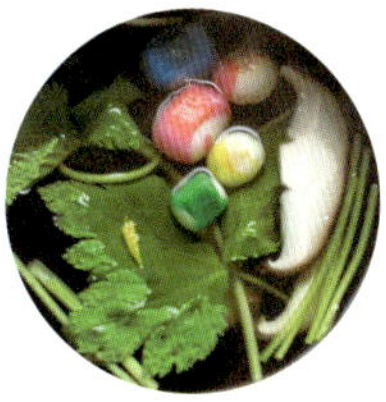

5 無理をせず少量でＯＫ！

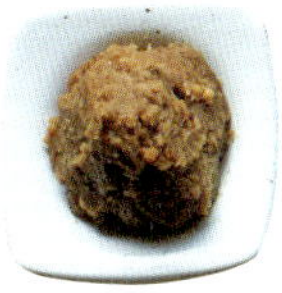

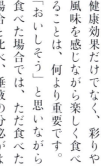

どんなにこの悩みにはこれがオススメ、といわれても、無理に食べてはストレスが溜まるだけです。無理せず、できる範囲で、〝毎日少量発酵食〟を目指してください。義務にするのもよくありません。「あ、今日は食べてない！」と思っても気にせず、明日食べればいい、というぐらいの気持ちで続けましょう。

6 自家製を楽しむ

発酵食は、もともと冷蔵設備のない時代に、各家庭で保存を目的に生まれたもの。ほとんどのものが家庭で作ることが可能です。微生物を働かせて作るので、時間が多少かかりますが、自家製のよいところは、作り手や環境の違いで、味が変わるところ。育てる楽しさも含めて、ぜひ試してみてください。

食べ過ぎに注意

発酵食がいくら身体によいと言っても、摂り過ぎれば身体に支障をきたすものがあります。みそやしょう油は度が過ぎれば塩分過多に。甘酒はカロリーが高いので、飲みすぎには要注意。活動を開始する朝に摂るのがオススメです。

そもそも発酵ってなんですか？

発酵ってなに？　腐るのと発酵は違うの？　そんな疑問に答えます。
読み終わったころには、あなたも発酵食の虜です！

Q 発酵ってなに？

A 有機物に、細菌やカビ、酵母といった**微生物**が働きかけ、私たち人間にとって**身体によい物質**を作ることを発酵といいます。

Q 発酵食は何がよいの？

A 発酵は、化学的なものを使わず、**自然の力だけ**で食べ物を風味豊かに、**おいしく変化させてくれます。**また食べ物の保存期間を長くする力もあります。身体によい機能を持ち、自宅で作ることもできます。

Q 発酵食にはどんなものがあるの？

A **みそ、しょう油、酢、みりん**といった調味料は、すべて発酵食品です。そのまま食べられるものでは、**ヨーグルト、チーズ、ぬか漬け、納豆、塩から**など。飲み物では、日本酒、焼酎、ワイン、ビール、マッコリといったアルコールはすべて発酵から生まれています。

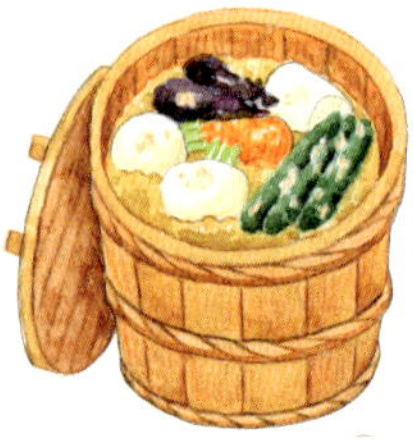

Q 自宅で作りやすい発酵食は？

A **ヨーグルト作りやぬか漬けがオススメ**です。ヨーグルトは温度に注意するだけで完成します。ぬか漬けは、毎日ぬか床をかき混ぜる必要があります。

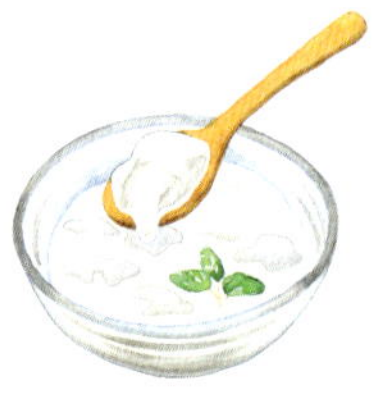

Q なぜ発酵食が生まれたの？

A 冷蔵設備のない時代に、**食材を保存するために**生まれました。冷蔵庫が一般家庭に普及し始めたのは、昭和40年代後半です。それまでは食材を長期保存するために、微生物の発酵を利用していました。当時は呼び名も**〝保存食〟**です。発酵食は、私たちの祖先が生きるために知恵を絞った結晶です。

Q 発酵食って、放っておくとずーっと発酵が進むの？

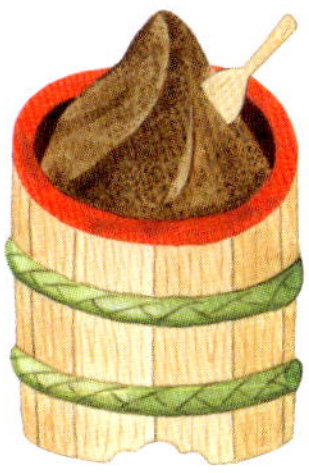

A 発酵食の中で、微生物は生きています。微生物が生きたままの状態で口にする発酵食があります。例えばみそ。みそは長期間置いておくと発酵、つまり**微生物の活動が進んで**しまうので、色が**変化していきます。**これは熟成といって、味がまろやかになるので、逆に喜ばれることも。微生物の活動を止めてから利用する発酵食もあります。しょう油は火入れをして微生物を死滅させないと、どんどん発酵が進み、風味が落ちてしまいます。

Q 発酵食作りは難しい？

A 適度な温度と湿度、時間など、微生物が喜ぶ環境を作る必要があります。よくある失敗は、発酵に有益な微生物ではなく、雑菌が繁殖してしまうケース。**時間や湿度さえ守れば、意外とカンタン。**自家製の発酵食を食べるのは、手づくりの醍醐味を含めて、感動もひとしおです。

Q 発酵と「腐る」は違うの？

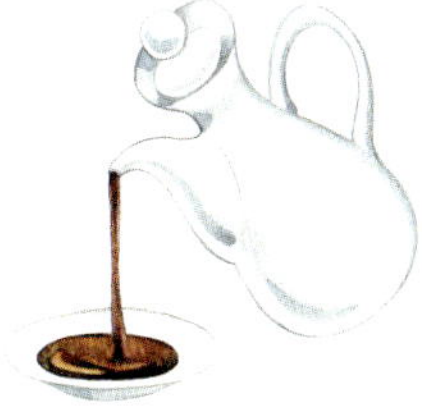

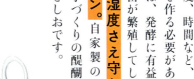

A 発酵も、腐敗も、目に見えない微生物の働きにより起こります。ただし、同じ微生物の活動の結果でも、人間にとって有益なもの、有害なものがあります。単に前者を発酵、後者を腐る、カビる、と表現しています。「発酵」⇔「腐る」「カビる」は、かなり**人間の主観的な線引き**なのです。

Q 発酵食はなぜおいしいの？

A 菌の働きによって、**旨み成分が増える**からです。微生物の働きによって、酵素のチカラで食材のでんぷんやたんぱく質は、ブドウ糖やアミノ酸に分解されます。これらは、どちらも旨みを感じる元です。また発酵することで、香りや旨みを感じる成分の種類が増えるものもあります。

Q なぜ身体によいの？

A 微生物そのものを体内に摂れるので、人間にとって身体によい微生物の機能を利用できます。乳酸菌で発酵させた発酵食を口にすれば、乳酸菌の恩恵を受けることができます。また発酵によって生まれる機能もたくさんあります。**自然の力で身体を健康にする**発酵食は、現代の食卓に欠かせない自然のサプリメントです。

発酵食は「食べるだけ」で自然の力で、健やかに。

発酵食はおいしいだけではありません。美肌やダイエット効果など、見た目だけでなく、風邪や血液不調、がんを寄せ付けない丈夫な身体も期待できます。そんな発酵食の秘密に迫ります。

最大の効果は「腸活」！発酵食のはじまり

発酵食の最大の特徴は、腸内環境の改善です。乳酸菌を含む発酵食は、腸内の善玉菌を増やすのに威力を発揮します。ほかに麹で作る甘酒にも、食物繊維に似た働きをする成分があり、酢は強酸性が悪玉菌を撃退します。腸内環境を整えると、便秘がよくなるだけではありません。免疫力も高まり、身体全体の調子が整います。

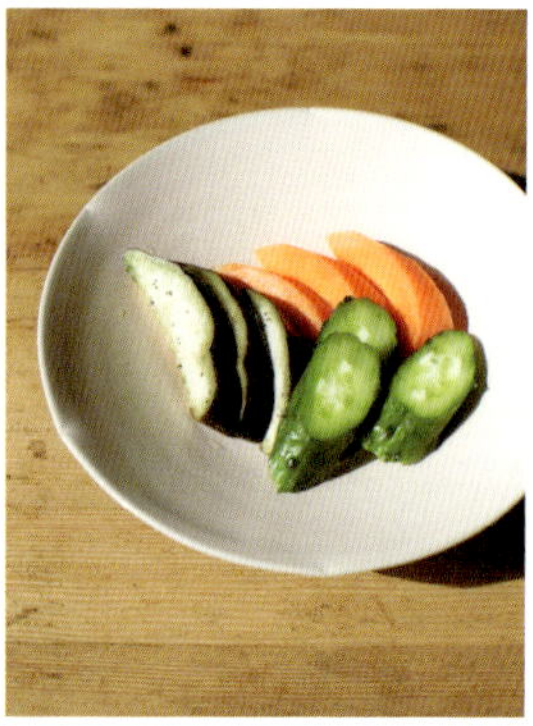

腸には、身体の免疫細胞の約7割が存在します。私たちは口から食べ物だけでなく、細菌やウイルスなども体内に取り込みます。腸の働きがよくなると、こうした有害物質を体内に留めることなく排出するのです。この免疫細胞は、善玉菌が多い腸内環境が大好きなのです。

ひと昔前は、発酵食は〝保存食〟と呼ばれていました。先人たちは、冷蔵設備のない暮らしで、いかに食べ物を無駄にせず長期保存するかに知恵を絞ったのでしょう。当時は栄養学的には発展途上ですが、目に見えない〝何か〟が食べ物の長期保存を可能にし、かつおいしくしてくれる、という事実に着目し、連綿とこの素晴らしい食文化を私たちに残したのです。

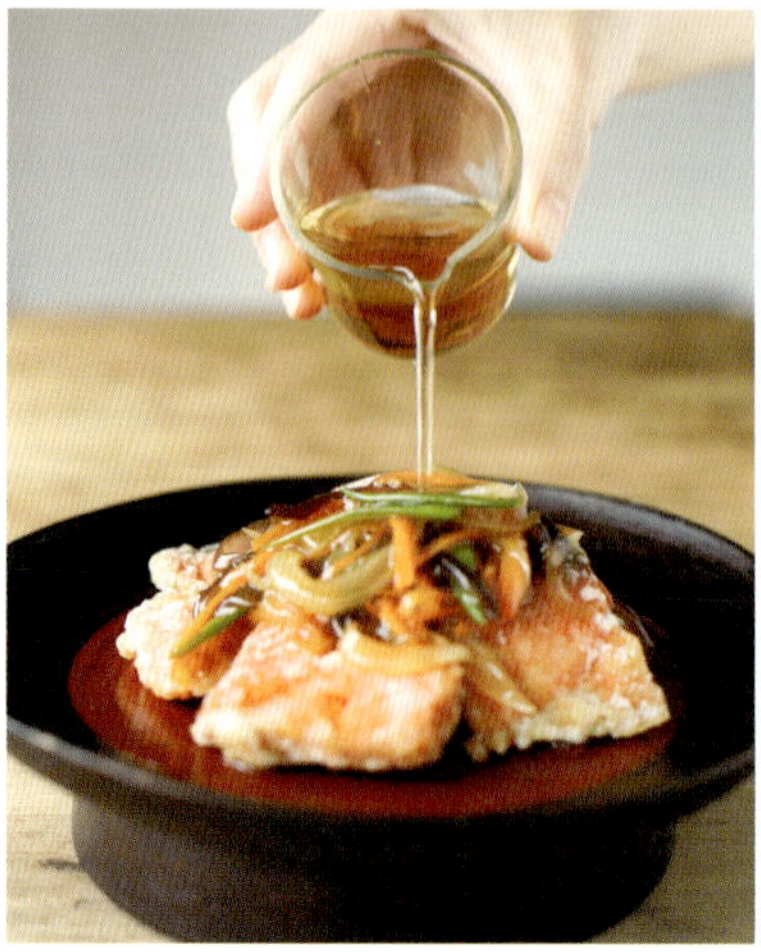

必然で生まれた保存食は、現代の私たちの健康な暮らしに必須な「発酵食」になりました。毎日の食事に少しずつ取り入れて、自然の力で健康を手に入れたいものです。

微生物の力を利用し、おいしい発酵食品に

発酵とは、微生物が食べものを土台に繁殖し、含まれる成分を分解したり、新しい成分を生み出したりして、私たちに有益なものを作ることを指します。微生物とは目に見えない生物、菌や酵母などのこと。菌が繁殖すると、腐ってしまうのでは？と思った人。その通りです。実は、発酵と腐敗は、仕組みとしては同じ。

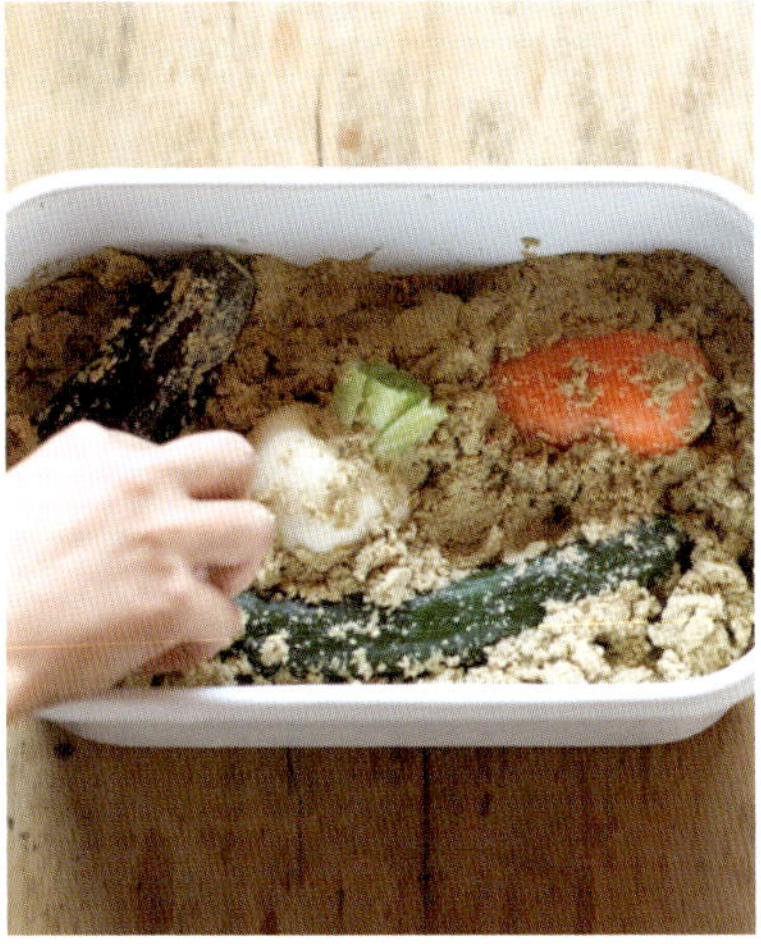

結果的に、私たち人間にとって有益な結果をもたらすものを発酵、有害なものを腐敗と定義しているのです。

微生物によって、性質も違えば、作り出すものも違います。例えば麹菌。麹菌は味噌やしょう油など大豆のたんぱく質やでんぷんを好むため、大豆に麹菌がつくと、たんぱく質やでんぷんの分解がはじまり、糖やアミノ酸を作り出します。次は、そのできた糖を好む、乳酸菌や酵母の出番。酸っぱさやアルコール等の味や香りの成分を出していき、私たちが知る味噌やしょう油になるのです。また、ヨーグルトなどの乳酸菌の好物は糖。牛乳のなかの糖を食べ、乳酸などの酸を作ります。

このように、微生物が働くといっても、菌の種類や組み合わせで、含まれる成分や味や香り、風味は変化します。この微生物たちのおかげで、私たちはさまざまな発酵食をおいしく食べられるのです。

column

発酵食のおいしさには科学的なワケがある！

発酵食がおいしいのは、微生物の働きにより、いわゆる「旨み」成分が発生するから。一般にいわゆる「旨み」と呼ばれる成分の正体は、実は「アミノ酸」。発酵の過程で、このアミノ酸が生まれることで、自然な「旨み」が発生するのです。微生物にはたんぱく質を分解してアミノ酸にし、さらにでんぷんを分解してブドウ糖にして、自然な「甘み」もプラスする力があります。さらに、連鎖反応で発生する乳酸菌や酵母が作ったものが、アミノ酸と反応して、さらに「旨み」が増していくのです。おいしさには、科学的な理由があるのです。

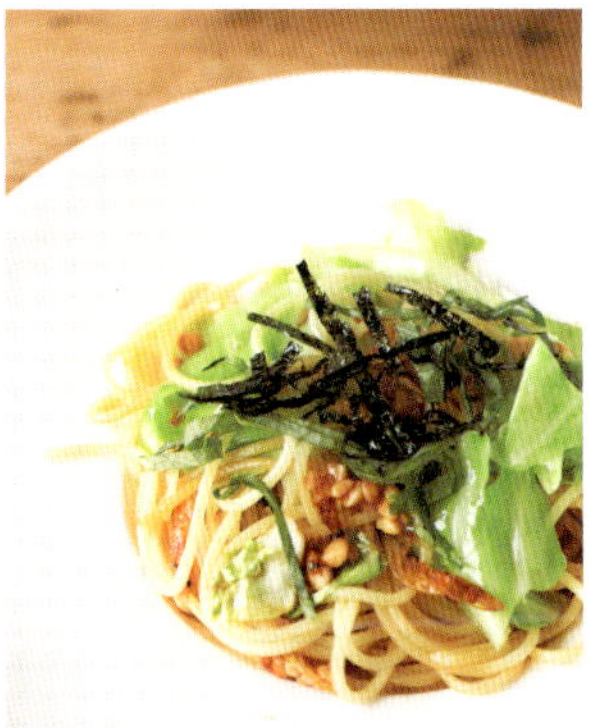

はじめに

発酵食品の摩訶不思議

知る人ぞ知るクサヤ。なぜか人を虜にするニオイだ。なんでこんなものが「食物」になったのか――。

製法はごく簡単。ムロアジ、トビウオなどの魚の腹を開く。内臓を取り除いて水洗いした後、カメに入れた濃厚食塩水に一夜漬けこみ、水切り、日干しして出来上がり。

ところがこのカメの中の食塩水が曲者。何十年もかけてゆっくり熟成した秘伝の調味液なのだ。はじめはたんなる食塩水も長い間に魚肉の成分が溶けこんで、細菌や酵母などの微生物が繁殖した発酵液に化けている。

さて、この発酵液に一夜魚を漬けこむだけで魚体成分に驚くべき変化が起きる。微生物発酵の産物であるB群のビタミンが数倍から数十倍に激増するのである。

ぬか漬けもクサヤといい勝負。ぬか床のメンテナンスには手がかかる――。ぬか床に手を突っこめば汚れる――キタナイ。マメに水ぬきして朝夕かく拌しないとたちまち不精香が発生して手抜きできない――キツイ。不注意で有害菌が繁殖して食中毒になるおそれもある——キケン。そのうえ手にぬか臭がしみこむ——クサイ。

しかし、野菜をぬか床に漬けこむとクサヤと同じに摩訶不思議なコトが起こる。それこそ一夜にしてB群ビタミンが爆発的に野菜の中に増えてくるのである。野菜によっては十倍以上に増えるものがある。一体何が起こったのか——。ぬか床で繁殖している乳酸菌群がB群ビタミンを作り出すからである。こうなると、ぬか床はまるで打ち手の小槌。「普通の」野菜があっという間に総合ビタミン剤に化け上がるという次第である。B群ビタミンは体の中でエネルギー代謝を円滑にすすめる。これが不足すると肌が荒れて「体の溌剌《はつらつ》さ」がなくなり、気力もなえてくる。最近は脳の働きに大事なビタミンとされている。

カビや酵母や細菌が取りつくと、ごく普通の食材に劇的な変化が起こり、似ても似つかない「おいしく栄養のある食べ物」に変身する。この妙味を人間は古くから知っていた。多種多様な発酵食品が「人類の遺産」として、今日まで人々を楽しませているのである。

本書は、身近な発酵食品を取り上げ、その魅力を紹介する。発酵食品についての理解を深めていただければ幸いである。

女子栄養大学　副学長　五明紀春

目次

味付けに保存に　大活躍の米の産物

ぬか漬け

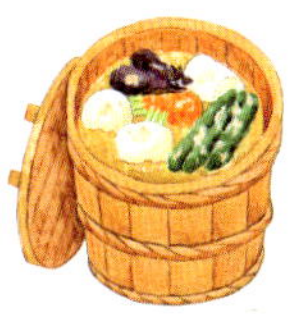

ネバネバと強烈なにおいがクセになる

納豆

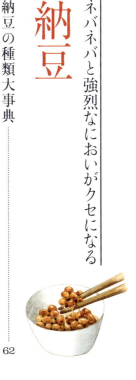

目次

なくてはならない魔法の液体

しょう油

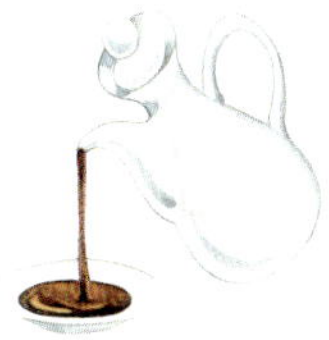

まだまだあります！
効能がすぐわかる！
おいしく身体を整える

発酵食の大図鑑

Staff

ブックデザイン／
細山田光宣・鈴木あづさ　児島 彩
(細山田デザイン事務所)
執筆／山田やすよ
写真／雨宮秀也
スタイリング／雨宮ゆか
イラスト／村上智行（テイシオノ）
印刷所／シナノ書籍印刷株式会社
協力／女子栄養大学
　　　海象編集室

本書をお読みになる前に

特別な表記がない限り、本書掲載の効果は、食品に含まれる栄養成分の性質を基に作成しています。あくまで摂取時の目安としてお楽しみいただくためのもので、過度な摂取や摂取制限を推奨するものではありません。栄養値はすべて「食品標準成分表2015(七訂)」に基づく調査によるものです。くれぐれも適量を守り、おいしくお召し上がりください。

上記につきまして、あらかじめご了承ください。

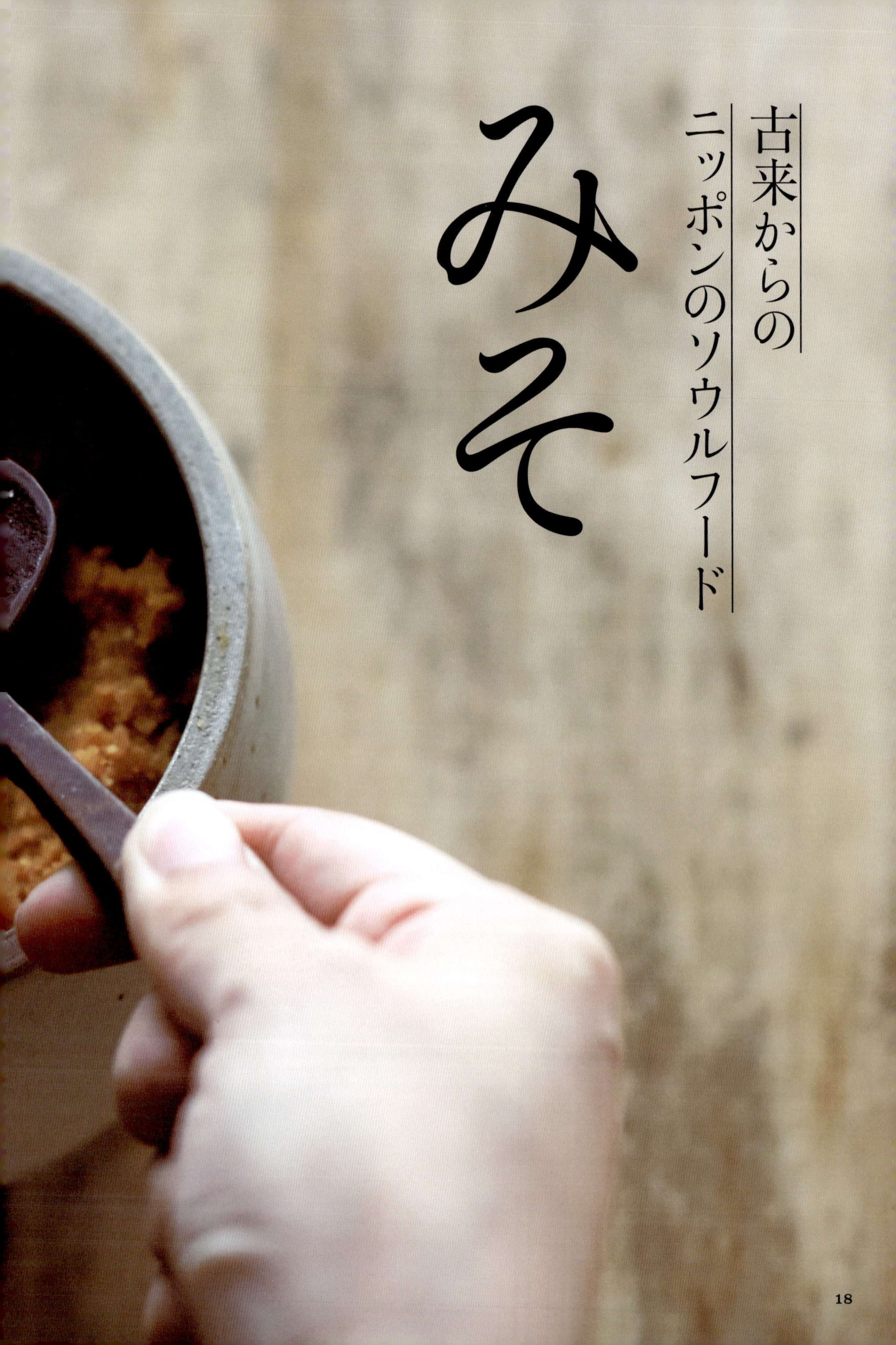

古来からの
ニッポンのソウルフード

みそ

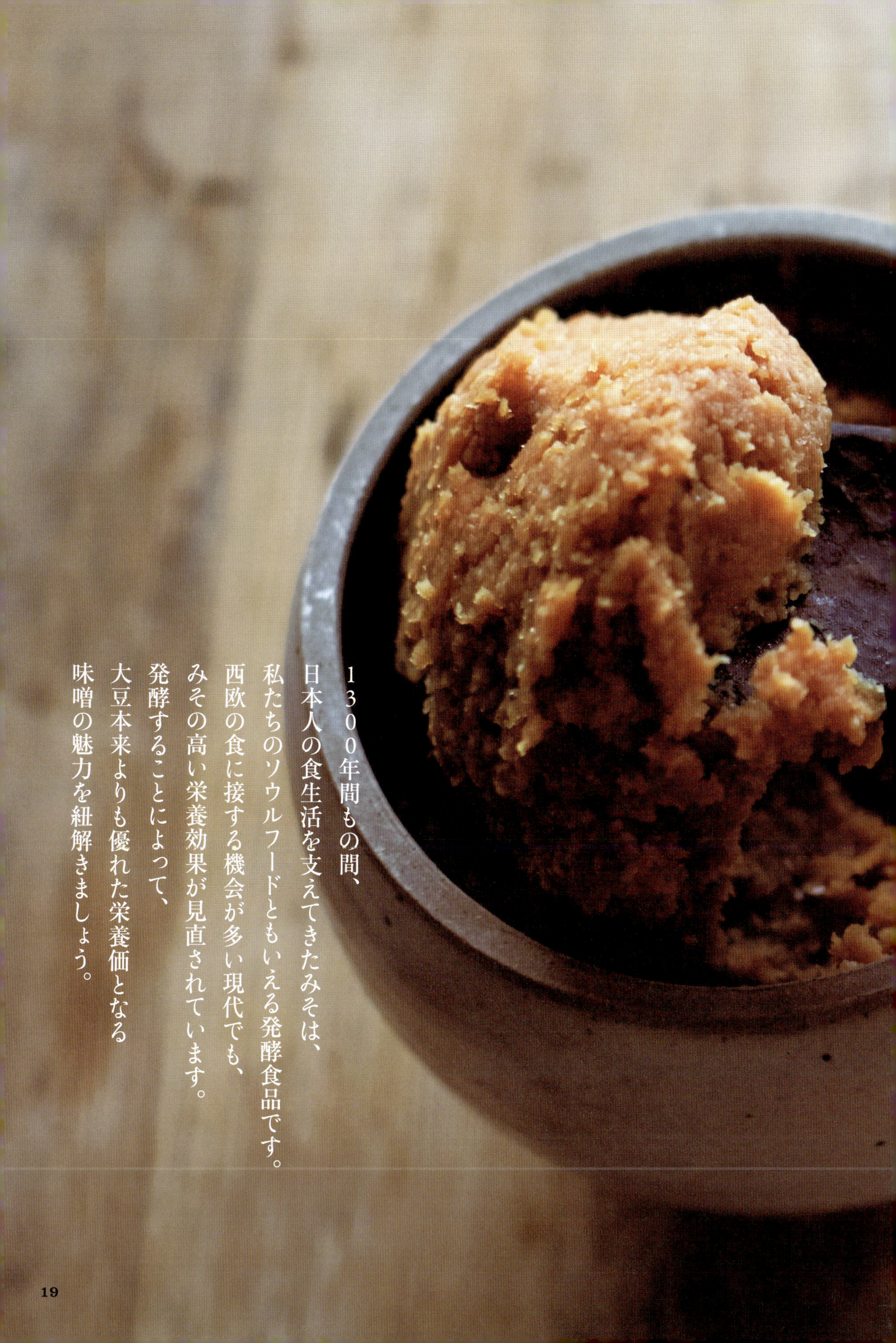

１３００年間もの間、
日本人の食生活を支えてきたみそは、
私たちのソウルフードともいえる発酵食品です。
西欧の食に接する機会が多い現代でも、
みその高い栄養効果が見直されています。
発酵することによって、
大豆本来よりも優れた栄養価となる
味噌の魅力を紐解きましょう。

みその種類大事典

赤みそ、白みそ、麦みそ、八丁みそ……料理に合わせていろいろな種類が用いられるみそ。原料や、造り方の違い、地域の味を数えれば、その種類は全国に約数百あると言われています。ここでは、その代表的な種類を一覧で見ていきましょう。

米みそ

辛さ ★★★★★
コク ★★★★

原料は米、大豆、塩。麹は米で培養する米麹を使います。蒸した大豆を使うと赤い褐色になります。塩分を多くすると辛口に。

麹：米
産地：関東甲信越、東北、北海道、その他全国各地

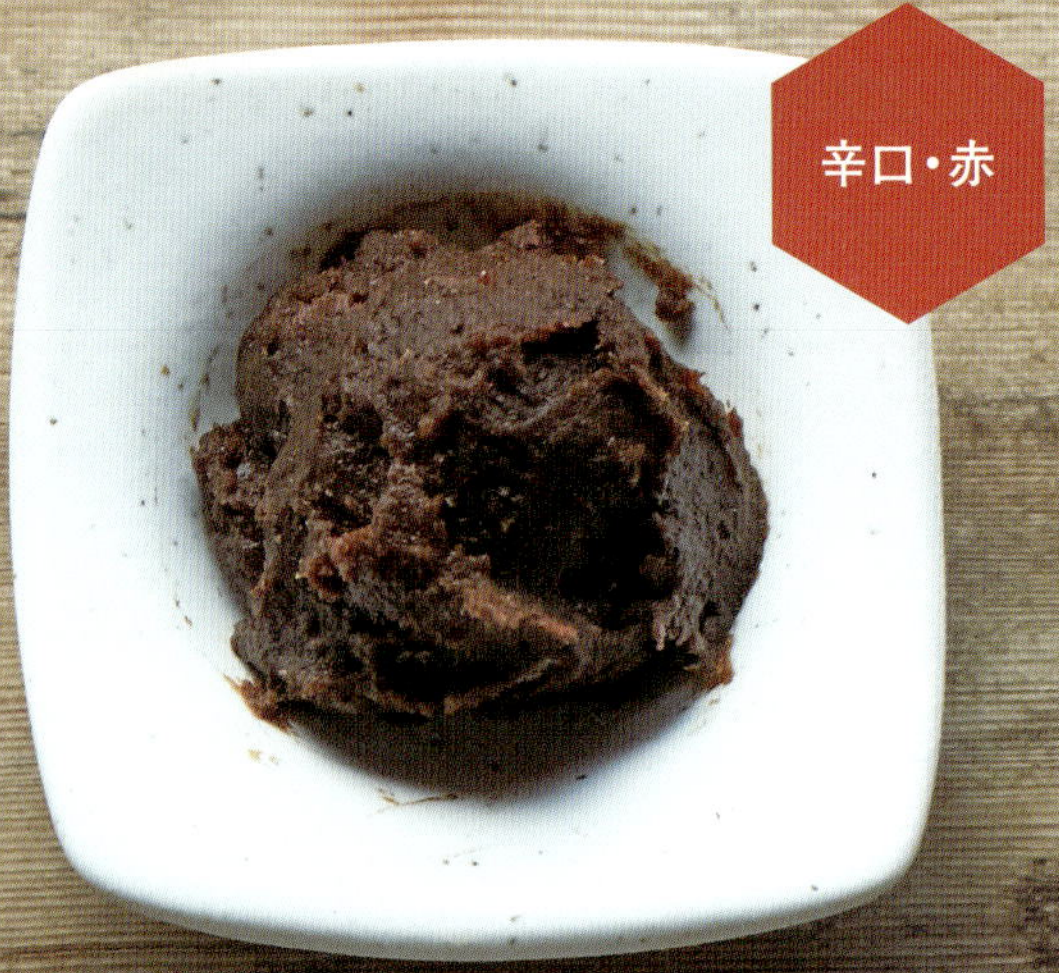

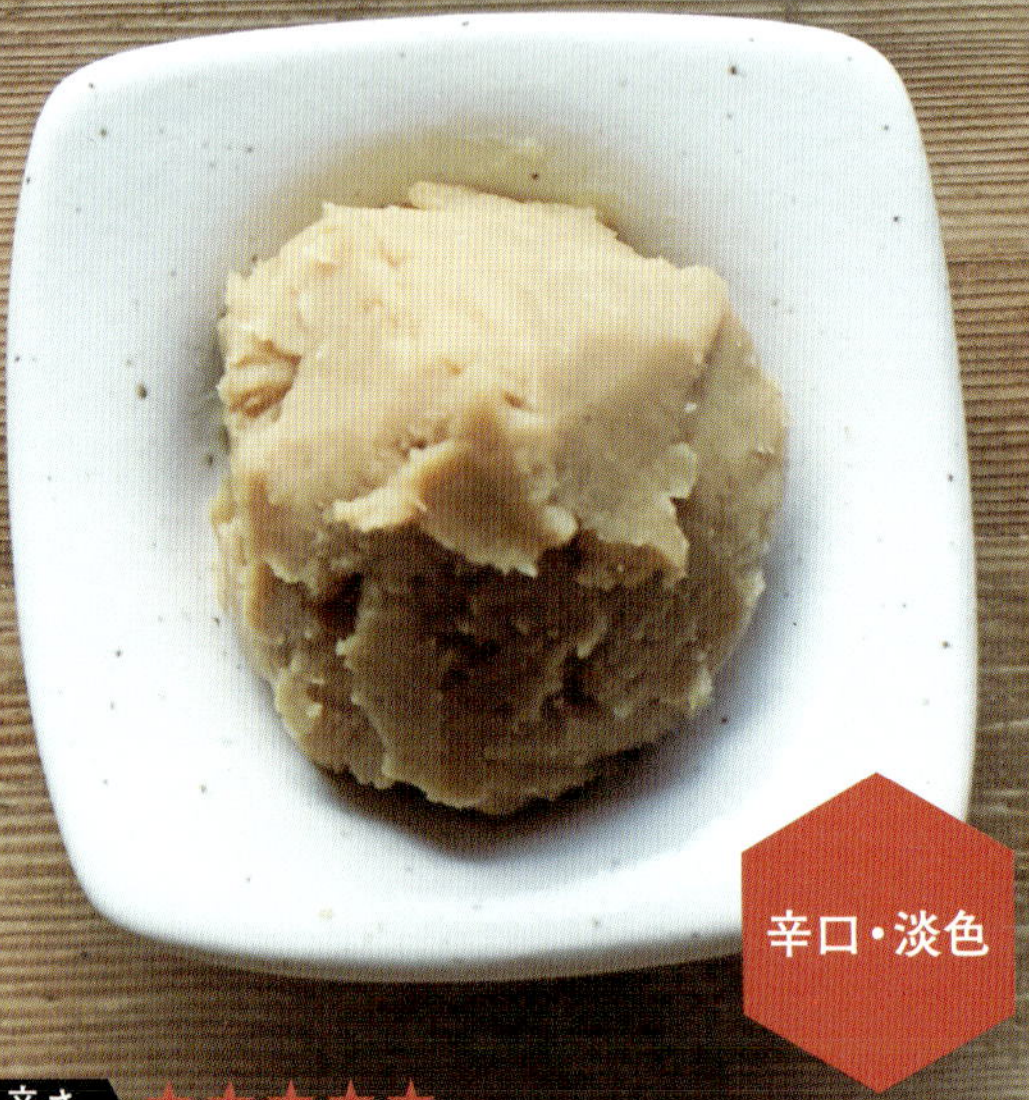

辛さ ★★★★★
コク ★★★

原料は米、大豆、塩。色の濃淡は発酵熟成中に起こる、大豆などのアミノ酸と糖が反応するメイラード反応によるもの。塩分がやや高めです。

麹：米
産地：関東甲信越、北陸、その他各地に分布

豆みそ

辛さ ★★★
コク ★★★★★

原料は大豆、塩。麹は豆で培養する豆麹を使います。八丁みそ、三州みそ、名古屋みそなどは豆みそです。塩分と旨みが凝縮した味わいです。

麹　：豆
産地：愛知、三重、岐阜

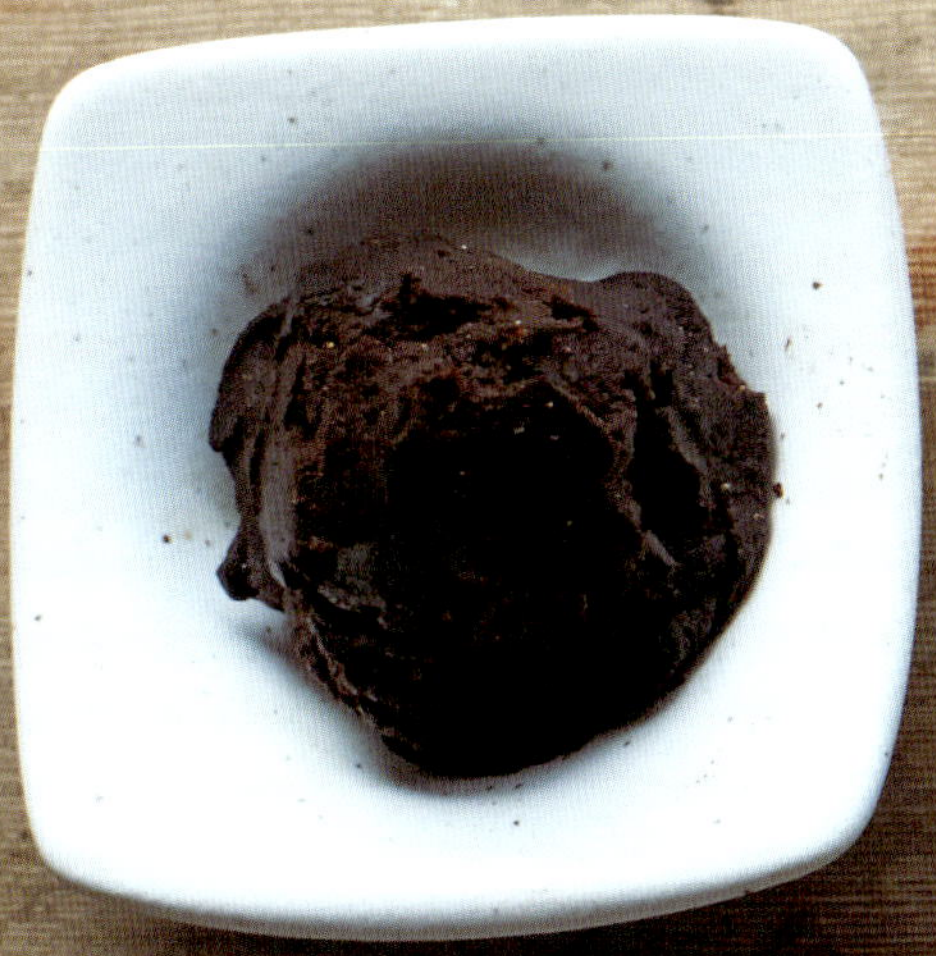

辛さ ★★
コク ★★★★

原料は米、大豆、塩。ゆでた大豆を使うとメイラード反応が起こりにくく、白くなります。白みそは米みそのみ。麹の割合が高いと甘口に。

麹　：米
産地：近畿地方、岡山、広島、山口、香川

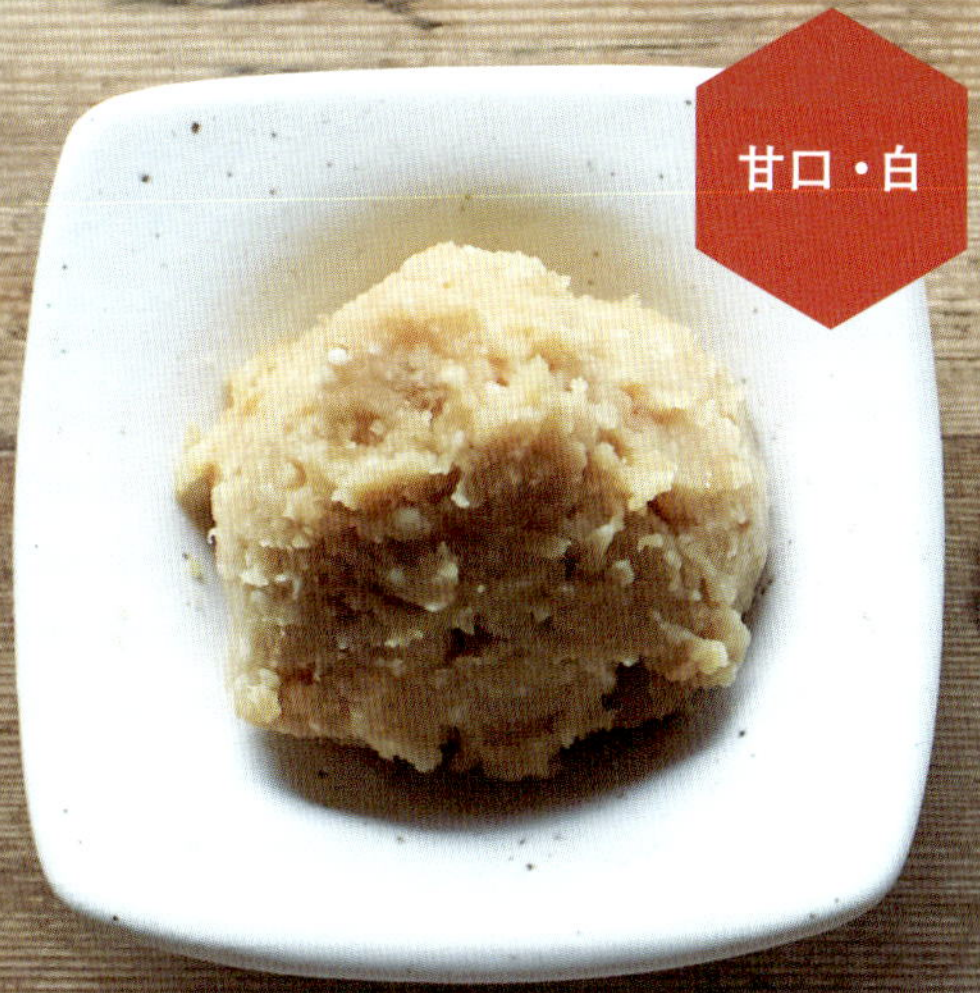

麦みそ

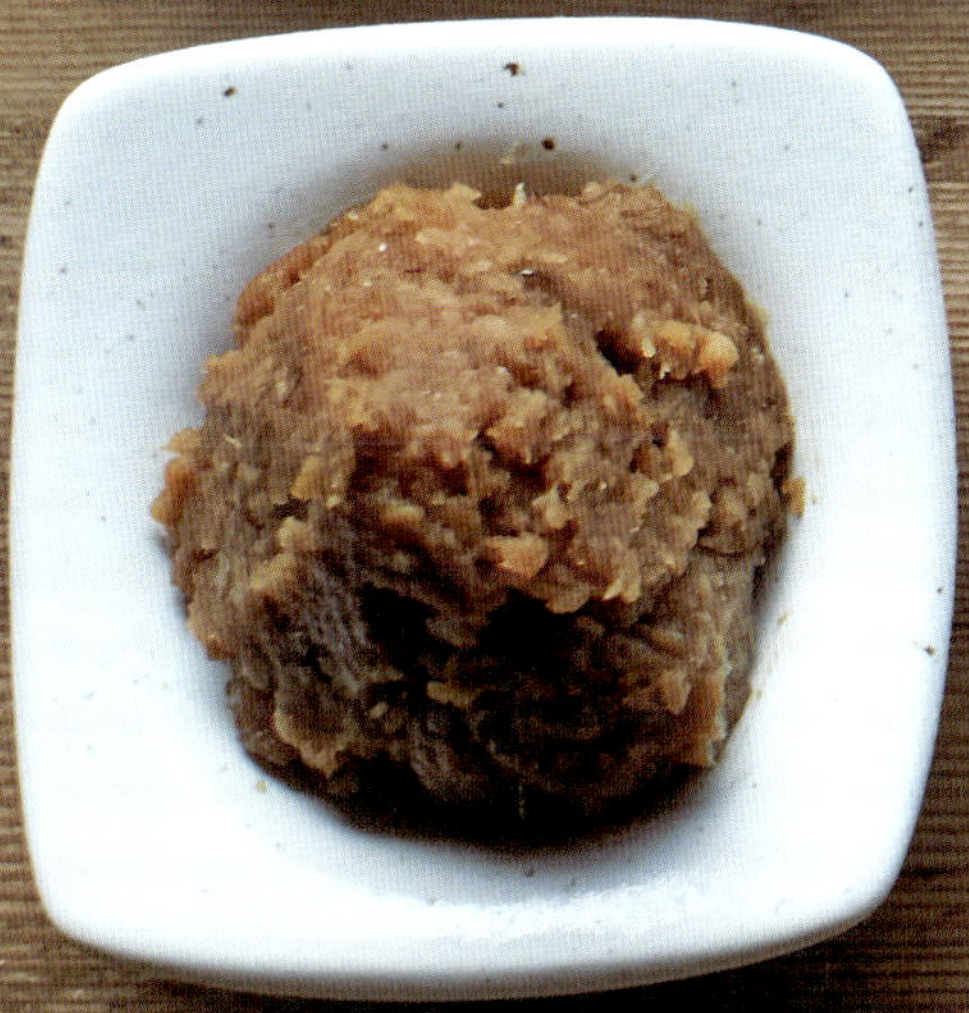

辛さ ★★★
コク ★★★

原料は麦、大豆、塩。麹は麦で培養する麦麹を使います。米みそと違い麦の香りがするのが特徴。みそ汁にすると、さっぱりした仕上がりに。

麹　：麦
産地：九州、四国、中国

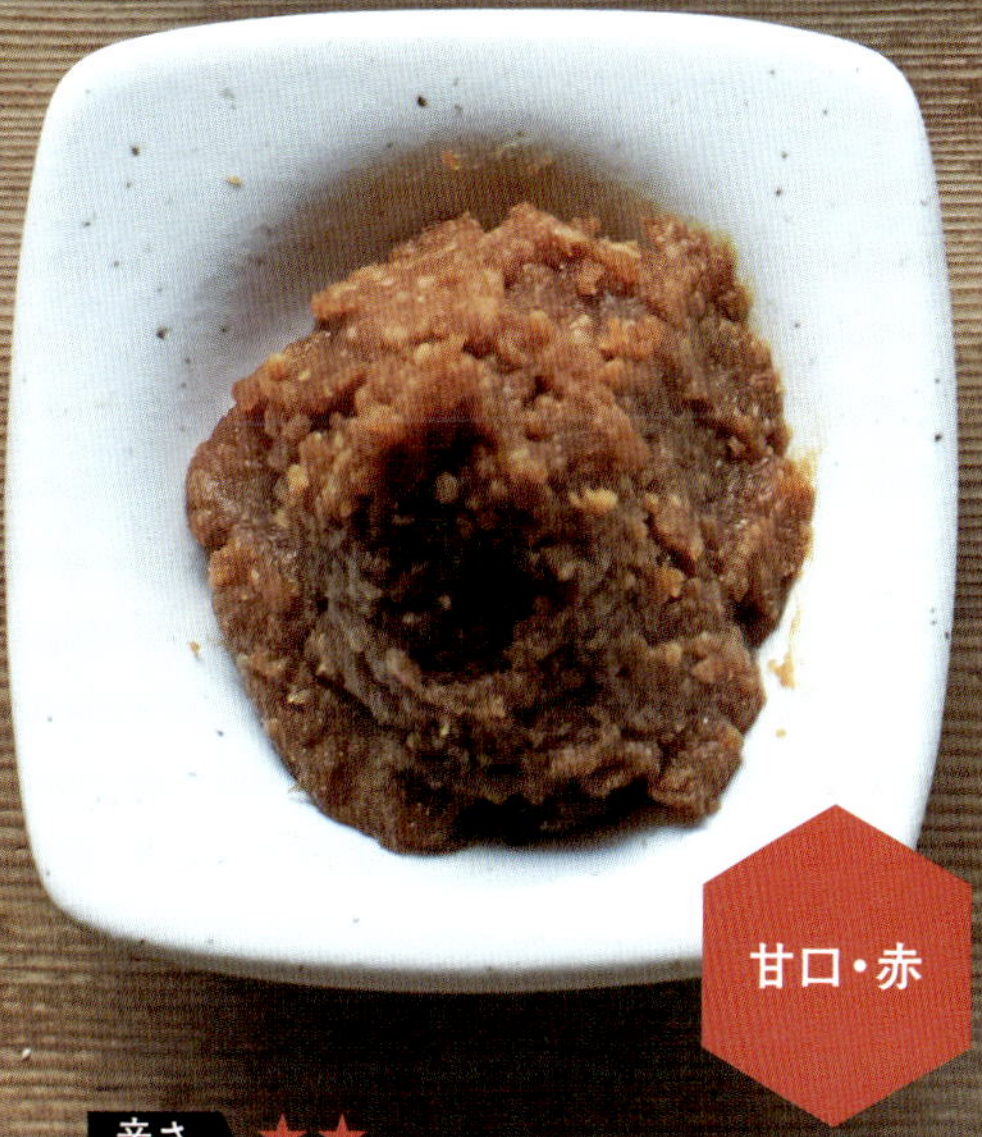

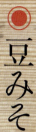

辛さ ★★
コク ★★★

原料は米、大豆、塩。蒸した大豆を使うことで、メイラード反応で褐色に。塩分控えめ、麹の割合を高くすることで、甘口に仕上げています。

麹　：米
産地：東京

みその仕組み、大解剖！

大豆に麹と塩を加えて発酵 魔法の調味料に変身

蒸した大豆に麹と塩を加えて発酵、熟成させたものがみそ。大きく分けて、大豆に米麹を加えた米みそ、大豆に麦麹を加えた麦みそ、大豆に種麹と大麦を煎って粉末にしたものを加えた豆みそがあります。種類は違っても基本は麹菌が米や麦、豆のたんぱく質、脂質、でんぷんを分解し麹を作り、乳酸菌や酵母が加わり、味や香りの元となる成分を作り出します。色の違いは発酵、熟成の強弱。これはみそに含まれるアミノ酸が糖と反応し褐色に変化するメイラード反応によるもので、発酵、熟成が長いほど色は濃くなり、抗酸化、整腸作用が高まります。

完成後も環境によっては熟成は進みます。成分、効能は低下しませんが、風味は落ちるかもしれません。

① 麹

原料となる米、麦、豆などの穀物を蒸したものに、麹菌を付着させて繁殖させたもの。栄養素の消化や吸収を促したり、アミノ酸生成、乳酸菌の働きを促進する酵素を生み出します。

② 塩

塩は保存と殺菌、味を調えるために加えます。塩が入ると微生物が利用する水分量が減るため、微生物の繁殖が抑えられます。塩に負けない酵母や乳酸菌が増殖し、熟成が進みます。

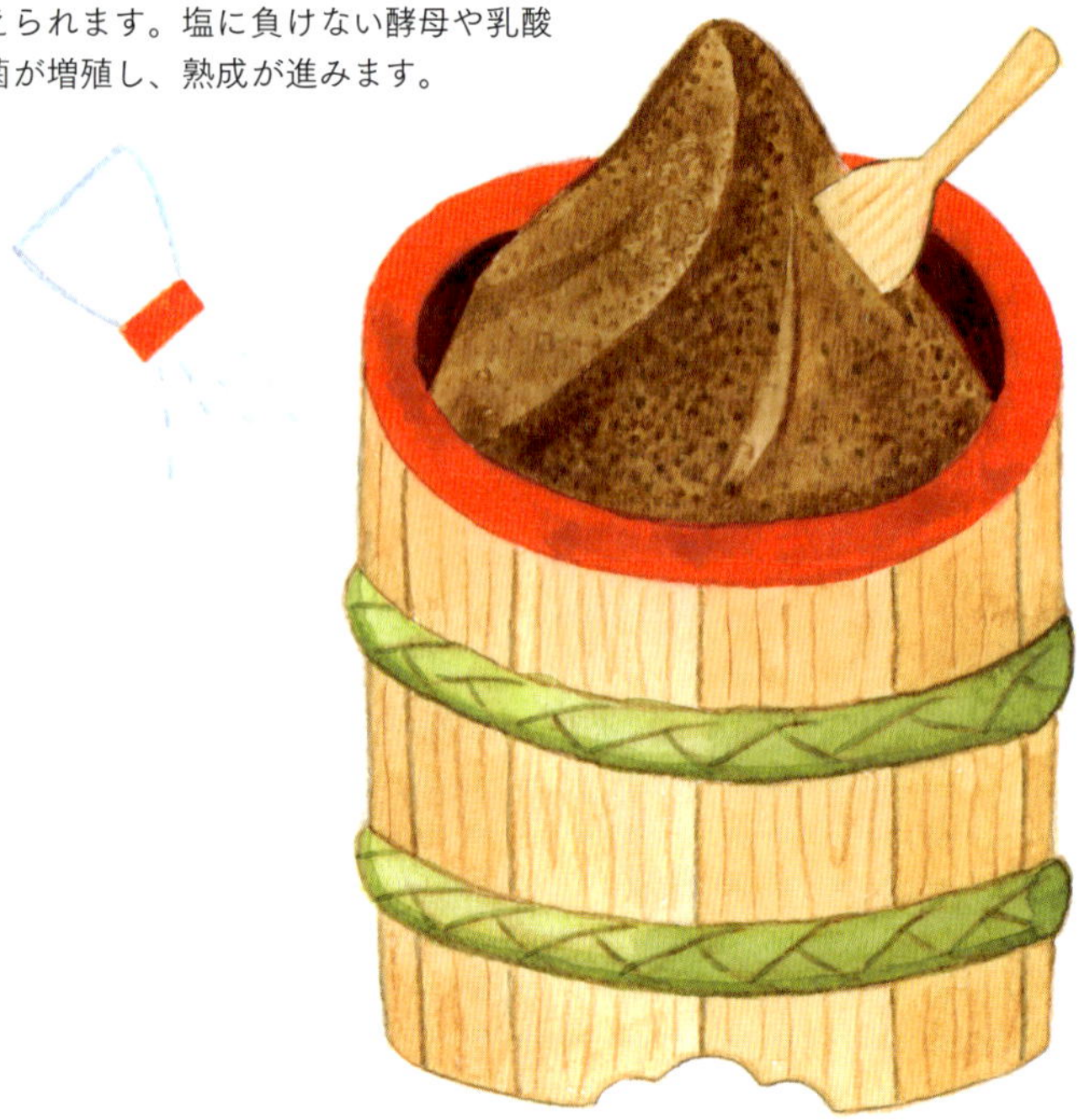

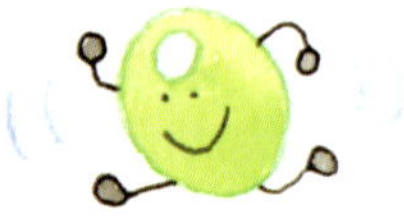

③ 酵母・乳酸菌

大豆のたんぱく質やでんぷんが酵素で分解されると、その成分を好む酵母菌や乳酸菌が加わります。みその風味をよくするだけでなく、消化を助け、腸内に善玉菌を増やします。

発酵の素 —微生物—

●黄麹菌 アスペルギルス・オリゼー

甘酒や日本酒にも使われる、でんぷん糖化力、たんぱく質分解力が強い菌。

●酵母

塩分に強く、塩辛さをやわらげ味に深みを持たせる。みその香りの原因にも。

●乳酸菌

塩分に強く、酵母を増やしてくれる。食物の消化吸収を促し、腸内環境を整える。

●豆麹菌 アスペルギルス・ソーヤ

醤油、みそなどの大豆を原料とする食品に利用される麹菌。たんぱく質分解力が強い。

みその効能

- 胃がん、乳がん予防に効果的
- 抗酸化作用でアンチエイジング
- コレステロールを低下させ心臓疾患のリスクを抑える
- 生活習慣病に期待

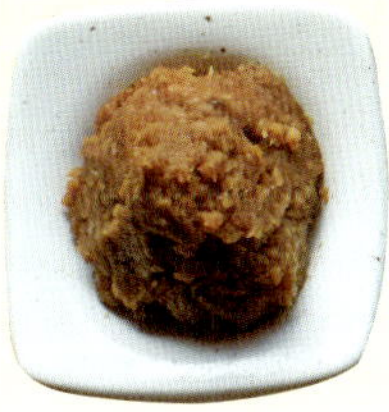

みその基本と、身体によいこと。

みそ汁で毎日一杯 医者いらずの万能薬

みその主原料は大豆。大豆を蒸して麹や食塩を加え、発酵、熟成させたものがみそです。大豆は良質のたんぱく質を多く含むため〝畑の肉〟とも称されますが、発酵しみそになるとその力はより一層たくましい存在に。生命維持に不可欠な必須アミノ酸8種類がすべて含まれ、ビタミンやミネラル、食物繊維などの人間の体に大事な栄養素が多量に生成されます。最近の研究では、みそは遺伝子変異を抑制する力があることがわかっています。すなわち胃がんや乳がんを抑制できるのです。またみそには抗酸化作用を持つイソフラボンやサポニン、ビタミンEも。これらは、老化の原因となる活性酸素を消去する働きがあり、美肌や腸内環境改善も期待できるのです。そのほかみそにはコレステロールを抑制したり、血圧の調整効果のほか、褐色色素による糖尿病予防効果も期待されています。みそはまさに〝医者いらず〟。

みそは、日本人の食生活を支えてきたソウルフードともいえる発酵食品です。みその起源は古代中国と言われています。日本では大宝律令（701年）に「未醤」という言葉が登場。これがみその前身とされています。当時は高級品のみそですが、鎌倉時代にはみそ汁が生まれ、武士の食事のスタイル、一汁一菜が確立されます。江戸時代になるとみそ汁は一般庶民の口にも入るように。

みそ自体は一度に大量に食することはできませんが、私たち日本人は、長く続く食文化のなかで、みそをみそ汁という形にして毎日体に摂取してきました。私たちはその高い栄養価を経験として知っていたのかもしれません。

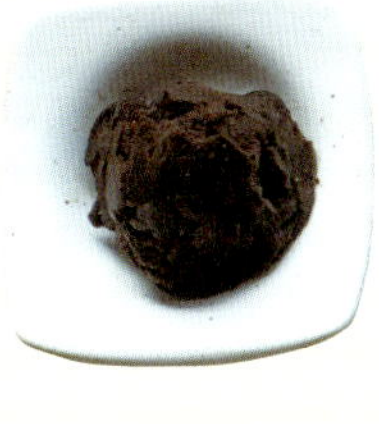

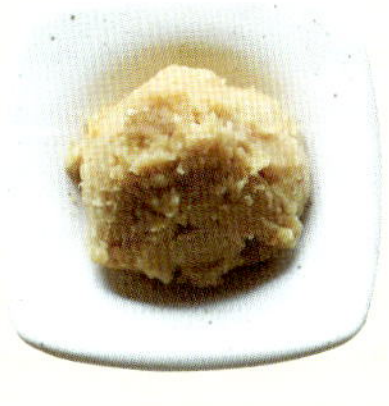

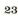

効能1

毎日一杯のみそ汁で胃がん、乳がんの不安を解消

みそ汁を飲み続けると、胃がん、乳がんの予防になると言われています。国立がんセンター研究所の故・平山雄博士は、1966年から1978年までの13年間、全国6県29保健所で、40歳以上の男女約26万5000人を対象に、みそ汁を飲む頻度と胃がんの死亡率との関係を調査。1981年博士は日本がん学会で、毎日みそ汁を飲んでいる人は、時々飲む人や飲まない人に比べて、胃がんの標準死亡率が低い傾向がみられたという調査結果を発表しました。

2003年には、厚生労働省の研究班が「みそ汁の摂取が多いほど乳がんになりにくい」という調査結果を発表。40～59歳の女性約2万人を対象に調査したもので、みそ汁を飲む量が1日一杯未満の人の人より1日二杯は26％、三杯の人は40％も乳がん発生率が減少していることがわかりました。これは大豆に含まれるイソフラボンが、乳がんを促進するとされる女性ホルモン、エストロゲンの作用をコントロールするのではないか、と推定されています。

みそはみそ汁にして毎日の食卓に一杯加えるだけで、がん予防につながる優れた発酵食品。意識して身体に摂り入れたいものです。

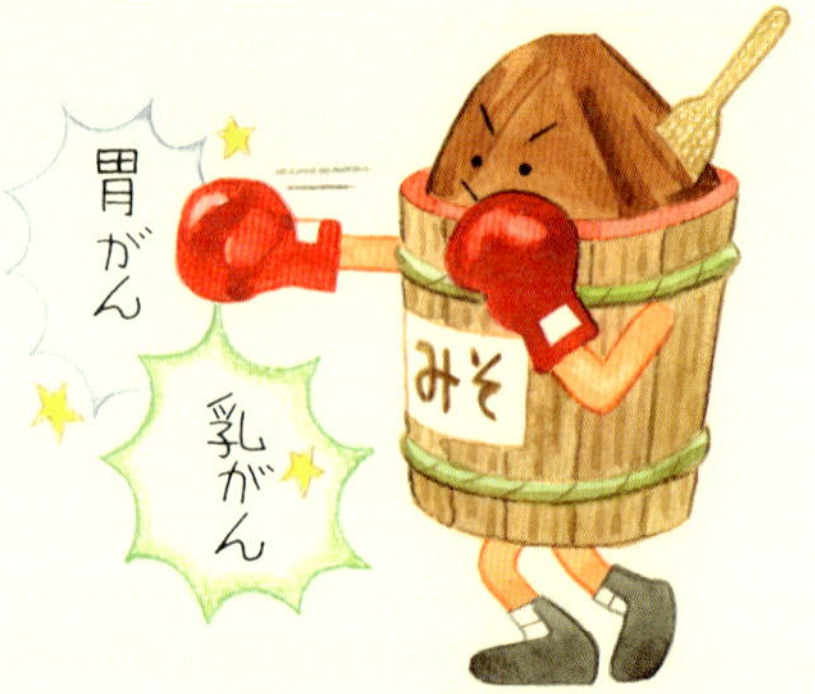

効能2

「みその茶色」は美白&若々しい肌の味方

年を重ねるとともに増える女性の悩みのひとつ、皮膚の老化であるシミ。これらを含む身体の老化をストップさせるのに有効的なのが、みその抗酸化作用です。みそにはその製法等により、濃い、あるいは薄い茶色に仕上がります。みそが発酵、熟成するとき、原料の大豆などのアミノ酸と糖が反応し、茶色く変化（褐変）する〝メイラード反応〟が起こります。メイラード反応で生まれる色素・メラノイジンは、老化をやわらげる抗酸化物質のひとつなのです。そのほか、みそには老化の原因といわれる活性酸素を抑える成分、サポニンが含まれています。

私たちの身体は、約60兆個の細胞でできており、残念ながらこの細胞にも寿命があります。機能が衰えたり、器官によっては数が減ったりする細胞もあります。年をとるとともに増えるこれらの状態を「老化」と呼びます。

みそにはこれらの要因に働きかける抗酸化作用が認められています。細胞のダメージや寿命を止めることはできませんが、みそを体内に摂り入れれば老化の進行を遅くすることは可能です。毎日みそ汁を一杯飲むことで、若々しい身体を手に入れたいものです。

効能3

食後のみそ汁でコレステロール値を上昇抑制

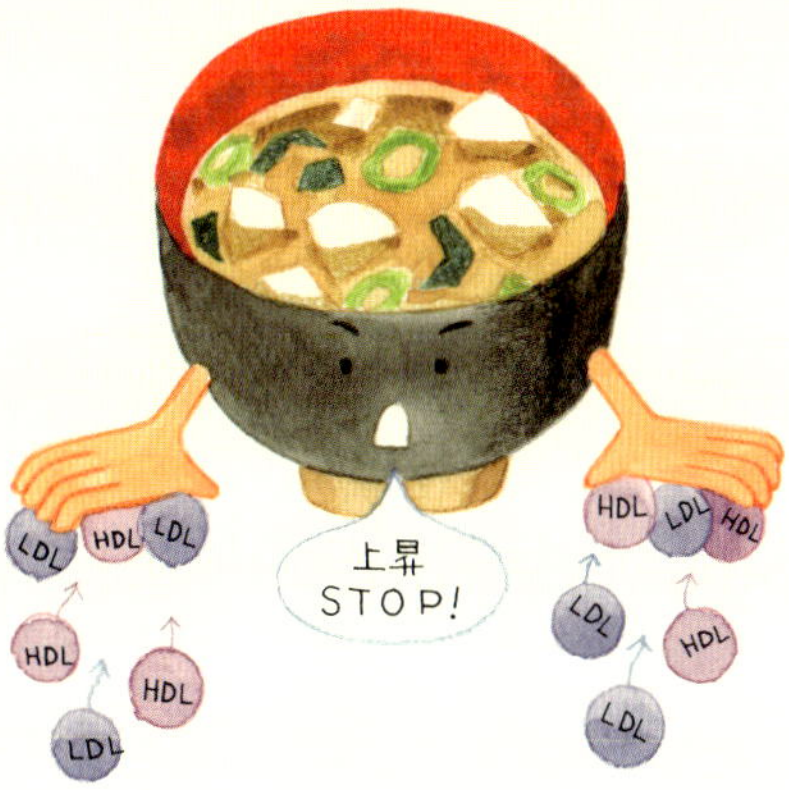

たらこ等の魚卵や、食事だけでなくスイーツにも使用される卵など、大好物だという人も多いのですが、コレステロールが気になる人には要注意の食材。でもこのコレステロール値の上昇抑制にもみそは働きかけます。つい食べすぎちゃった、という場合には、食後にみそ汁がオススメです。

大豆に含まれる大豆油のリノール酸と大豆レシチンには、コレステロール値の上昇を抑える効果があるとされています。またサポニンにも同様の効果が期待されます。うれしいことに、これらはみそに加工されたあとでも同様に作用するのです。

実はコレステロールは身体に悪い影響を与えるだけではありません。人間の身体を形作る細胞は、約60兆個あると言われています。その細胞一つひとつを構成する細胞膜を作ったり、副腎皮質ホルモンや性ホルモン、脂肪の消化吸収を助ける胆汁酸を造る材料になります。しかし、コレステロールを摂り過ぎると、血液中で増加。コレステロールは脂質なので、高脂血症、脂質異常症を引き起こします。コレステロールは上手にコントロールするのが肝要。日頃の食事でおいしく管理したいものです。

効能4

具だくさんみそ汁で糖尿病、便秘を解消、高血圧を予防

みそは、生活習慣病予防にも威力を発揮します。みその発酵・熟成により現れる褐色色素「メラノイジン」には、糖尿病予防効果があるとされ、糖分の消化吸収速度を遅くし、食後の血糖値の上昇を抑える働きが発見されています。さらに、すい臓機能の促進を促し、血糖値を下げるインスリンの分泌を盛んにするとされます。みそは、予備軍を合わせると国の総人口のおよそ16％も存在すると言われる糖尿病の予防の星なのです。

このメラノイジンは、食物繊維と似たような働きもしてくれます。腸内の善玉菌を増やし、悪玉菌の増殖を抑えます。腸内環境がよくなると、身体全体の免疫力もアップ。病気やストレスに強い、元気な身体が手に入ります。

健康効果の高いみそですが、その塩分を問題視する声も。塩分と言えば高血圧が心配されますが、大豆たんぱく質に含まれるペプチドが血圧上昇ホルモン生成系に働きかけ、高血圧防止に役立つことが証明されています。カリウムを含むわかめや切り干し大根は塩分を体外へ排出する働きがあるので、具だくさんにするのがおいしく食べるコツ。みそ汁で生活習慣病を予防しましょう。

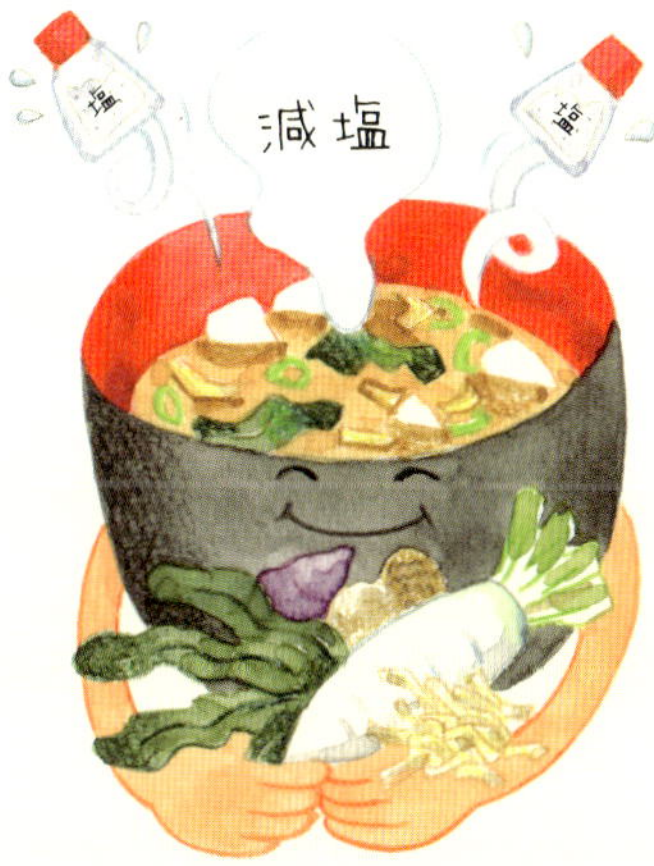

みそができるまで図鑑

麹菌が
酵素をつくる

1 蒸し米と麹菌をくっつけ麹を育てる

米みそを作ります。用意するものは米、麹菌、大豆、塩、水。まずは米を分量外の水に浸し、十分吸水させてから蒸します。
冷やしてから麹菌をまぶして、麹を育てます。

そのとき、菌は？

麹菌は種麹とも称される発酵菌の一種です。蒸した米に麹菌をふりかけて培養し、量を増やします。麹菌は菌糸の先端から、でんぷんやたんぱく質を分解するさまざまな酵素を発します。

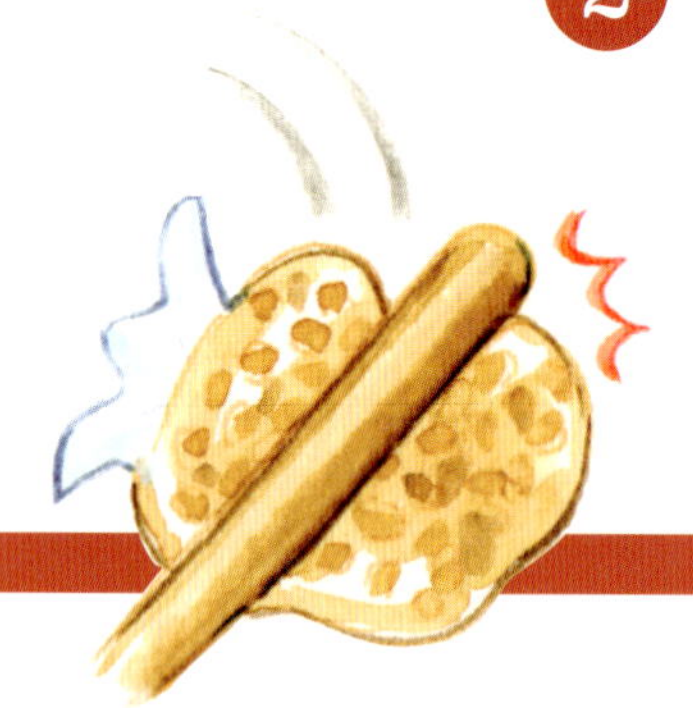

2 大豆を煮てミンチにする

大豆はよく洗い、3倍量の水に18時間浸し、水を替え鍋に大豆を入れひたひたの水で煮ます。
指で押したらつぶれるぐらいになったら、手や棒等を使って大豆をつぶします。

そのとき、菌は？

つぶした大豆には菌はありません。培養が進み、麹菌の働きにより、蒸し米はたんぱく質分解酵素であるプロテアーゼやでんぷん分解酵素のアミラーゼなど、酵素の塊となっていきます。

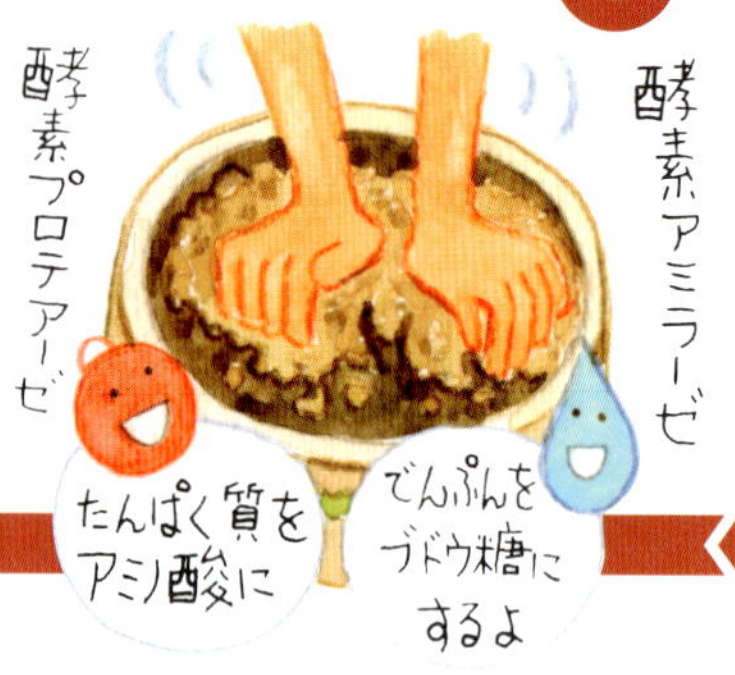
酵素プロテアーゼ
酵素アミラーゼ
たんぱく質をアミノ酸に
でんぷんをブドウ糖にするよ

3 麹・塩・大豆を混ぜる

麹に塩を混ぜる塩切りをします。塩は麹菌の活動を抑え麹の保存性を高めるだけでなく、味を調えます。麹が一粒一粒になるようにしっかり混ぜたら、つぶした大豆と混ぜ合わせます。

そのとき、菌は？

塩を加えることで、塩に弱い有害微生物の発生が抑えられ、麹菌が増殖をします。酵素プロテアーゼが大豆のたんぱく質をアミノ酸に、酵素アミラーゼがでんぷんを麦芽糖にし、最終的にブドウ糖に分解します。

庶民がみそ汁を味わうようになったのは室町時代から

平安時代になると、みそが貴族の食卓にあがるようになりました。927年に書かれた「延喜式」によれば、京都の公設市場にみその専門店が記録されています。鎌倉時代になると、みそ汁が登場。みそ汁を使った一汁一菜という武士の食事スタイルが確立されます。それまで特権階級のものだったみそ汁ですが、室町時代になると庶民の間にも浸透。室町時代から戦国時代にかけては、武士の食事はごはんにみそ汁をかけた汁かけ飯が一般的になりました。

戦国時代、戦いの際に必要な先陣食、兵糧を確保することは、戦いの勝敗を左右するほど重大なもの。なかでも栄養豊富なみそと腹持ちのよい米は、重要な兵糧に。

時代は江戸となり、町民文化が花開くとともに、みそは身分関係なく日本人が口にするものに。現在私たちが口にするみそ料理の中には、この時代に生まれたものが少なくありません。こうしてみそは私たち日本人にとって、なくてはならない調味料として発達してきたのです。

大豆が発酵してできる、といわれるみそですが、
実際にはどんなことがおきているのでしょう。
作り方と菌の働きを紹介します。

4 重石を乗せ熟成させる

毎日一回かき混ぜます。全体がやわらかくなってきたら丸めて玉の状態にして、空気が入らないよう容器に隙間なく詰め、空気に触れないようフタをし、重石を乗せます。熟成開始です。

そのとき、菌は？

自然界の塩分に強い乳酸菌が、酵素が作った糖をエサに増殖します。アミノ酸から乳酸を作り、麹臭や蒸した大豆のにおいを除去。その後同じく自然界の耐塩性酵母が加わると、塩辛さを抑え味に深みを与えます。

5 カビが生えるようならアルコールを

半年ほどで完成です。その間に表面にカビが生えるようなら、その部分を除く、あるいは30度前後の焼酎を霧吹きでふりかけます。熟成が進むと表面に茶色い液体、たまりがあがります。

そのとき、菌は？

みその中で、乳酸菌や酵母菌が働き続けています。さらに酵母は甘い香りの素となるHEMFという成分を作り、風味を生み出します。これは抗酸化作用や抗腫瘍作用を期待できると言われています。

6 半年後、ついにみそが完成!

発酵、熟成が進むほど、アミノ酸と糖が反応し、褐色に変化するメイラード反応が起こります。熟成が進みすぎると風味が落ちてしまうので、冷蔵庫や冷凍庫で保存し熟成を抑えましょう。

そのとき、菌は？

メイラード反応により、乳酸菌や酵母に分解されたアミノ酸類や糖類が反応してできるメラノイジンという色素成分が生まれます。人間がみそを食べると、このメラノイジンが腸内の善玉菌を増やしてくれます。

本格みそ工場が江戸時代に みそは庶民が購入していた!?

江戸時代、伊達政宗は当時評判だった仙台味噌の藩内造りを奨励。城下に塩噌蔵と呼ばれる大規模なみそ醸造設備を作ります。これは日本で最初のみそ工場とされています。この時代、武士や農民、大商人のほとんどはみそを自家醸造していました。販売の対象は庶民だったよう。

それまで一年かかっていたみそ造りですが、明治時代末期、麹の温度を管理することでみそ速醸法が、さらに第二次世界大戦中に醸造中の温度を管理することでみそ造りを20日にするみそ速醸法が生まれます。同時に豆を粉砕する機械が発達。それまで販売されるみそは豆粒が残っていたため、家庭でみそ汁を作る際はみそをすり鉢で擂ってから使っていました。戦後は今のようななめらかな食感に変わりました。

戦後も多くの農家はみそを自家醸造していましたが、昭和40年代の高度成長期を境に自家製みその姿は激減。現在、みそ製造会社は、無添加やオーガニック豆使用、熟成タイプなど、製品に工夫を凝らしています。

女子栄養大学 五明先生に聞く

みその調理と組み合わせのコツ

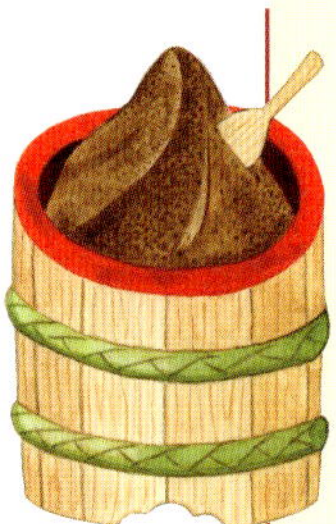

1 みそはブレンドで 味に深みを 煮込む場合は2段階で投入

赤、白、辛口、甘口、米、麦、豆……みそは色も風味もさまざま。少量をいくつかストックしておき、2種類以上をブレンドして使うと料理に深みが増すだけでなく、まろやかにもなります。またみそは沸騰させると香りが飛んでしまいます。出来上がり直前に加えるか、煮込み料理の場合は、最初に全量の半分を加え最後に残りを入れて味を調えましょう。保管は常温では発酵が進むので冷蔵庫へ。

2 余計な塩分を排出！ みそ汁の具は カリウムの多い野菜を

塩分が気になる方は、塩分を体外に排出する作用を持つカリウムの多い野菜で具沢山にして味わいましょう。カリウムを多く含む野菜は、ホウレンソウ、カボチャ、春菊、切り干し大根など。ワカメにも豊富です。

みそは塩分が高いと思われがちですが、私たちが最も頻繁に口にするみそを使った料理はみそ汁。みそ汁1杯の塩分は約1.2gとされています。世界保健機関WHOの食塩摂取目標1日5gをだいぶ下回ります。

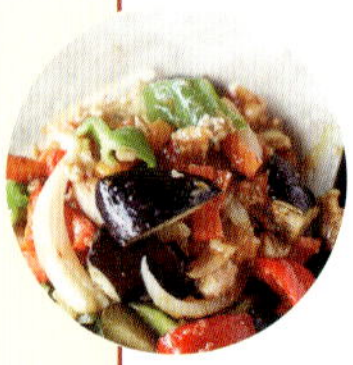

3 便秘解消、美肌効果を期待 朝の野菜たっぷりみそ汁は 健康な身体への近道

食物繊維が豊富な野菜は、整腸作用、便秘解消が期待できます。野菜は生の状態より過熱したほうが量を摂取できるので、野菜の大量摂取はみそ汁がいちばん。また水に溶けやすいビタミン類も余すことなく摂れます。野菜はしっかりと噛む必要があり、噛むことは脳に刺激を与えます。朝食に野菜たっぷりのみそ汁を用意すれば、寝起きの脳が活性化。「朝食にみそ汁」は理に適っており、朝からすっきりと一日を過ごせるのです。

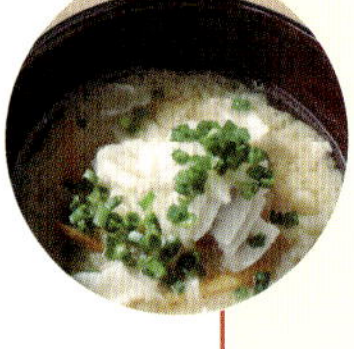

4 魚介系料理には 濃いめのみそが 具材を引き立てる

魚介類特有のニオイを消してくれるので、魚介類とみそは相性バツグン。でもそれだけではありません。魚介類に多く含まれる動物性の旨み、イノシン酸と、みそに多く含まれる旨みの成分、グルタミン酸が一緒になると相乗効果で、旨みは増します。その際は、やや濃いめの味わいのみそを選びましょう。魚介類そのものの味を引き立ててくれます。海の幸を使う和食にとって、みそは重要な調味料なのです。

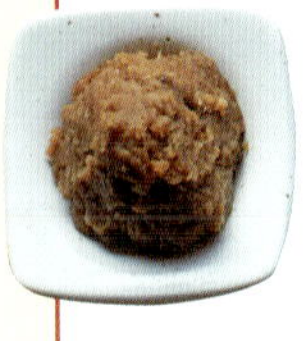

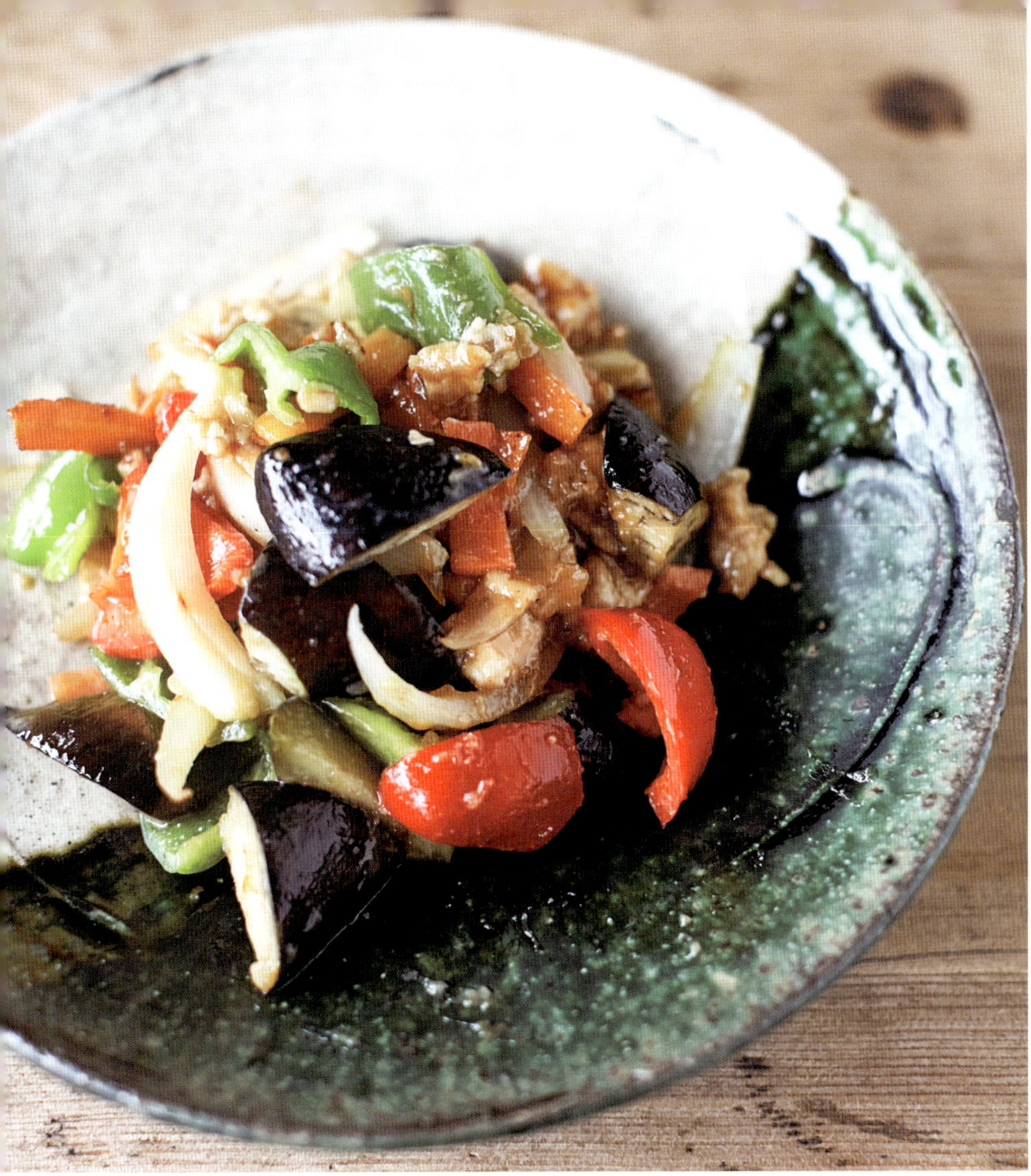

お肉とみその栄養が効率よく摂れる美肌レシピ

鶏肉と野菜のみそ炒め

材料（2人分）

鶏ひき肉	50g
なす	1本
ピーマン	1個
赤パプリカ	1/2個
にんじん	1/5本
玉ねぎ	小1/2個
赤みそ	30g
しょうが	5g
鶏ガラスープの素	小さじ1/2
みりん	大さじ1
砂糖	大さじ1
片栗粉	小さじ2
サラダ油	小さじ2

作り方

1. なすは縦半分に切り乱切り、ピーマン・赤パプリカはひと口大の乱切り、にんじんは拍子切り、玉ねぎはくし形に切っておきます。
2. 熱したフライパンに油を入れ、みじん切りにしたしょうがを軽く炒め鶏ひき肉を入れます。鶏ひき肉の色が変わったら、野菜を入れて炒めます。
3. 赤みそ、鶏ガラスープの素、みりん、砂糖をボウルに入れてよく溶かしておきます。
4. **2**の野菜がしんなりしてきたら、**3**であわせた調味料を入れます。調味料が全体になじんだら、少量の水で溶いた片栗粉を加えとろみをつけます。

Point

みそはあまり火を入れ過ぎると風味が悪くなります。野菜を入れたら火加減をやや強火にして、一気に仕上げましょう。美肌効果を期待できるビタミンA、Eは脂溶性なので、油で炒めると吸収力がアップします。

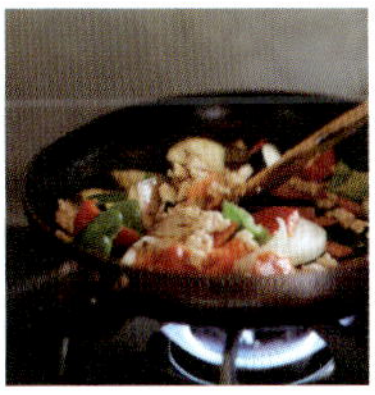

野菜に含まれるカリウムが余分な塩分を排出！

切り干し大根と豚バラのみそ汁

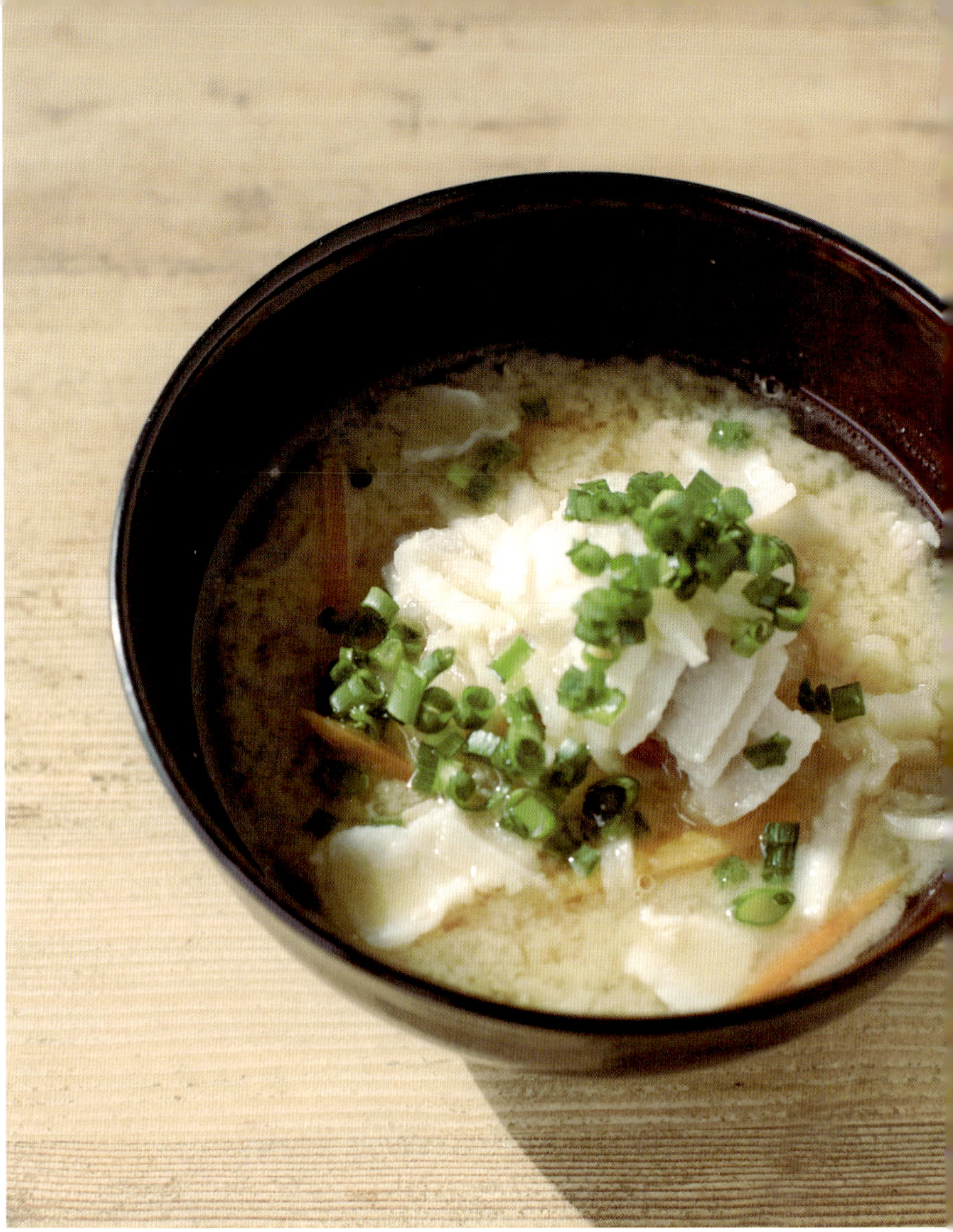

材料（2人分）

切り干し大根（乾燥）	8g
にんじん	1/5本
豚バラ肉	40g
万能ねぎ	約3本（15g）
だし	360mℓ
みそ	大さじ1

作り方

1. 切り干し大根はさっと洗っておきます。にんじんは千切り、豚バラ肉は1cmほど、小ねぎは小口切りにしておきます。
2. 昆布やカツオブシなどでだしをとっておきます。時間がなければ、市販の簡易だしでも代用できます。
3. 鍋にだし、切り干し大根、にんじん、豚肉を入れて火にかけます。沸騰したら火を弱めます。
4. 具材に火が通ったら、みそを溶き入れ、火を止め、小ねぎを散らします。

Point

なるべく食べる直前に作り、みそを加えたら沸騰させないように。切り干し大根に豊富に含まれるカリウムは、塩分を体外へ排出する作用があります。また、動物性の旨みと一緒になり、おいしさアップ!

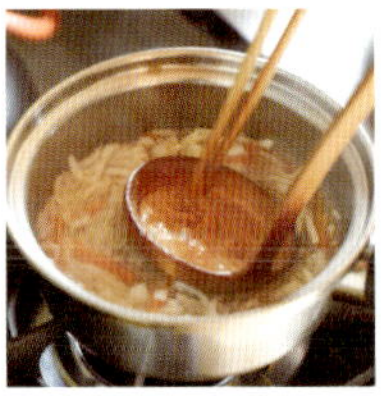

代謝アップ&食欲増進!

中華風みそおかか

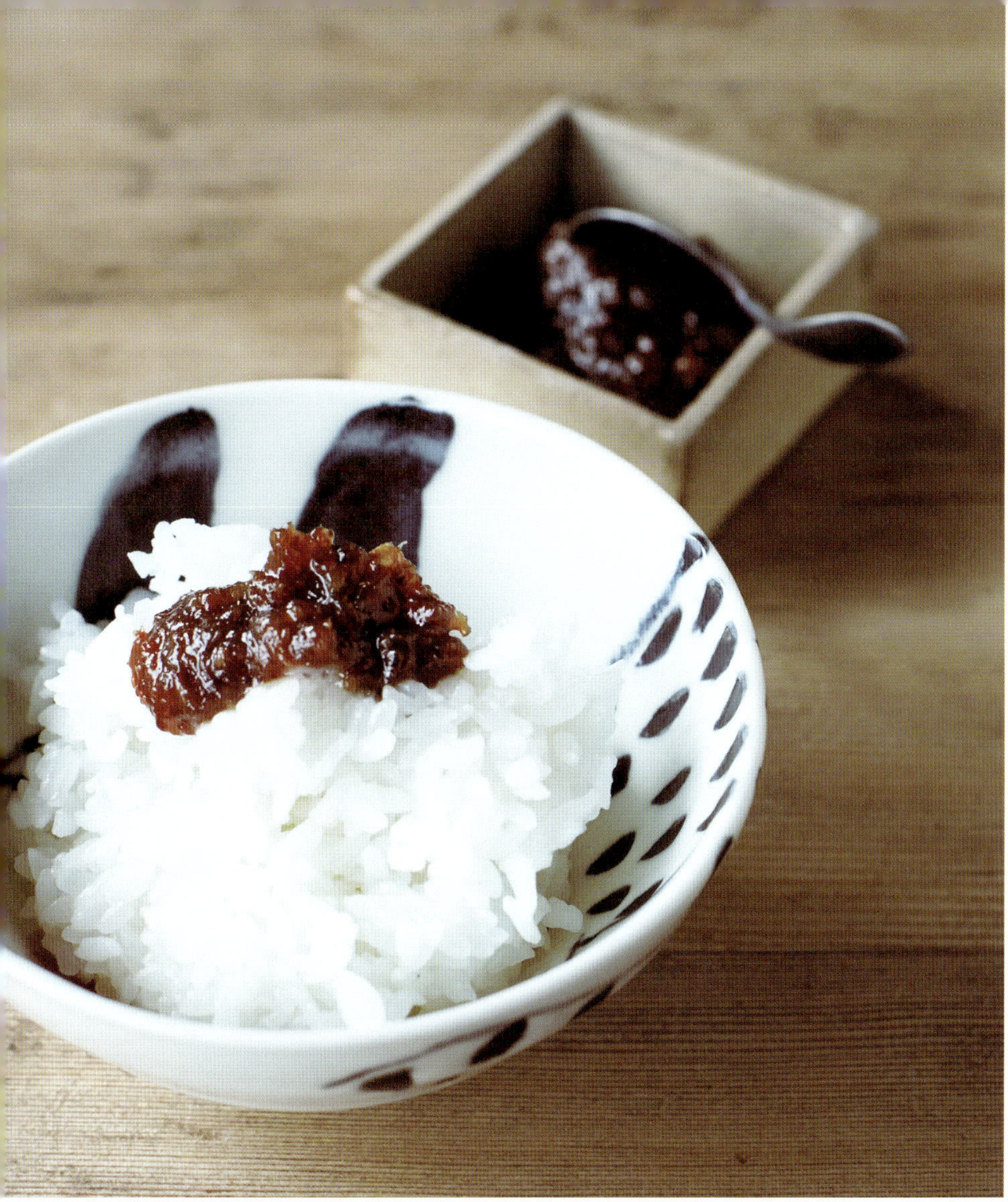

材料（2人分）

- 削り節 ……… 3パック
- にんにく ……… 1かけ
- 唐辛子 ……… 1/4本
- みそ ……… 大さじ3弱（50g）
- 砂糖 ……… 大さじ4と1/2弱（40g）
- ごま油 ……… 小さじ2
- めんつゆのストレートタイプ ……… 大さじ2

作り方

1. 削り節はフライパンで乾煎りし、取り出しておきます。
2. **1** のフライパンを熱してごま油を入れます。にんにくと唐辛子を加え香りがたってきたら、みそ、砂糖、めんつゆを加えよくかき混ぜます。
3. **2** に **1** の削り節を入れて、水分を見ながら煮詰めます。煮詰め過ぎに注意して。ごはん、焼きなす、豆腐などにのせていただきます。

Point

冷めると固くなるので、煮詰める時間を調整してください。にんにくと唐辛子が新陳代謝を活発にするだけでなく、食欲アップ! カツオブシとみそが一緒になり、旨みの相乗効果を期待できます。

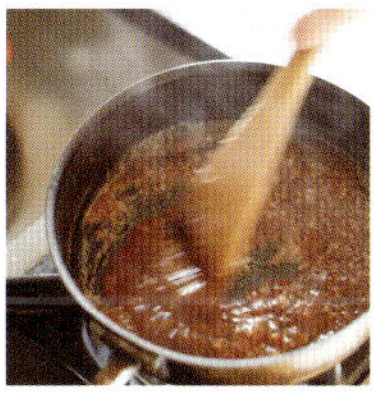

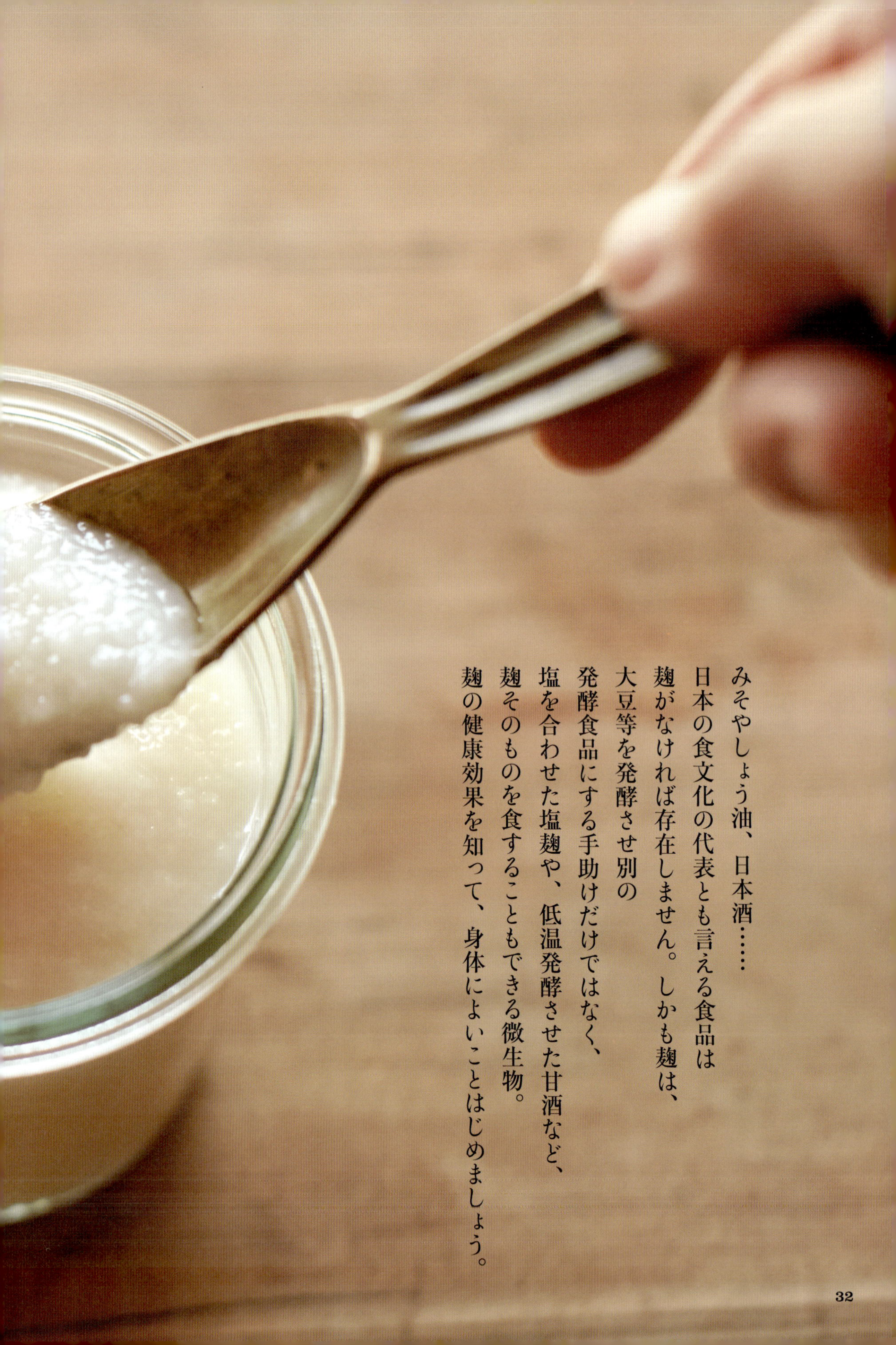

みそやしょう油、日本酒……
日本の食文化の代表とも言える食品は
麹がなければ存在しません。しかも麹は、
大豆等を発酵させ別の
発酵食品にする手助けだけではなく、
塩を合わせた塩麹や、低温発酵させた甘酒など、
麹そのものを食することもできる微生物。
麹の健康効果を知って、身体によいことはじめましょう。

自然界の微生物が織り成す、
旨みの集合体

塩麹・甘麹

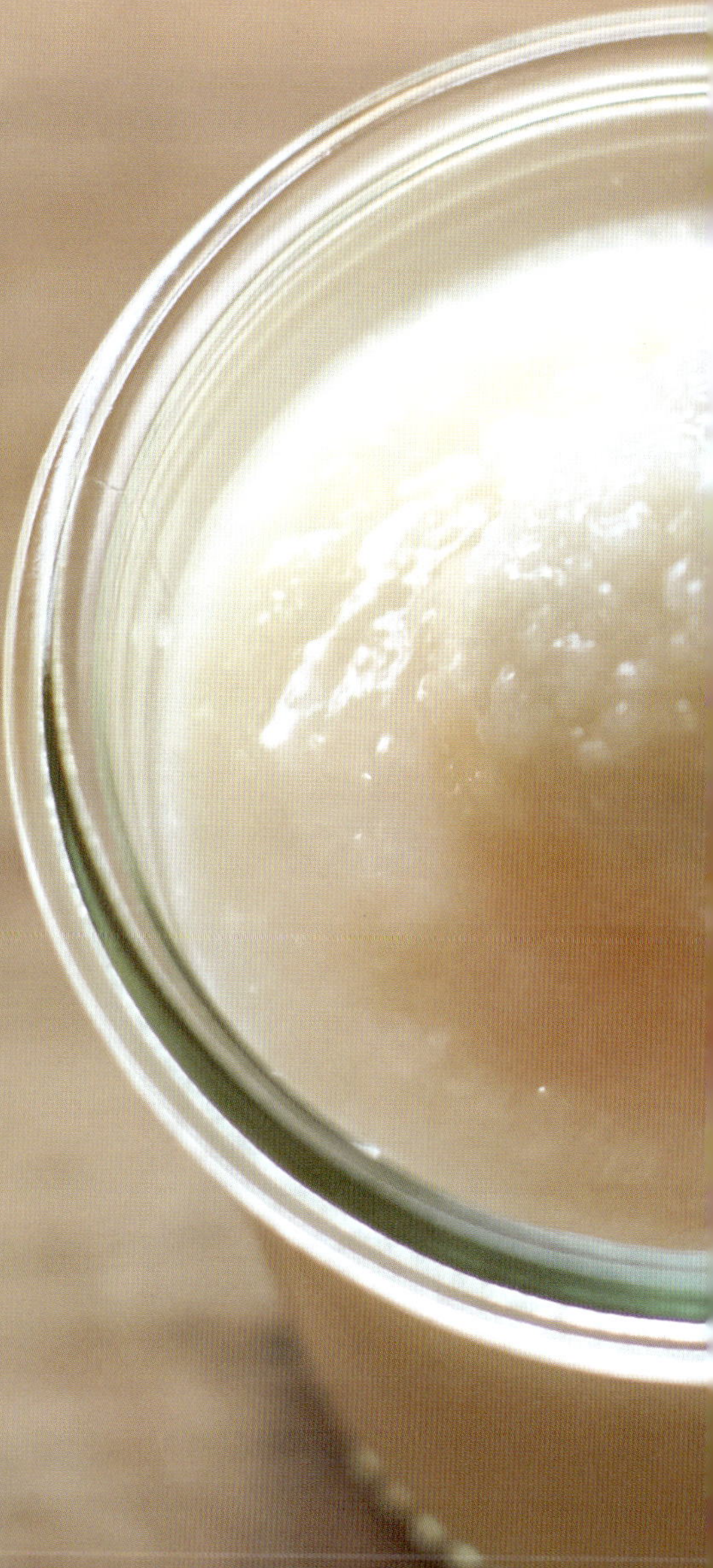

麹調味料の種類大事典

麹は調味料と合わせるだけで、別の調味料となり食卓を潤わせてくれます。しかも自宅で簡単に作れるのも魅力です。元の調味料よりも、味わいがやさしくなり、添える食材の味に深みを与えてくれる麹調味料。覚えておけば、より健康的でおいしい食生活を楽しめます。

酢麹

原料 米麹、酢

特徴 やさしい甘味

米麹1:酢３を混ぜ合わせ、一週間ほど発酵させたもの。砂糖を使わずに、甘酢同様の甘味になります。甘酢代わりに使用します。

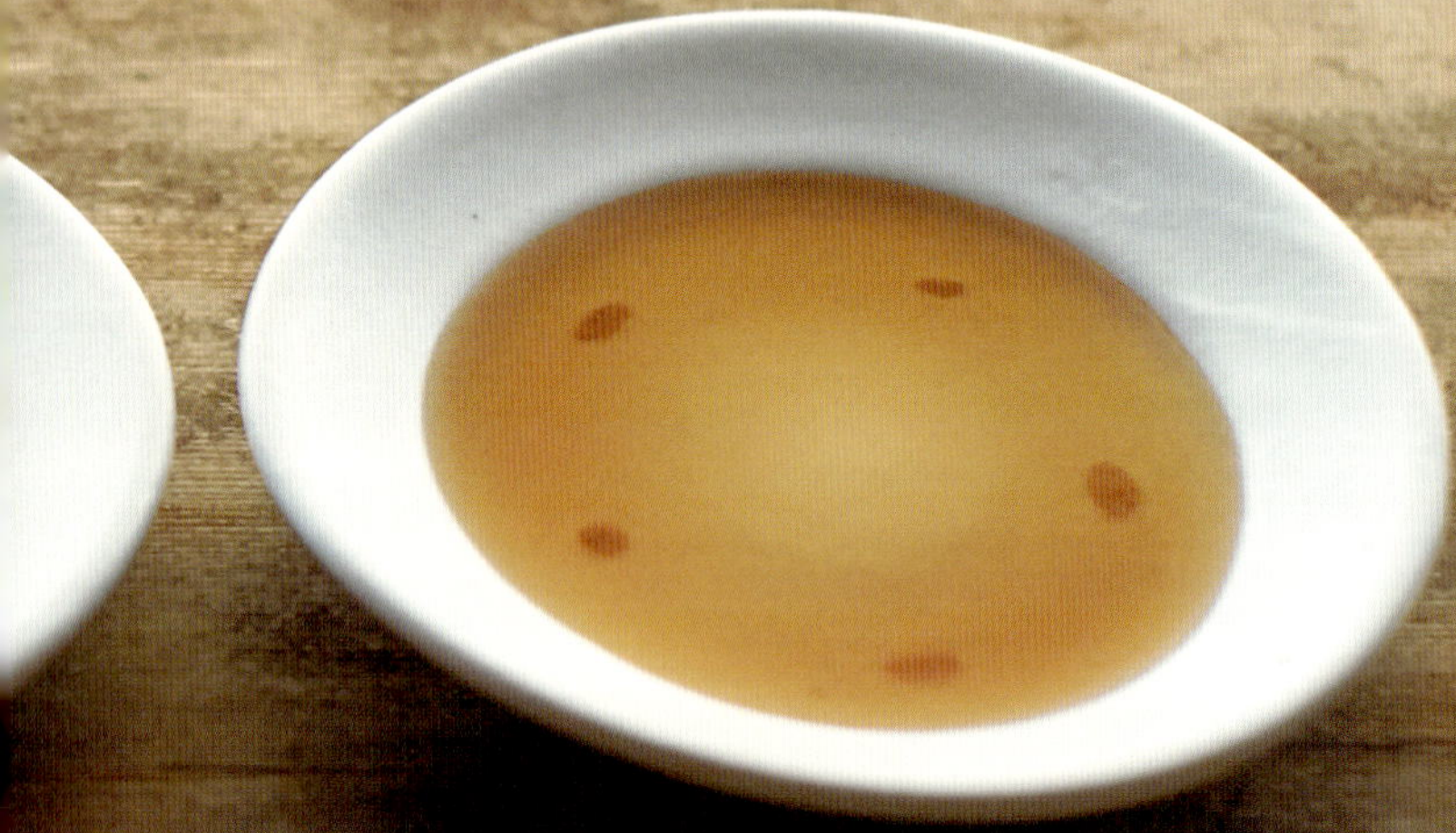

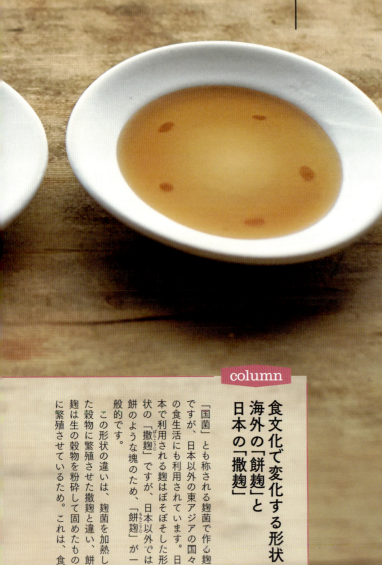

column

食文化で変化する形状 海外の「餅麹」と日本の「撒麹」

「国菌」とも称される麹菌で作る麹ですが、日本以外の東アジアの国々の食生活にも利用されています。日本で利用される麹はぼそぼそした形状の「撒麹《ばらこうじ》」ですが、日本以外では餅のような塊のため、「餅麹《もちこうじ》」が一般的です。

この形状の違いは、麹菌を加熱した穀物に繁殖させた撒麹と違い、餅麹は生の穀物を粉砕して固めたものに繁殖させているため。これは、食

塩麹

原料 米麹、塩、水

特徴 やわらかな塩味と甘味

米麹に塩と水を加えたもの。塩気と麹により生まれたブドウ糖とアミノ酸が合わさり、漬けた食材の旨みを増殖させます。

しょう油麹

原料 米麹、しょう油

特徴 強い旨み

同量の米麹と醤油を混ぜ合わせ、一週間ほど発酵させたもの。大豆に含まれる豊富なグルタミン酸で、旨みの強い味わいに。

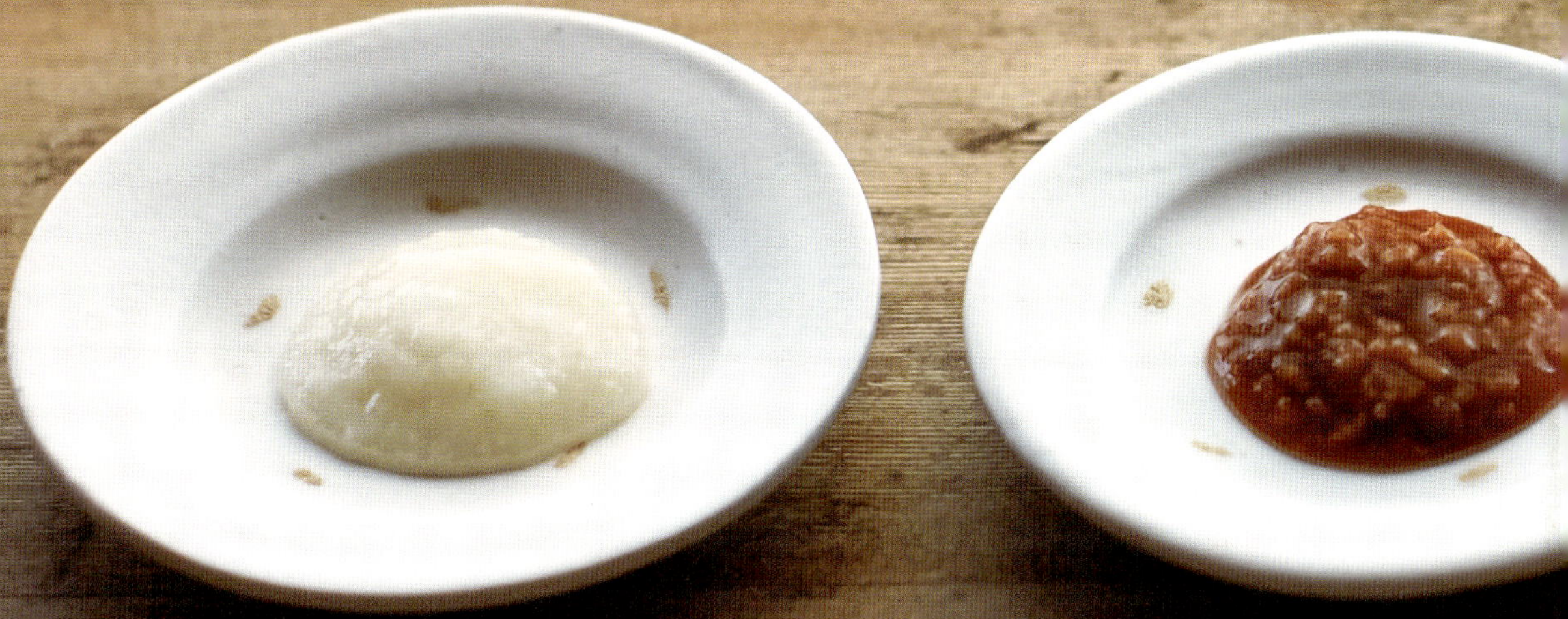

文化と大きく影響しているといわれています。

日本を除く東アジア一帯では、麦をはじめとする穀物類を粉にした加工品（パンなど）を常食、主食とする中国の食文化が広がり、餅麹が定着したとか。加熱した米をそのまま常食するようになった日本では、加熱した米に麹菌を繁殖するようになったとされています。呼び名も、タイはルクパン、ネパールはムルチャなど、国によって違います。同じ麹でも、その土地の食文化により培養や形状、名前が変わるのです。

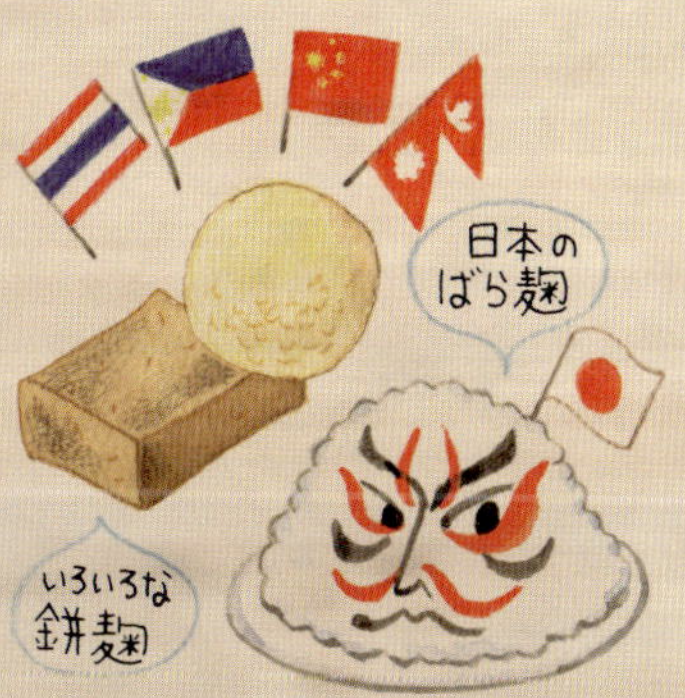

塩麹・甘麹の仕組み、大解剖！

塩麹は調味料に
甘麹はドリンクに

塩麹は、米麹に塩と水を加え、米粒がくずれてきて甘い香りがしたら出来上がり。塩を加えることで嫌塩性の雑菌の繁殖を防ぎます。肉や魚、野菜に漬けたり、和えたりすれば、やわらかな塩味が付くだけでなく、食材の旨み成分を引き出ししっとりさせます。肉や魚はくさみを消すことも。甘麹は、お粥と水を加え50～60度で7～8時間保温すれば完成。お粥に含まれるでんぷんをブドウ糖に、たんぱく質をアミノ酸に変え、自然な甘味になります。甘酒とも呼ばれますが、アルコール度はゼロ。

塩麹と甘麹。大きな違いは、その使い方。塩麹は食材を漬けて、塩麹の味や成分を食材に染み込ませるなど、調味料として使用。甘麹は甘酒としてそのまま飲みましょう。

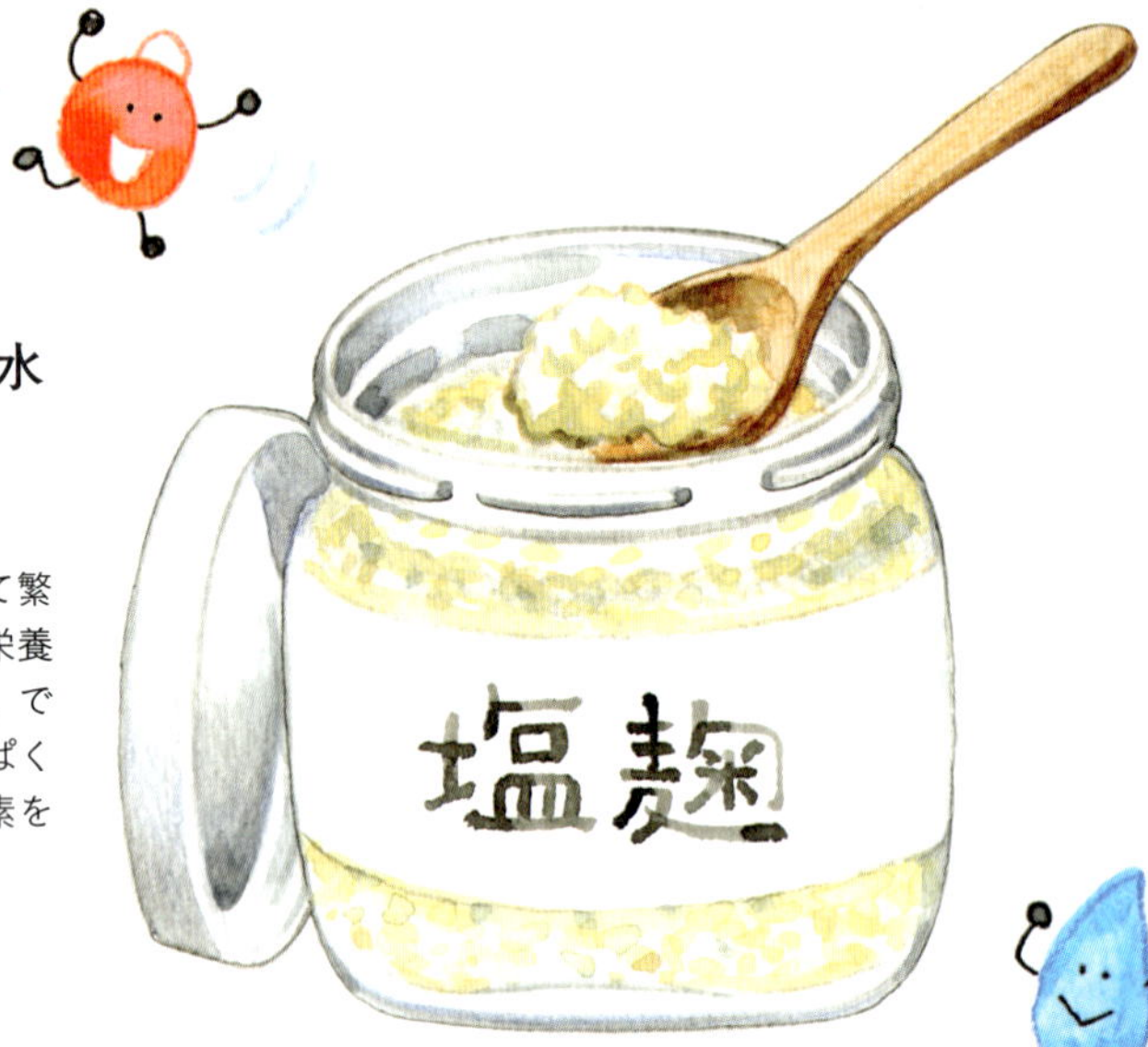

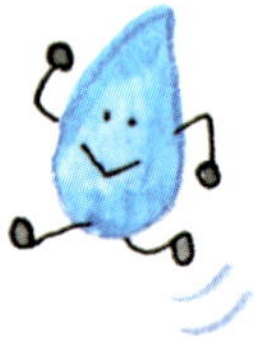

塩麹　米麹＋塩＋水

❶ 米麹

蒸した米に麹菌を付着させて繁殖させたものが米麹です。栄養素の消化や吸収を促したり、でんぷんをブドウ糖に、たんぱく質をアミノ酸に分解する酵素を生み出します。

❷ 塩

塩はみそ同様、保存と殺菌、味を調えるために加えます。塩が入ると微生物が利用する水分量が減るため、微生物の繁殖が抑えられます。発酵、熟成が進み、麹が崩れてきます。

甘麹　米麹＋お粥＋水

❶ 酵素

麹が生み出す酵素、アミラーゼとプロテアーゼは50～60度の温度の環境で活発に働きます。米とお粥のでんぷんを最終的にブドウ糖に、たんぱく質をアミノ酸に分解し、砂糖を入れないのに甘味を生み出します。

❷ お粥

米麹のエサとなります。お粥に含まれるでんぷんはブドウ糖に、たんぱく質はアミノ酸に変化。成分の化学変化で甘味が発生。甘麹＝甘酒に変わります。

発酵の素 ―微生物―

●麹菌

人間にとって有益な菌を経験的に選抜し、人の手で純粋培養してきた微生物の中で、酵素を作る力が最も強いのが麹菌。塩麹、甘麹の素となる米麹は、黄麹菌の一種、純白麹菌が使われる。

塩麹・甘麹の効能

- 酵素で消化を助ける
- ビタミンB群で疲労回復
- 代謝促進、美肌効果
- 甘麹は便秘解消に

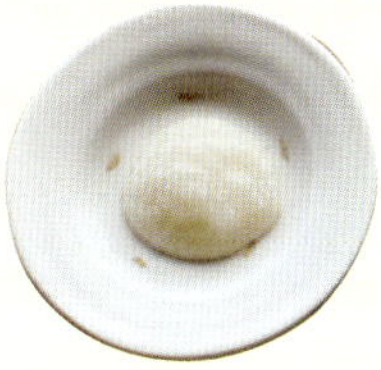

麹の基本と、身体によいこと。

酵素とビタミンB群で疲労回復&美肌効果

みそ、酢、醤油、酒、みりんといった日本の食卓に欠かせない調味料や食品になくてはならない麹。酵素とビタミンB群がたっぷり含まれた麹には、消化促進、疲労回復、美肌効果、便秘解消……といいこと尽くめです。米で繁殖させた米麹に塩と水を合わせて糖化させたものが塩麹、お粥と水を加え糖化させたものが甘麹、いわゆる甘酒です。

麹はさまざまな酵素を生み出します。これら酵素は米のでんぷんを分解し最終的にブドウ糖に、たんぱく質をアミノ酸に変えます。そんな麹がベースになっている塩麹、甘麹は酵素の働きで食材をやわらかくするほか、それぞれ食材にやさしい塩気、甘みを付けます。両者はエネルギー代謝を助けるビタミンB群を多く含んでいるので、食べると体内で効率よくエネルギーに変化します。疲れている時や疲労回復にオススメです。

ビタミンB群は皮膚の代謝にも効果的。さらに麹に含まれる麹酸は、シミの原因になるメラニン色素の生成を抑制するので、美肌効果も期待できるのです。

甘麹は、食物繊維や体内の消化酵素で分解されにくいレジスタントプロテイン、オリゴ糖を多く含んでいます。食物繊維に似た働きをするレジスタントプロテインを筆頭に、腸内環境をよくすることにも一役買ってくれるのです。免疫細胞が集中する腸内の環境がよければ、便秘の解消や、自律神経の改善にも役立ちます。甘麹はそのまま口にできるのも魅力。ただし甘麹＝甘酒は、高カロリーなので飲み過ぎに注意して。

健康と美容に役立つ塩麹と甘麹。毎日の食卓に取り入れ、健やかな日々を送りましょう。

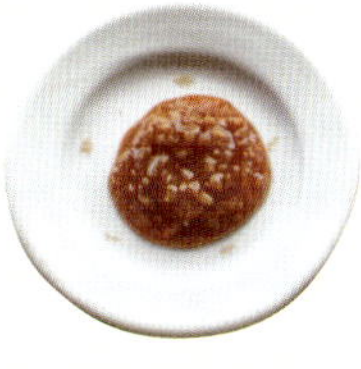

効能1

食べ過ぎ、飲み過ぎの翌日は塩麹料理や甘酒で消化促進

食べ過ぎたり、飲み過ぎたり、寝る直前に食事をするなど、胃が疲れた、と感じたら麹を使った料理を摂りましょう。麹が生み出す消化酵素が消化を促し、胃の働きを助けてくれます。

麹に含まれる主な消化酵素は、アミラーゼ、プロテアーゼ、リパーゼの3つです。アミラーゼは、米や麦などを構成するでんぷんに働きかける分解酵素。プロテアーゼはたんぱく質を分解する酵素です。たんぱく質は大豆や魚介類、肉類に多く含まれています。そして、リパーゼは脂質の分解酵素。バターやマーガリン等の油脂類、天ぷらやフライといった揚げ物などの消化を促してくれます。

胸やけや胃の調子が悪いときには、酵素を摂るため、メインのおかずを塩麹料理に変えてみたり、甘酒を飲んでください。

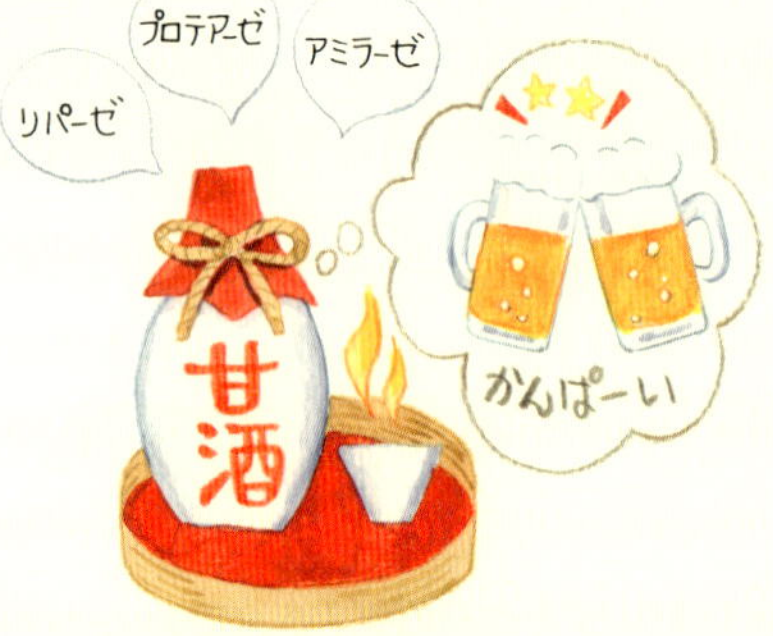

弱った胃の代わりに、食べ物の消化を助ける消化酵素。最近、暴飲暴食が続いている、と感じたときは、食卓に塩麹料理を添えてみましょう。またティータイムにコーヒー、紅茶の代わりに甘酒にしてみては。ただし、どちらも摂り過ぎは禁物。塩麹は塩分、甘酒はカロリーオーバーに注意してください。

効能2

いろいろな栄養を一度に補給！「疲れたら甘酒」が効果的

疲れたとき、食欲がない夏など、甘酒がオススメです。甘酒はブドウ糖をメインに、麹が発酵する際に生まれる多種のアミノ酸、葉酸、ビタミンB群、ペプチド類等さまざまな栄養が含まれています。

ブドウ糖注射のようにエネルギー補給に即効性があることから、「飲む点滴」とも呼ばれています。私たちが生きる上で欠かせないエネルギー源・ブドウ糖が多いだけでなく、体内で糖質をエネルギーに変えるビタミンB群も豊富に含まれています。甘酒は液体なので、体内への吸収も素早く、体への影響も即効性の高い飲物。激しい運動のあとや、疲れたときの疲労回復には、甘酒がぴったり。ビタミンB群は脳の疲れにも効果的。不足するとイライラしたり、集中力が低下するといわれているので、積極的に摂りたい栄養のひとつです。葉酸もビタミンB群の仲間。造血作用があるので、特に貧血気味の人にも頼もしい味方です。

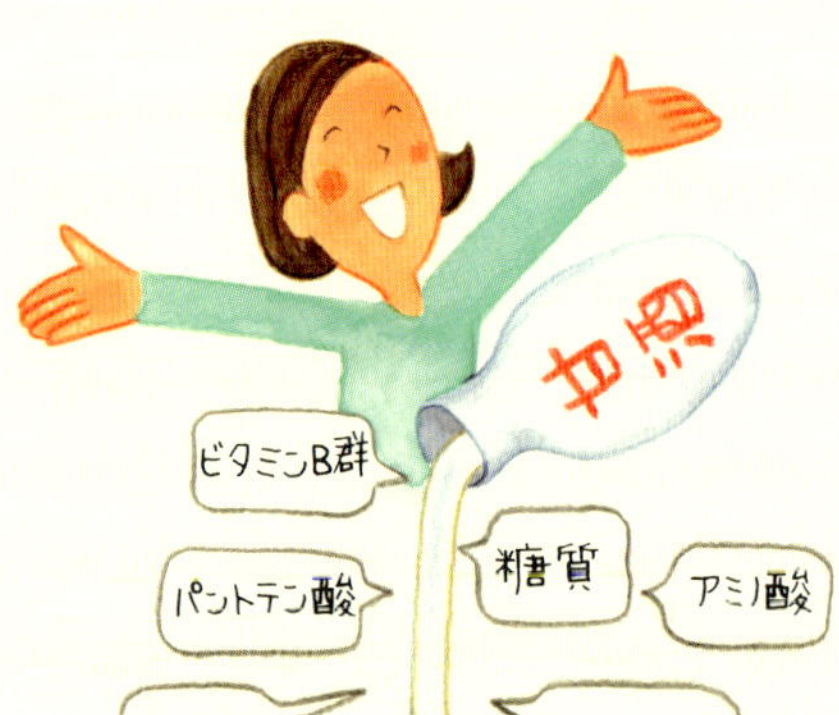

冬に目にする機会の多い甘酒ですが、実は甘酒の季語は夏。暑さ厳しい季節に、夏バテ防止の栄養ドリンクだったようです。酒と名が付いていますが、アルコール分はゼロ。子どもから大人まで口にできて素早く栄養補給ができます。

効能3

代謝アップで肥満防止&美肌 甘酒は朝食に、塩麹は夕食に

甘酒と塩麹は、基礎代謝を高め、美肌を保つことができるといわれています。しかも甘酒は朝、塩麹は夜、と体内に摂り入れる時間帯によって、より効果を期待できることをご存知ですか？

　基礎代謝力をアップさせたり、美肌効果にうれしい成分は、甘酒と塩麹の素となる米麹に多く含まれるビタミンB群。ビタミンB群は、体内で糖質がエネルギーに変わる手助けをします。液体の甘酒は、ごはんを食べるよりも素早く体内に吸収され、エネルギーになります。しかもビタミンB群の働きで、より早く栄養となるのです。朝、起きぬけに、すぐにエネルギーとなる甘酒を摂り入れ、満腹感を得、基礎代謝を上げることで、肥満防止につながります。

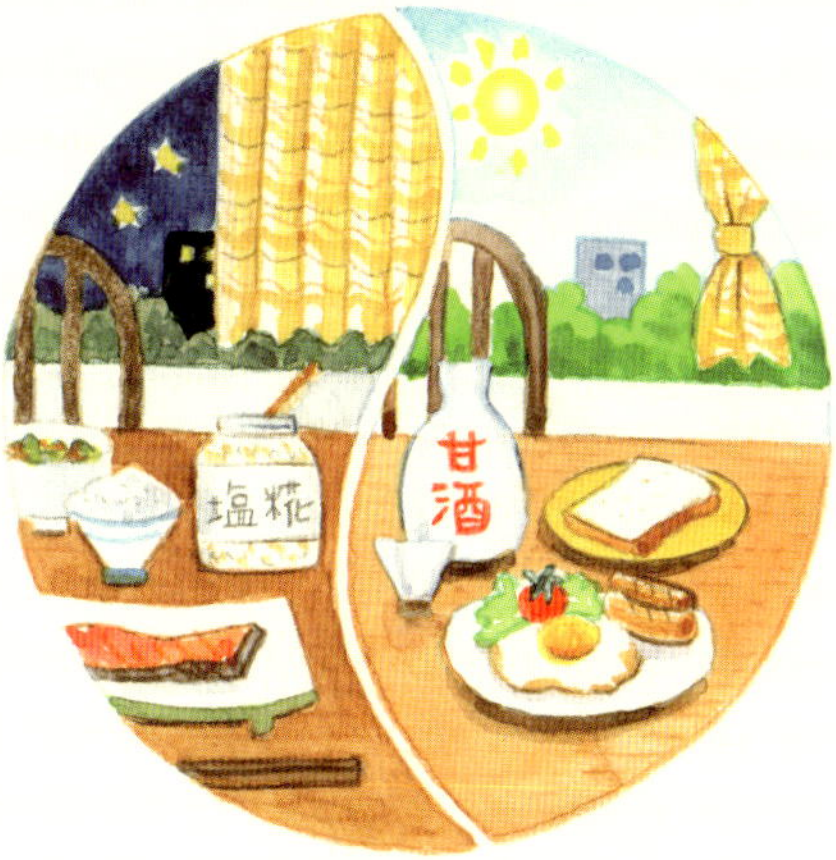

　このビタミンB群は、皮膚の代謝にも力を発揮。米麹に含まれる麹酸は、シミの原因になるメラニン色素の過剰な生成を抑制するといわれています。甘酒は、おちょこ一杯で25カロリーと、熱量が高めの食品。身体を動かす前の朝に飲みましょう。

　塩麹は夜に。米麹には消化酵素も多く含まれているので、夕飯時に摂れば胃に負担をかけることなくおいしく食事を楽しめます。

効能4

お通じが気になる人は 甘酒ですっきり、腸美人

甘酒は腸内環境にも働きかけ、現代人の悩みのひとつである便秘解消にも働きかけます。

　腸内環境がよくなれば、便秘解消、免疫力がアップ。すっきり、丈夫な身体が手に入るのです。

　甘酒には食物繊維や、その働きに似た活躍をするレジスタントプロテインが豊富に含まれます。レジスタントプロテインは、体内の消化酵素で分解されにくいたんぱく質の一種。体内で吸収されず、便として排泄されます。このとき、小腸を通りながら、余分なコレステロールなどの脂質を抱き込んで大腸へ。余分な脂質を便として体外へ排出してくれるのです。しかも脂質を含んだ便はスルッとスムーズに出やすく、便秘解消も期待できます。

　また甘酒には腸内の善玉菌を増やしてくれる、オリゴ糖も含まれています。このオリゴ糖とのダブルの働きかけによって、腸内環境の改善に効果を発揮。腸内のコレステロールや胆汁酸を吸収して排泄する働きもあります。

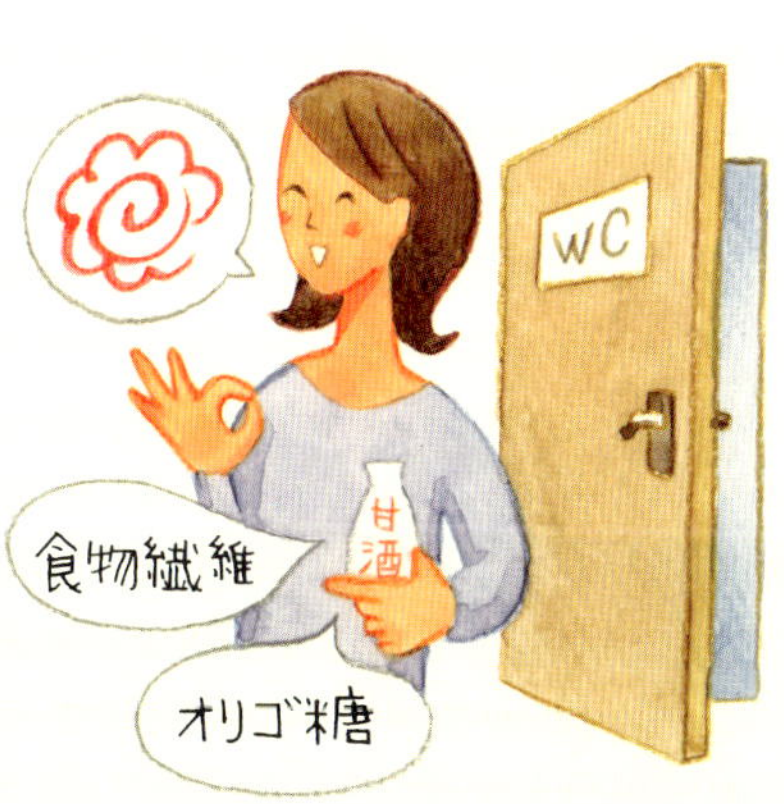

　多様な現代人の悩みに応えてくれる甘酒。手軽な栄養ドリンクとして、砂糖の代わりに、料理やスイーツの味付けに幅広く活用したいものです。

塩麹・甘麹ができるまで図鑑

塩麹

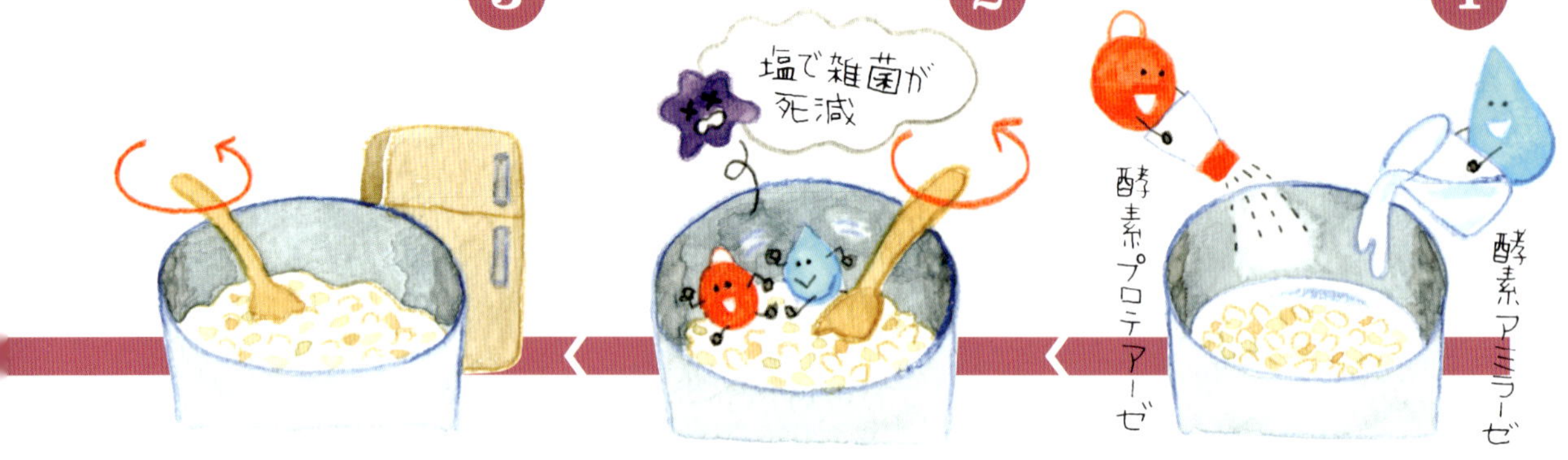

1 米麹、塩、水をあわせる

水に２割ほどの塩を入れて溶かし、水と同量の米麹をほぐして加えます。このとき、塩水を50～60度にして使用すると早く完成します。熱すぎる温度にすると菌が死んでしまうので注意しましょう。

そのとき、菌は？

米麹に含まれる酵素が、培地となっている米のでんぷんとたんぱく質の分解を始めます。でんぷんとたんぱく質から糖が生まれ、米麹に含まれる麹菌のエサが増えていきます。

2 一日一回かき混ぜる

水、塩、米麹をあわせたものを常温に置いて、一日一回かき混ぜます。米麹が全体に行き渡るように、しっかりかき混ぜましょう。
あとは放置しておくだけで、完成に近付きます。

そのとき、菌は？

かき混ぜるたびに米麹が塩水の中で均一になり、まんべんなく酵素が活動します。塩が雑菌を死滅させます。気温が低く過ぎても暑すぎても酵素は活動しづらくなるので、注意。

3 10日ほど熟成させる

１週間から10日ほど、一日一回かき混ぜます。
米が部分的に崩れバナナのような甘い香りがしたら完成です。冷蔵庫で約３ヵ月利用できます。手軽な麹ライフが始まります!

そのとき、菌は？

脂質分解酵素が働き、甘い香りを放ちます。冷蔵庫で保存中も、塩麹は少しずつ熟成が進みます。熟成が進んでも問題ありませんが、風味が落ちるので注意してください。

麹だけでなくしょう油、酢を合わせて自家製麹調味料に

麹は日本の発酵食品に欠かせない菌です。紀元前より存在していたようですが、文字としては8世紀前半に編纂された「播磨国風土記」にはじめて「神様に捧げた強飯がぬれてカビが生えたので、これで酒を造った」と登場しました。１０００年以上もの間、私たちの食卓を豊かにし続けてくれた麹菌は、２００６年には日本醸造学会大会で「国菌」として認定されました。

麹が作る調味料はみそや醤油、酢、みりんなど、市販品を購入して利用する人がほとんどです。そんななか、塩麹は塩と水、米麹が手に入れば自宅で簡単に作ることができます。塩麹は、最近テレビや雑誌で取り上げられたせいか、自家製のものを利用している人も多いようです。米麹を塩と組み合わせたから塩麹ですが、しょう油、酢と混ぜればしょう油麹、酢麹に。酵素の力を取り入れられる調味料になります。常備しておけば、料理の幅がより広がるはず。日常的に発酵食品を摂取して、毎日健康に過ごしたいものです。

塩麹、甘麹は、家庭でも簡単に作れる
万能調味料のもと。米麹が手に入ったら、
ぜひ手作りの塩麹、甘麹に挑戦してみましょう。

甘麹

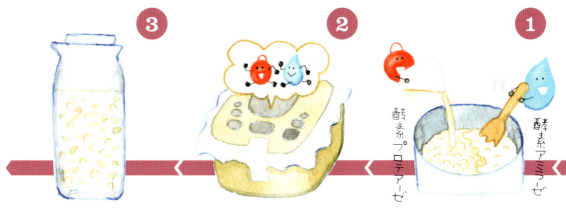

1 米麹、お粥、水をあわせる

米1:水４でお粥を作ります。お粥に同量の水を加え、お粥を60度以下の温度に下げます。
米麹をほぐしながら加え、炊飯器やポットを利用して50〜60度に保ちます。

そのとき、菌は？

米麹に含まれる酵素が、培地となっている米とお粥のでんぷんとたんぱく質の分解を始めます。甘酒ならではの独特な甘みの原因となる糖分が増えていきます。

2 50〜60度に保ち熟成させる

お粥、水、米麹をあわせたものを、50〜60度で７〜８時間保温します。炊飯器の場合は、蓋を少しあけて布巾をかぶせ、保温に。
冬場ならこたつの中で放っておくという人もいるようです。

そのとき、菌は？

50〜60度は酵素が活発に働く最適な温度。でんぷんやたんぱく質をどんどん分解し、ブドウ糖、アミノ酸を増やします。だんだん甘酒らしくなっていきます。

3 冷蔵庫で保存する

完成したら、冷まして清潔な容器に移し替え、冷蔵庫で保存します。ホットで楽しむなら、必要な量だけを温めて。
一週間ほどで使い切りましょう。しょうがを加えてもオススメです。

そのとき、菌は？

冷ました後に70度以上になるまで火入れをしなければ麹は生きているので、冷蔵庫で少しずつ発酵が続きます。一週間過ぎると乳酸菌が増え、酸味が出るので注意しましょう。

アルコール、砂糖ゼロの甘麹元祖、夏バテ防止ドリンク⁉

甘酒には酒粕に砂糖と水を加えたものと、麹で作る甘麹があります。酒粕で作る甘酒はアルコールと砂糖が含まれますが、甘麹はノンアルコール、ノンシュガー。体にやさしい飲み物です。甘麹から出来た甘酒はブドウ糖点滴と同じような成分を含んでおり、でんぷんやたんぱく質が分解されているため、消化吸収がよく、〝飲む点滴〟とも称されます。江戸時代には、夏の暑い日に甘酒を入れた桶を担いで売り歩く甘酒売りが登場したとか。体力のない老人や女性、子どもに人気の夏バテ防止の栄養ドリンクだったようです。

魚や肉を漬けたり、砂糖代わりの甘味として使うのもいいですが、甘麹の効果をダイレクトに感じるならそのまま飲むのがいちばん。特に体内の栄養が少なくなっている朝に飲むと、ごはんよりも素早く吸収されて、基礎代謝がアップ。

朝食はいつも口にしない、という人は、朝食代わりに甘麹を一杯飲んでみては？　一日元気に過ごせるはずです。

女子栄養大学 五明先生に聞く

塩麹・甘麹の調理と組み合わせのコツ

1

そのまま摂取。酵素が消化を助け疲労を回復！

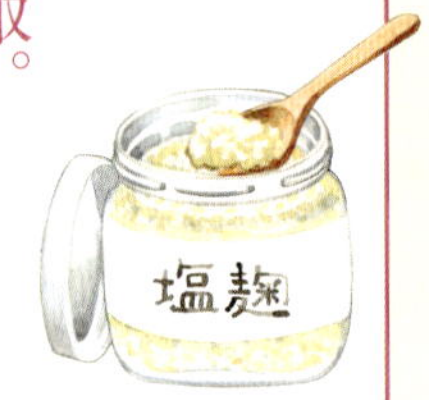

疲れていたり、胃腸が弱ったりしているときは、塩麹や甘麹の酵素に消化を助けてもらいましょう。例えば塩麹は野菜のディップやサラダのドレッシング等に、甘酒はジュース代わりのドリンクとして。胃腸の負担を軽減できます。特に甘麹や甘酒は、ブドウ糖や、糖質をエネルギーに変換するビタミンB群も含まれているので、まさに疲労回復時の即効性のある栄養補給にはぴったりな食べ物です。

2

豚肉と調理してビタミンB群を強化、ダブルの美肌効果

ビタミンB群は、皮膚の代謝に威力を発揮するとされています。シミの原因になるメラニン色素の生成を抑制してくれるので、美白効果も期待できます。このビタミンB群は、豚肉や塩麹、甘麹に豊富に含まれているので、一緒に使えば美容効果がダブルでアップ。塩麹、甘麹には肉のくさみをなくす働きもあります。豚肉と相性のよい調味料なのです。美容にいいと知れば、おいしさもよりいっそうアップするはず。

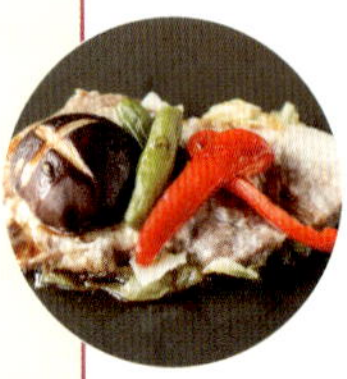

3

アボカドと合わせて生活習慣病予防、アンチエイジング

塩麹、甘麹に含まれるビタミンB群には、抗酸化作用を期待できます。それなら、抗酸化ビタミンA、C、Eが豊富な野菜とともに摂ることで、アンチエイジング効果をアップ。抗酸化作用が高く老化防止、生活習慣病予防に役立つといえば、アボカドです。アボカドに多く含まれるビタミンEやAは脂溶性なので、塩麹、甘麹だけでなく油も合わせると体内に吸収しやすくなります。おいしくきれいを目指しましょう。

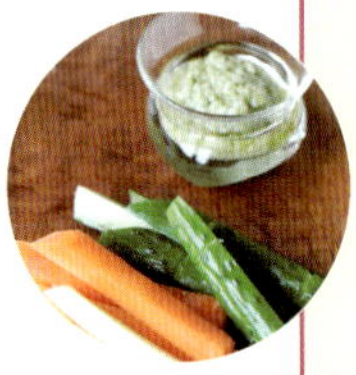

4

砂糖の代わりに甘麹でカロリーオフ＆便秘解消

甘麹（甘酒）のカロリーは、上白糖のそれに比べ1/3と言われています。同じ甘さでカロリーが低いのなら、甘味を甘麹に変えるだけでカロリーオフに。スイーツはもちろん、煮込み料理や照り焼き、ソースなどの甘味に甘麹を利用しましょう。甘麹で甘味を付けた料理は、やさしい甘味が楽しめます。食物繊維やレジスタントプロテイン、オリゴ糖も含まれているので、整腸作用も大いに期待。ダイエッターには強い味方です。

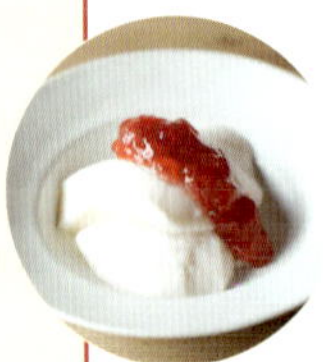

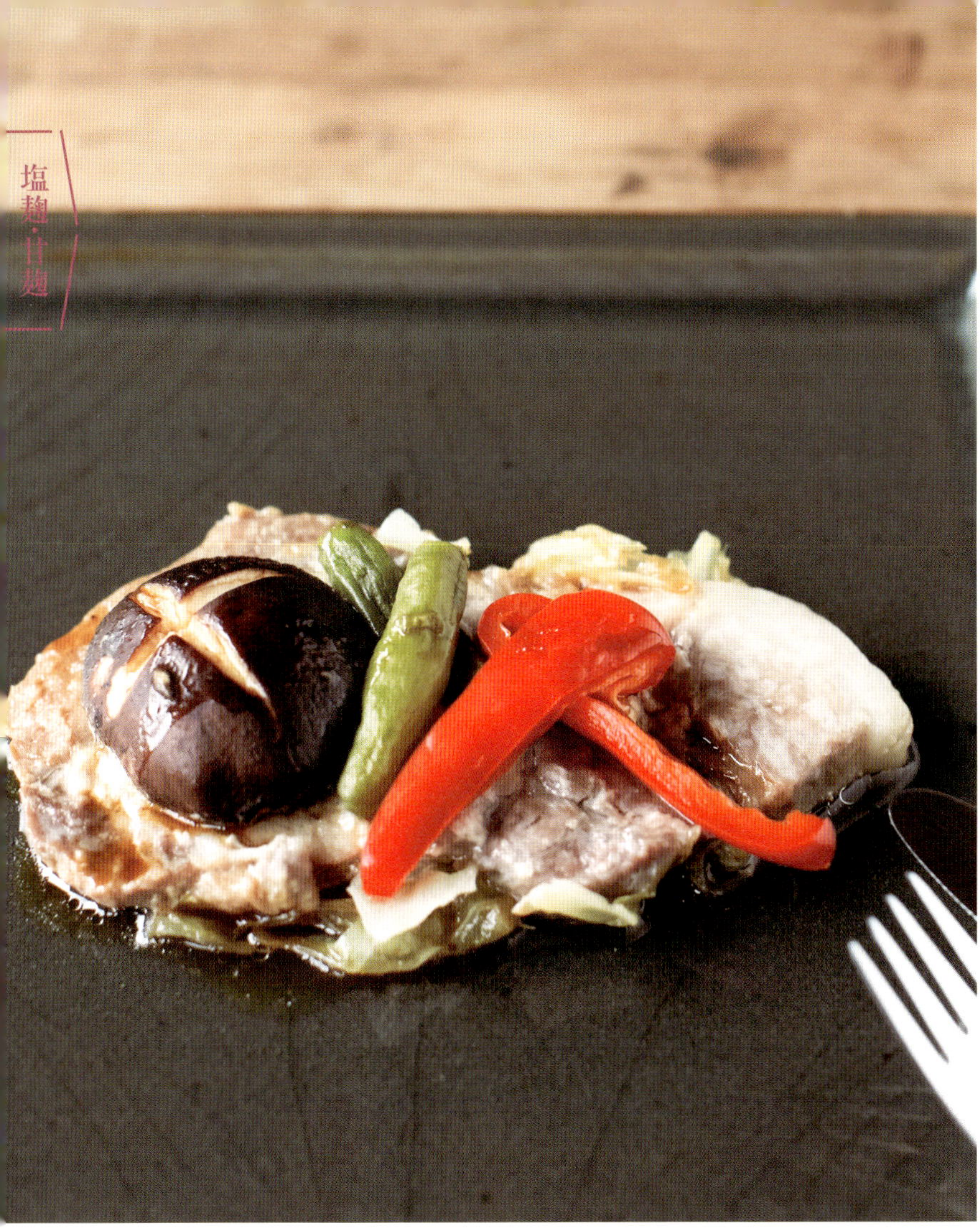

増し増しビタミンB群でうるつや肌に

塩麹漬け豚ロースのホイル焼き

材料（2人分）

豚ロース……約100g2枚
塩麹……大さじ2
みりん……小さじ1
付け合わせ
キャベツ、しいたけ、ししとう……適宜

作り方

1. 豚肉はすじを切ります。
2. 塩麹とみりんを入れたビニール袋に **1** の豚肉を入れ、全体にまんべんなく浸かるよっにビニール袋の外側からもみ込んで、一晩そのまま冷蔵庫で漬けこんでおきます。
3. アルミホイルに薄くサラダ油を塗り、ざく切りにしたキャベツをしき、その上に豚肉をのせます。しいたけ、ししとうをのせ、アルミホイルでふんわり包みます。
4. **3** をフライパンやオーブントースターで焼きます。フライパンなら中火で約5分。焦げやすいので焼き時間に注意してください。

Point

豚肉と塩麹に含まれるビタミンB郡が決め手。ホイルで包んで蒸し焼きにすると、旨みが逃げずおいしさアップ。シリコン加工されたアルミホイルを使うと、焦げやすい塩麹でもきれいに焼けます。

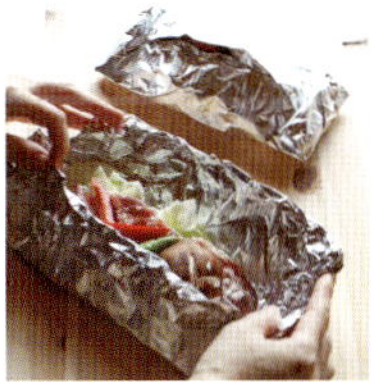

「砂糖がわりに甘麹」でヘルシーに

肉じゃが

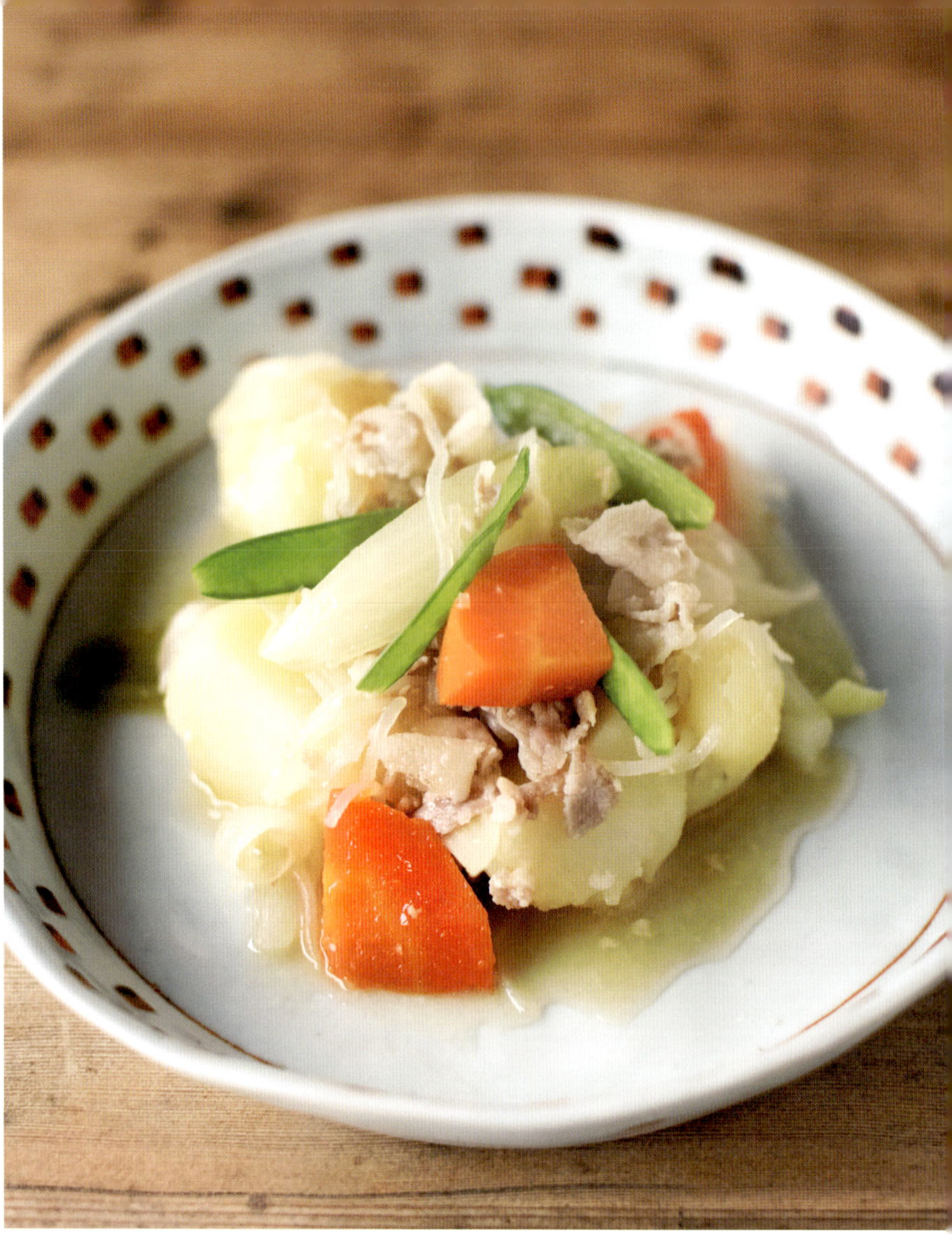

材料（2人分）

豚バラ肉	100g
じゃがいも	1個
にんじん	⅓個
玉ねぎ	1/2個
しらたき	1/2袋
甘麹	大さじ2
しょう油	大さじ1
みりん	小さじ2
だし	150㎖
サラダ油	小さじ2

作り方

1. 豚バラ肉は2～3㎝の長さに、じゃがいも、にんじんはひと口大に、玉ねぎはくし形に、しらたきは食べやすい長さに切ります。
2. 鍋に油をひき、豚肉を炒め色が変わったら野菜を入れます。全体に油が回ったら、だしを加えしらたきを入れて煮ます。
3. **2**の野菜がやわらかくなったら、甘麹としょう油、みりんを加え落とし蓋をして煮含めます。

Point

材料を切っておけば、あとは煮るだけ。砂糖の代わりに甘麹を使うことで、ヘルシーに。豚肉のくさみも消え、食材の本来の味が引き立つ味に仕上がります。だしをとるのが面倒なら、顆粒だしを使いましょう。

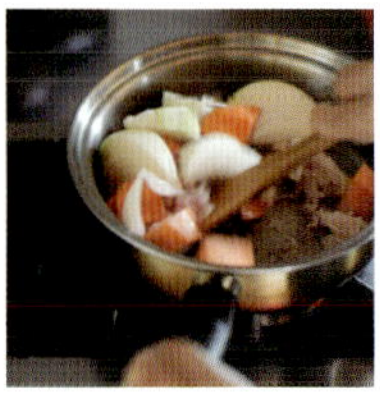

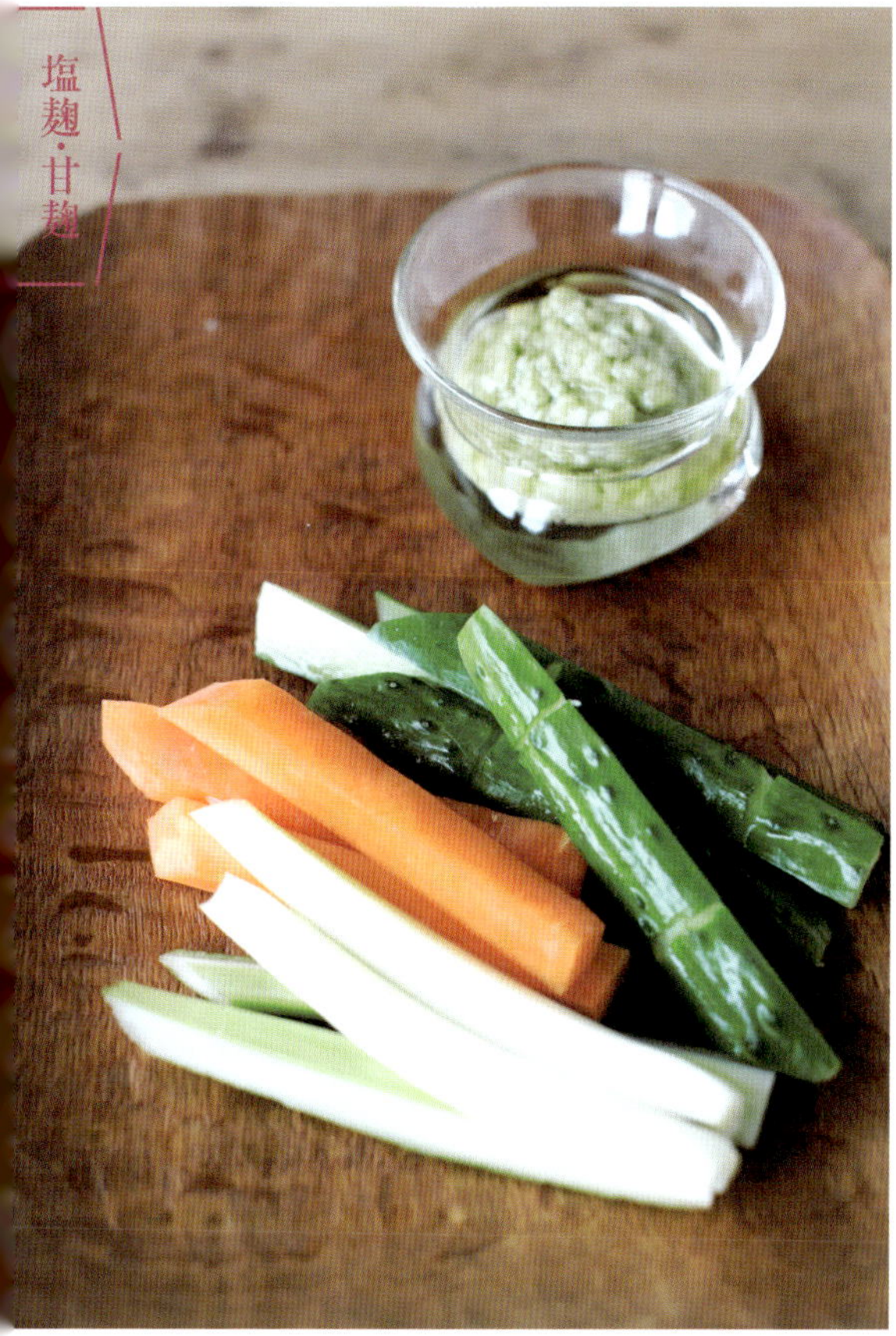

生きた酵素とビタミンでアンチエイジング

スティックサラダの塩麹ディップ

材料

アボカド……1/2個
塩麹……大さじ2
こしょう……少々
オリーブ油……小さじ2
レモン汁……1/2個分
好みの野菜スティック
きゅうり、セロリ、にんじん等
……適宜

作り方

1. 種と皮を取り、スプーンの背でつぶしたアボカドに、塩麹、こしょう、オリーブ油、レモン汁を加えよく混ぜ合わせておきます。
2. スティック野菜用の野菜は、1㎝角、10㎝の長さに切り揃えておきます。
3. **2**に**1**を添え、出来上がり。

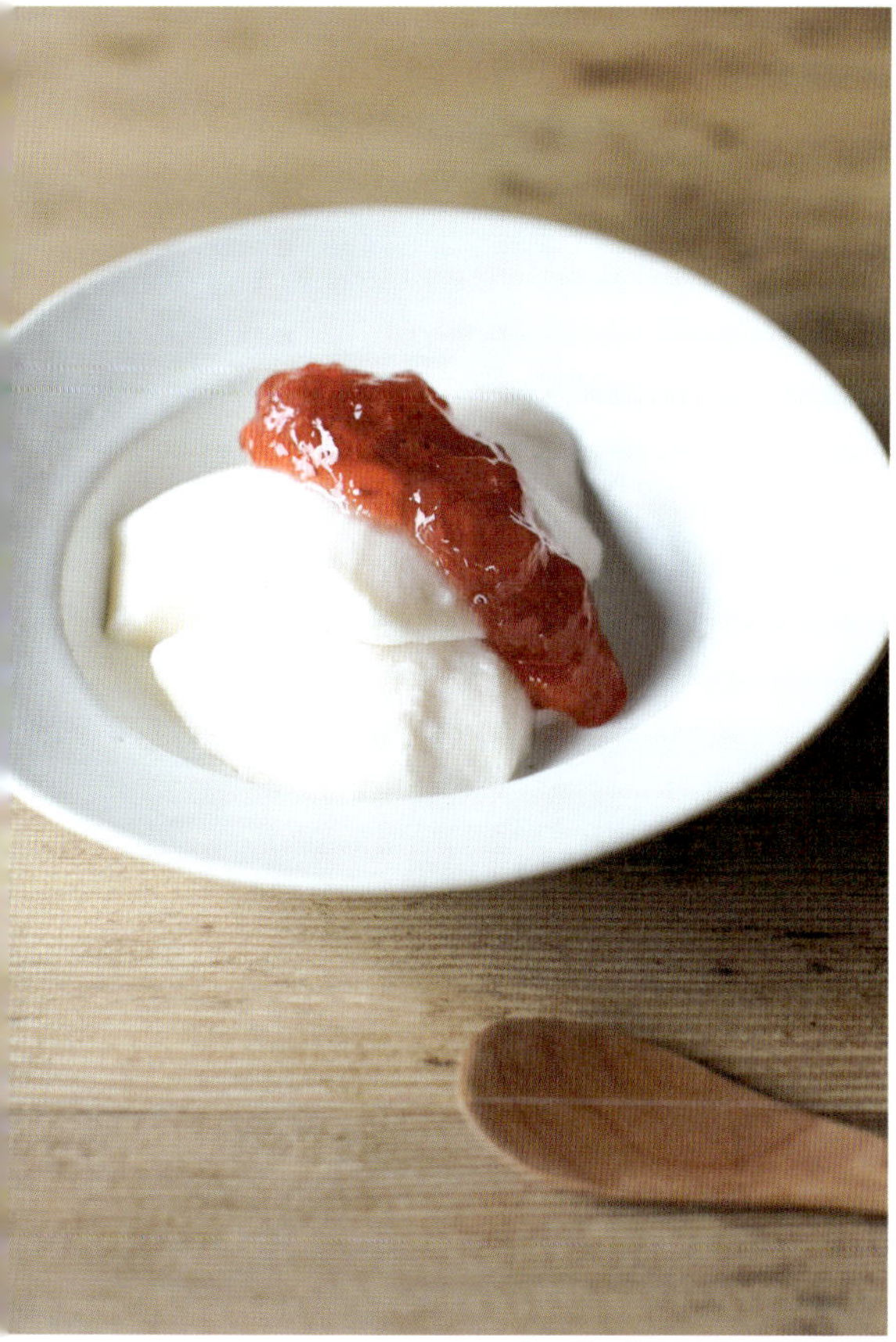

スイーツでも若々しい肌と身体に

甘酒ヨーグルトゼリー ジャムソースかけ

材料

甘麹……大さじ3
ヨーグルト……100㎖
粉ゼラチン……2g
水……50㎖
好みのジャム……大さじ2

作り方

1. 水を50〜60度に温めて粉ゼラチンを振り入れ、よく溶かしておきます。このとき、沸騰させないようにします。(ゼラチンの溶かし方は、包装箱で確認してください)
2. **1**に甘麹とヨーグルトを入れてよく混ぜます。少し固まるまで混ぜ、冷めたら型に入れ冷蔵庫で冷やします。
3. 好みのジャムを倍量の水で溶いておきます。
4. **2**が冷やし固まったら、上から**3**のジャムソースをかけてできあがり。

味付けと保存に
大活躍の米の副産物

ぬか漬け

日本の食文化の主食である米。この米から生まれるぬかを再利用した漬物がぬか漬け。世界にその精神が広がった〝もったいない〟を体現した食文化と言えるでしょう。

漬けた野菜等の味と保存性を高めるぬかですが、実は非常に高い栄養効果を持っています。

ぬかの秘密を知って、食卓にぬか漬けを取り入れましょう。

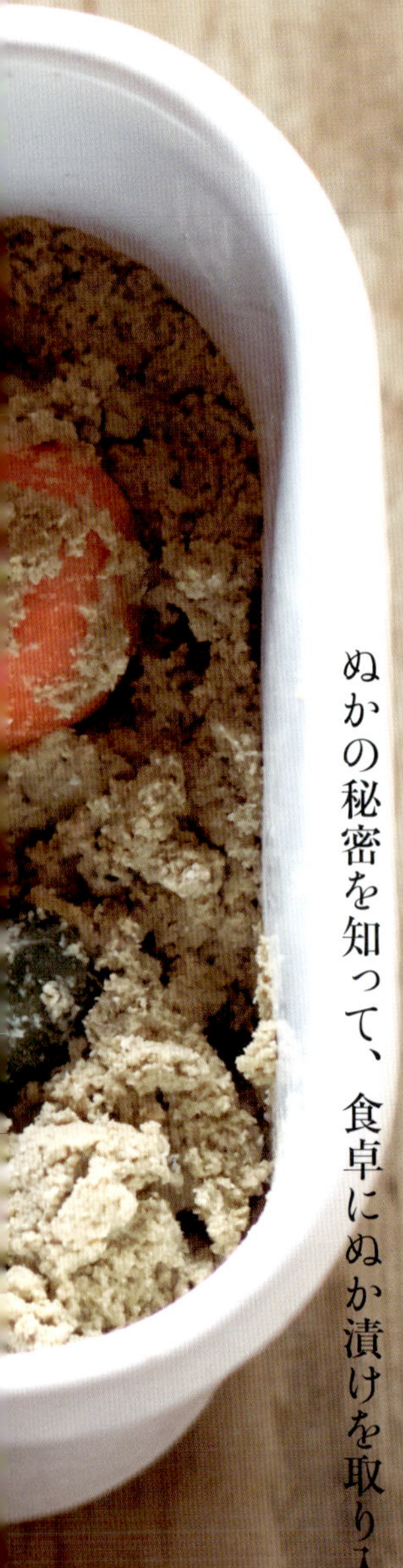

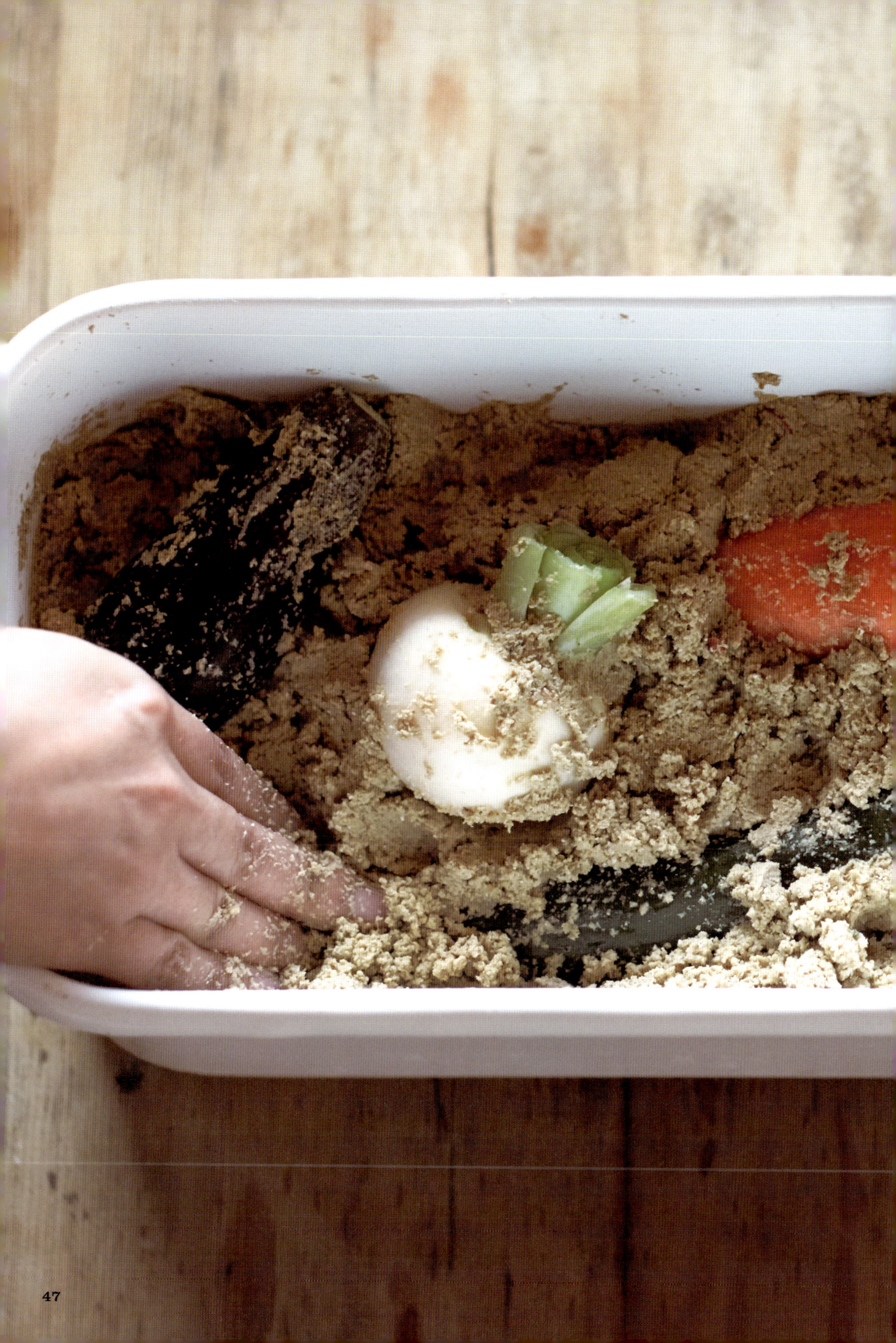

ぬかの種類大事典

日本の食生活で利用されてきたぬかは、米ぬかと麦ぬか。数少ないながらも、日本の食生活の中で活躍している生の米ぬかと炒った米ぬか、そして麦ぬかの3種類をご紹介します。特徴を知って、ぬか漬けや料理に取り入れてください。

◉生米ぬか

原料 米

利用方法 ぬか床、アク取り、飼料等

玄米を精白する際にとれる皮や胚芽等。ビタミンB群、ミネラルのほか、油も多く含まれています。古くなると油が酸化し、においが悪くなります。

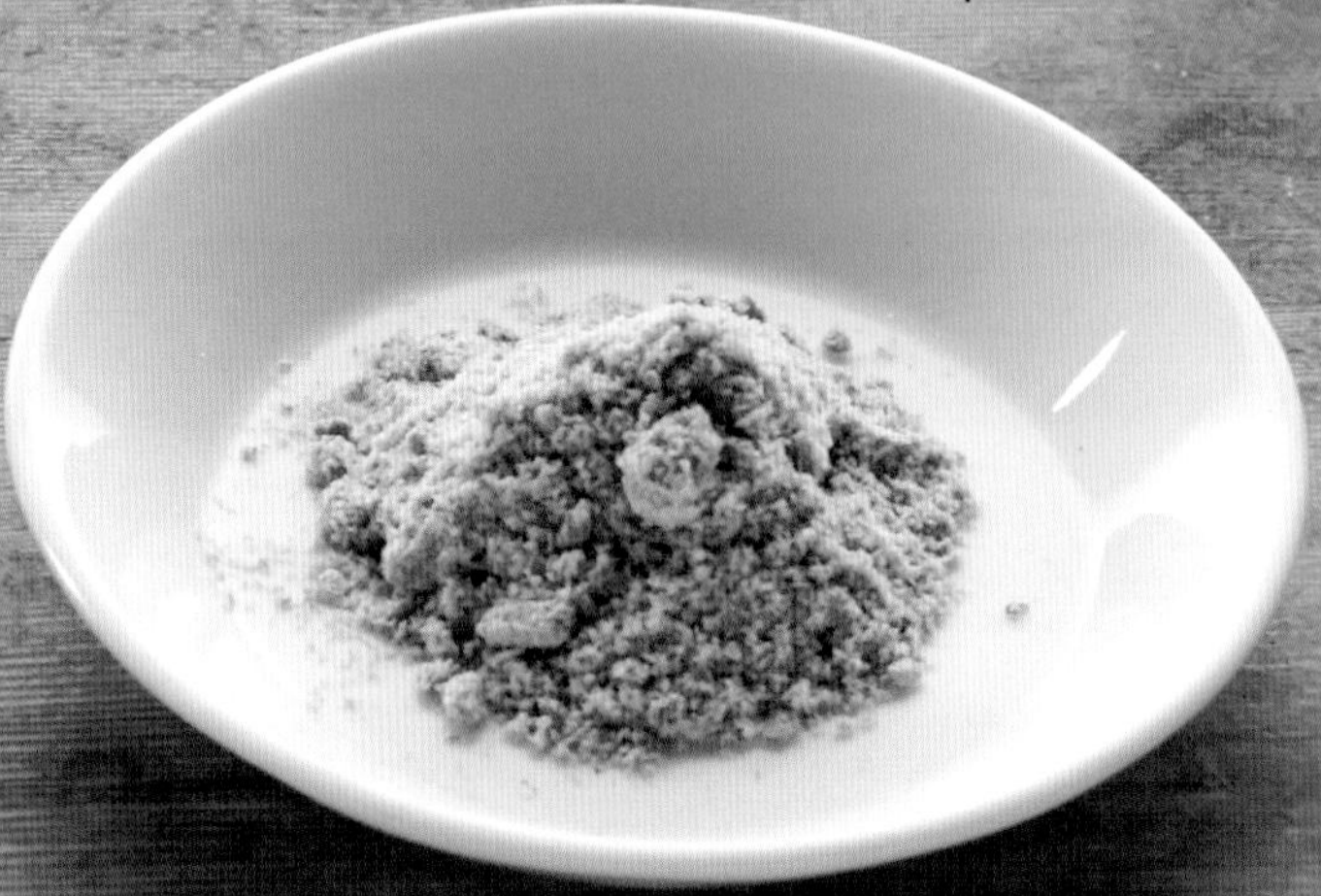

column

ぬか漬け界のニューヒーロー、燻製ぬか漬け、誕生！

2000年ほど前から存在したとされるぬか漬け。米のぬかや野菜に付いた乳酸菌や、空気中に存在する常在菌の力を利用するぬか床の製法は、遥か昔から変わりませんが、最近では、ユニークな商品が登場し、定番になりつつあります。それが、燻製ぬか。

米ぬかに燻製した大麦を加えたもので、一般的なぬか漬けのように、ただ食材をぬか床に漬けるだけで、

炒り米ぬか

原料 米

利用方法 そのまま、クッキー、パン等

生米ぬかを炒ったもの。炒ったぬかは食用になります。加熱するとビタミンB群が損なわれるので、ぬか床にするなら炒り過ぎないようにしましょう。

麦ぬか

原料 麦

利用方法 クッキー、パン、飼料等

麦を精白する際にとれる皮や胚芽等。ふすまとも言われます。食物繊維が豊富で、小麦粉代わりにパンやお菓子の材料に使われます。家畜の飼料にも。

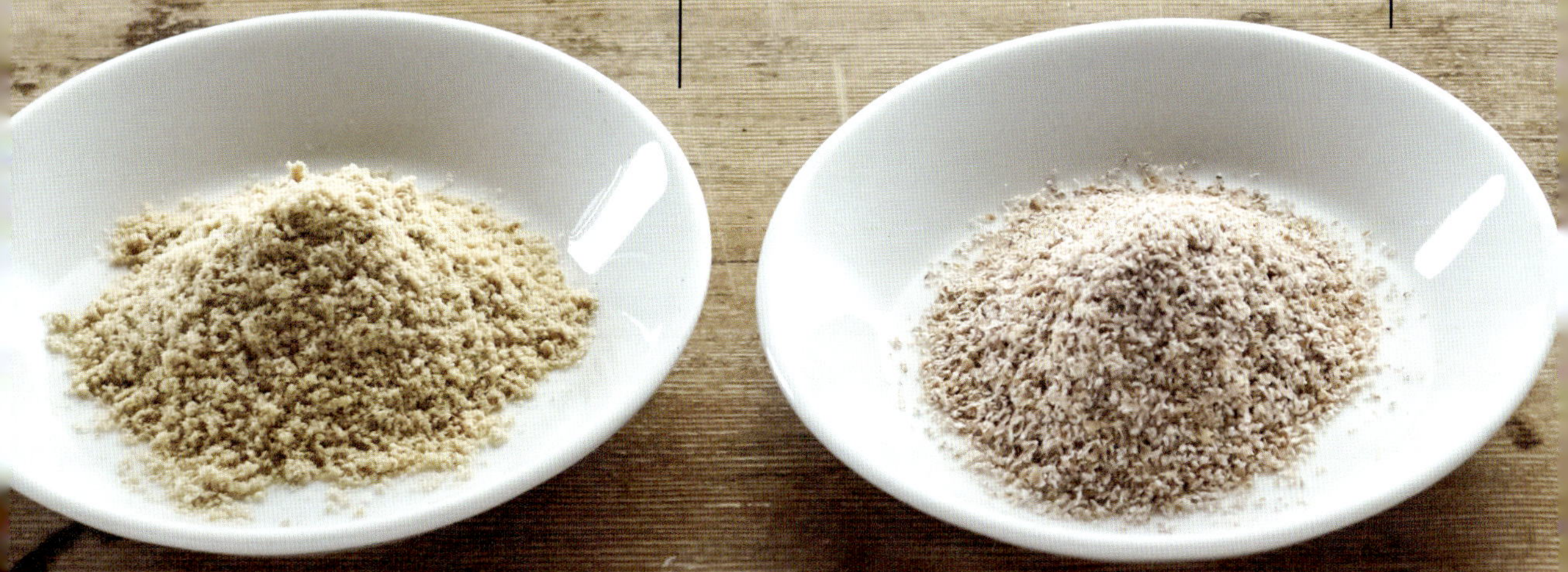

ぬか漬けのように塩気が付くだけでなく、燻製の風味までプラスされる優れもの。茹で卵やチーズを漬けると、ぬか漬けの独特の旨みと香ばしい燻製されたような味わいを楽しむことができます。部屋の中で火を使わず、燻製風の料理を味わえるとあって、漬物好き、燻製好きの間で評判です。

メーカーの商品はすでに発酵された燻製ぬか床ですが、自宅で燻製をする家庭なら自家製に挑戦してみても。進化したぬか床で、発酵食品のレパートリーを増やしてみてはいかがでしょう。

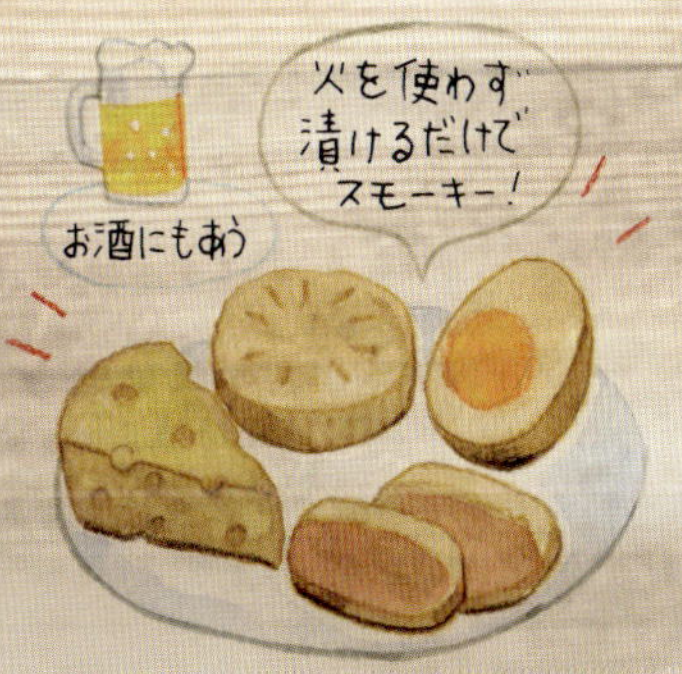

火を使わず漬けるだけでスモーキー！
お酒にもあう

ぬか漬けの仕組み、大解剖！

菌のバランスが ぬか漬けの旨さの決め手

米ぬか、塩をよく混ぜて分量の水で耳たぶほどの硬さにしたら、ぬか床育ての開始です。漬けた野菜をおいしくするために、乳酸菌を増やします。大根やニンジンの切れ端や皮などの捨て漬け用の野菜くずをぬか床に入れ、表面をならします。朝晩2回、底と表面をひっくり返すようにかき混ぜ、3、4日で野菜くずを取り換えます。これを2週間ほど繰り返したら、本漬け可能です。

ぬか床の中には乳酸菌のほかに酸素を嫌う酪酸菌と、酸素を好む好気性の産膜酵母があります。どちらの菌も増えすぎると嫌なにおいを放つので、毎日一回ぬか床をかき混ぜ増殖を調整しましょう。野菜を漬け続けることでぬか床が熟成し、漬物の味も深まります。

❶ 乳酸菌

米ぬかや野菜、空中にも存在する菌。ぬかやぬか床に漬けた野菜の糖類やビタミンB群を栄養に発酵。生成する乳酸やアルコールが野菜の青臭さを消し、酸味、風味、旨みを引き出します。

❷ 酵母

米ぬかや野菜、人の手にも存在する菌。ぬかやぬか床に漬けた野菜の糖類やビタミンB群を栄養に発酵。生成するアルコールやエステル、有機酸がぬか床を熟成させ、風味、旨みを引き出します。

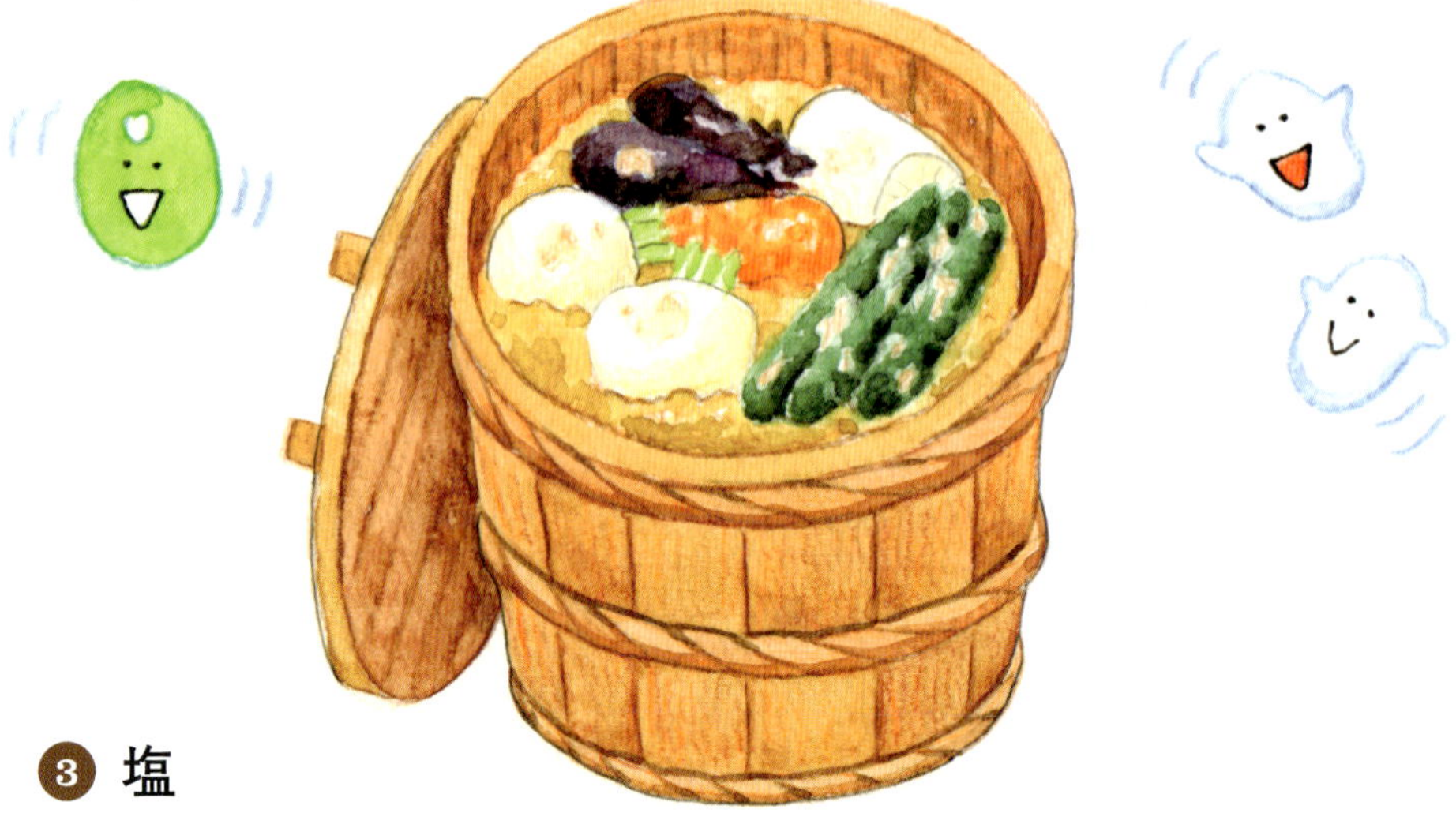

❸ 塩

浸透圧の働きで、野菜を脱水状態にし旨みを濃くするだけでなく、細胞を壊すため米ぬかに含まれた栄養素を吸収しやすくします。またぬか床内の雑菌の繁殖を抑えます。

❸ 米ぬか

米を精白した際に出る皮や胚芽部分。ビタミンB群、ミネラル、脂質、たんぱく質、食物繊維等が含まれています。ぬか床は米ぬかや野菜に付いた乳酸菌や酵母を利用します。

発酵の素 —微生物—

●乳酸菌	●酪酸菌	●産膜酵母
酸素を嫌う嫌気性発酵を行い、ぬか床の酸味、風味、旨みを生み出す。	嫌気性のため、ぬか床の底の方で繁殖。増えすぎると悪臭を放つ。	酵素を好む好気性のため、ぬか床の表面で繁殖。増えすぎるとシンナーのようなにおいを出す。

ぬか漬けの基本と、身体によいこと。

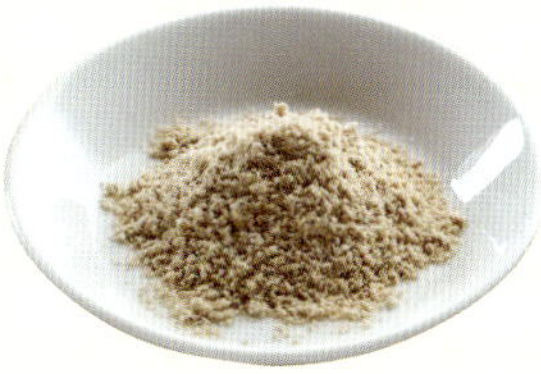

ぬか漬けの効能

- 野菜の成分をそのまま摂れる
- ビタミンB群で美肌&疲労回復
- 乳酸菌で便秘解消&免疫力アップ
- 安眠効果を期待できる

野菜の栄養をおいしく摂取 安眠できる元気な体に

日本で暮らしていれば必ず口にするおかずのひとつ、野菜の漬物。漬け床の違う塩漬けや酢漬けや、食材の名前が付いた野沢菜漬けなど、さまざまな漬物の中でも菌の発酵を利用し、味だけでなく食材の栄養価を高くするのがぬか漬けです。

ぬか漬けは、生の野菜が持つビタミンCや食物繊維、カロチン等を損なうことなく体内に摂取でき、疲労回復、腸内環境の改善、安眠効果などを期待できます。それらの優れた効果を生み出すのが、ぬか床です。

ぬか床の材料は、主に米ぬか、水、塩。ぬか漬けの味を左右するのは、ぬか床の中で繁殖する乳酸菌と酵母です。米ぬかに含まれるビタミンB群、ミネラル、たんぱく質、脂質等が漬けた野菜に浸透。栄養価は飛躍的にアップします。ビタミンB群はエネルギー生成に必要ですし、ミネラルは抗酸化作用を期待できます。乳酸菌は、腸内の悪玉菌に働きかけ、腸内環境を改善。うれしい栄養成分が多くプラスされるのです。

また最近の研究では、漬物は安眠効果も期待されています。乳酸菌は米ぬかや野菜に含まれているたんぱく質をアミノ酸に変え、このアミノ酸の一種であるGABAと呼ばれる成分が含まれます。GABAは脳をリラックスさせる働きを持つ脳内神経伝達物質。漬物の中でもぬか漬けのような発酵系の漬物に多く含まれ、安眠の手助けをすると考えられています。

体にいい影響をたくさん与えてくれるぬか漬けですが、なんといってもいちばんは白いごはん。お茶、アルコールにも合う独特な味わい。各家庭で味が変わるぬか床。ぜひ挑戦してはいかがでしょうか。

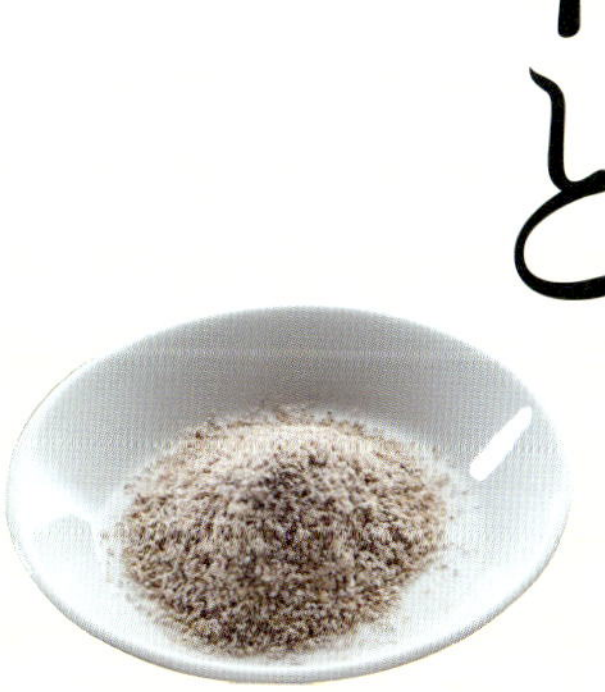

効能1

漬物でおいしく食べて野菜の成分、丸ごと吸収！

野菜のぬか漬けは、私たちに美白、美肌などの美容効果と、免疫力を与えてくれます。ポイントは、「野菜の成分を丸ごと摂ることができる」こと。ビタミンCは、野菜全般に多く含まれている栄養素で、シミの原因であるメラニン色素の生成を抑えてくれます。さらに、肌のハリに関係するコラーゲン生成にも力を発揮。美白と美肌に働きかけてくれるのです。

　それなら野菜をそのまま食べればいい、と思うでしょう。実は、漬けることで、ぬか床そのものに含まれるビタミンB_1等の栄養素が大幅にプラスされるのです。ビタミンB_1も、皮膚や粘膜を健康に保つ効果を持ちます。また、女性にうれしいビタミン類は熱に弱いだけではなく、水に溶け出す性質を持つものも多いため、茹でたり、加熱したりすると、効率よく摂りにくい栄養成分。火を通してから口にすることの多い、なすや菜の花、かぶなどは、ぬか床に漬ければ、ビタミンがぎっしり詰まった状態をそのまま食べられます。ぬか漬けはおいしいだけでなく、食感も食べやすく変化し、ほとんど生の状態でもたくさんの量を口にすることができるのもメリットです。

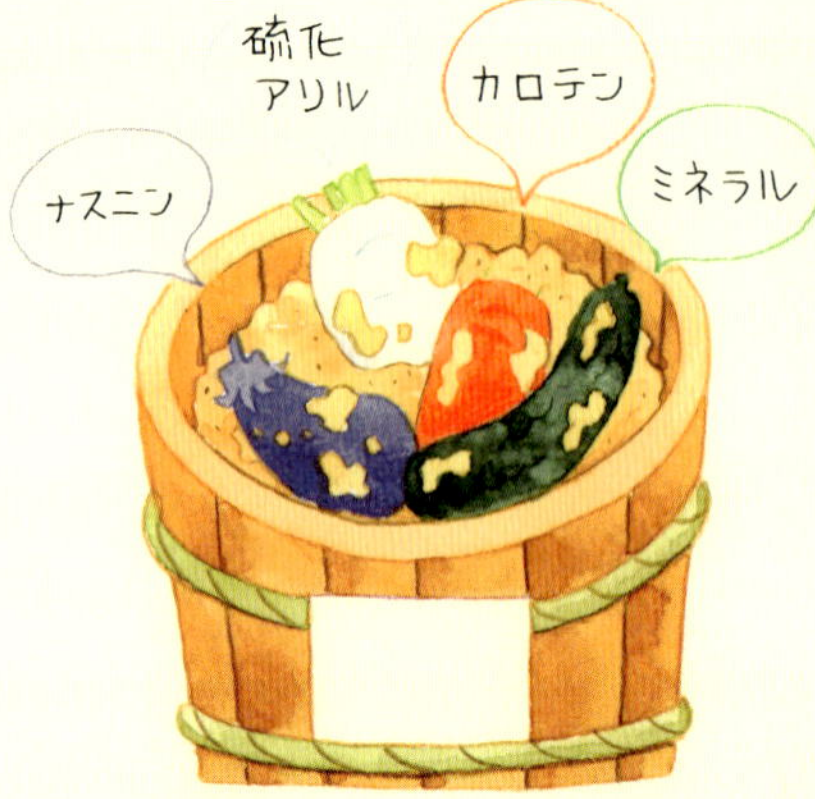

効能2

食事にぬか漬けを一皿添えてビタミンB群で疲れ知らず！

疲れを感じるとき、激しい運動をしたあとなど、食事に一皿、疲労回復を促すぬか漬けがオススメです。ぬか漬けには、ビタミンB群、ビタミンE、乳酸菌が多く含まれていますが、特に疲れに威力を見せるのはビタミンB群です。

　私たちが身体を動かすには、体内で糖質をエネルギーに変える必要があります。その糖質の変化を促すのが、ビタミンB群。ごはんを食べるとき、一緒にビタミンB群を体内に取り込めば、栄養素がエネルギーに変化しやすくなるのです。逆に不足すると、体内に疲労物質が溜まり、疲れやすくなるとされています。

　ぬか漬けの原料である米ぬかは、米の精製時に取り除かれる玄米の表皮や胚芽の部分で、ビタミンB群やビタミンEが特に多く含まれます。同じくぬか床に含まれるこのビタミンEも強い抗酸化作用を持ち、細胞の老化を防ぐ成分。血行をよくし、シミの生成を抑制することから、老化防止ビタミンと呼ばれます。野菜の栄養に加え、ぬか床自体の成分もプラス。ぬか床はまさに栄養の宝庫といえます。

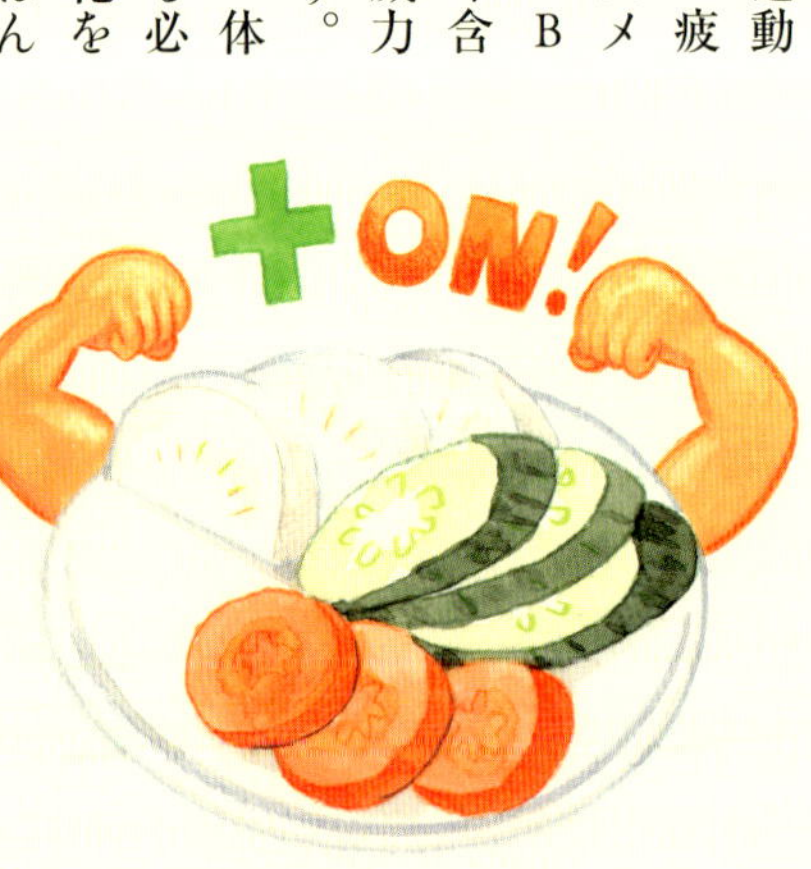

効能３

乳酸菌で毎日快便！腸活で免疫力アップ

乳酸菌たっぷりのぬか漬けが並ぶ食生活なら、腸内環境がよく、便秘知らずの毎日を期待できます。ぬか漬けを、ぬか漬けらしい味にするのは、乳酸菌があればこそ。

乳酸菌は、腸内で乳酸を作り悪玉菌の増殖を抑えることで、善玉菌を増やしやすくしてくれます。そのため、腸内環境が改善され便秘を解消、免疫力が高まり、肌荒れや吹き出物などの肌トラブルにも効果的です。

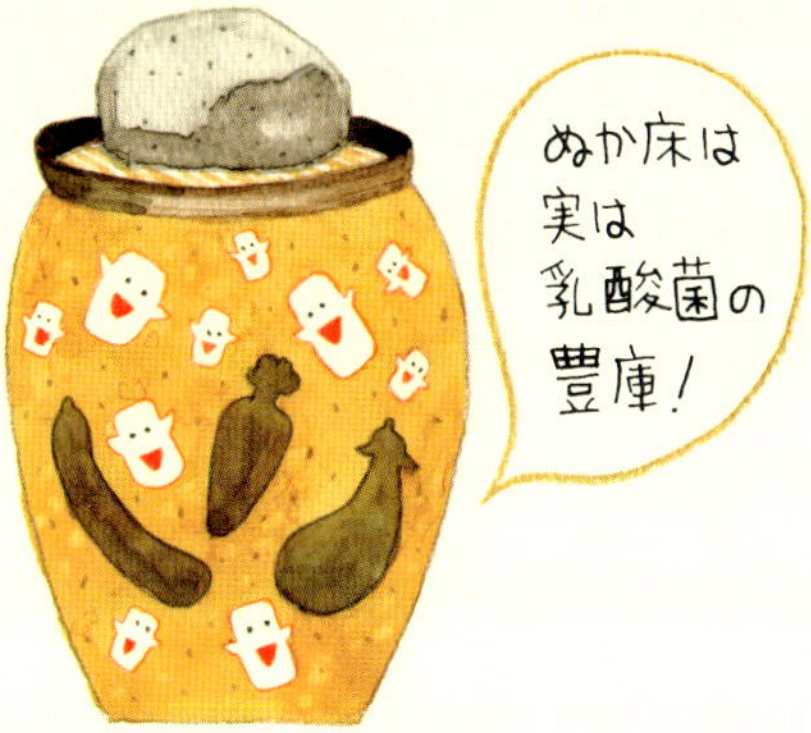

野菜を酢っぱくおいしい味にするのは、ぬか床の中で繁殖する乳酸菌の力です。乳酸菌は、ぬか床の材料である米ぬかにはもちろん、ぬか床をかき混ぜる私たちの手に付く常在菌や、空気中にも存在し、それらすべてがぬか床の中で繁殖していきます。自家製のぬか漬けを作る人は経験があるでしょうが、「昨日と今日ではぬか漬けの味が違う」というのは、その日の乳酸菌の種類や量が、環境によって変化するからです。

ちなみに、ぬか床で活躍する乳酸菌は酸に強い植物性で、動物性乳酸菌よりも栄養が少ないところでも生存できる種類。野菜の表面にも存在する代表的なものは、ラクトバチルス・ブレビス、ラクトバチルス・プランタラムなどです。

効能４

夕食にぬか漬けを食べれば目覚めすっきり、深い眠りへ

寝付きが悪く悩んでいる人は、夕食にぬか漬けを添えるのがオススメ。実はぬか漬けには眠りを誘う効果を持つという報告があるのです。その理由は乳酸菌が生み出すアミノ酸の一種、「ＧＡＢＡ」。

ＧＡＢＡはγ-アミノ酪酸とも呼ばれ、脳の興奮を鎮めてリラックスさせる脳内神経伝達物質のひとつです。ぬか床の材料になる玄米の胚芽に多く含まれているため、ぬか漬けにもこのリラックス成分が浸透しているのです。このうれしい成分は、脳の興奮を鎮めてくれるだけでなく、体の深部体温を下げて、睡眠に入りやすい状態にしてくれます。

ＧＡＢＡのパワーは、睡眠だけではありません。脳へは、更年期障害や初老期の精神障害の改善、ストレス軽減効果などが期待されています。ただし、ＧＡＢＡの効果は長く続きません。安眠を期待するのであれば、ぬか漬けを食べるのは夕食に取り入れてみてはいかがでしょう。

ぬか漬けの豊富な乳酸菌が、腸内環境を改善し自律神経のバランスを整えるので、質のよい睡眠が期待できます。

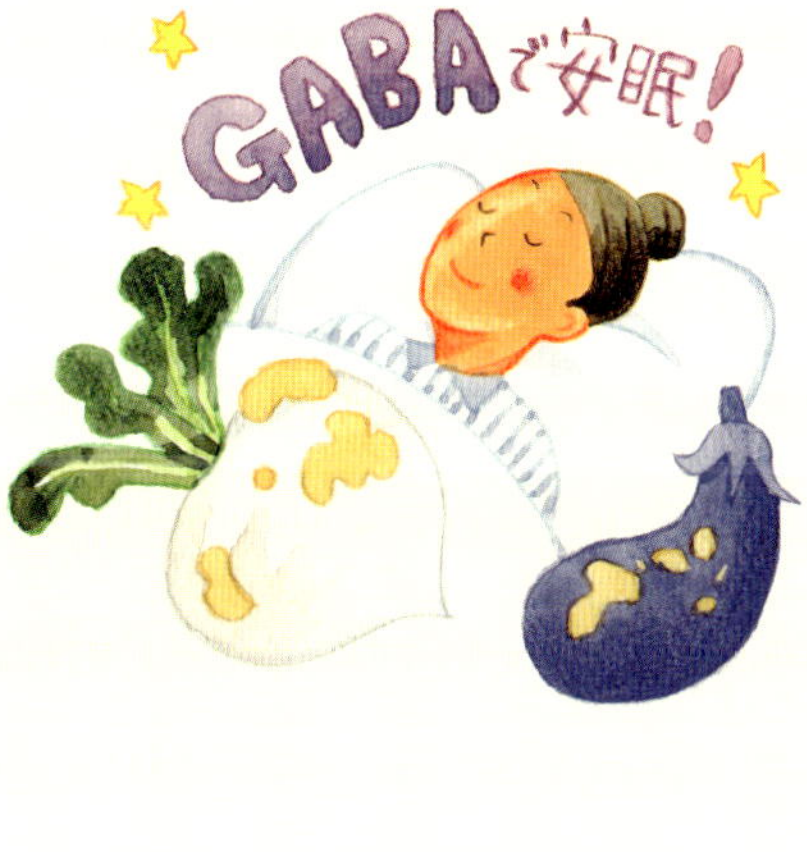

ぬか漬けができるまで図鑑

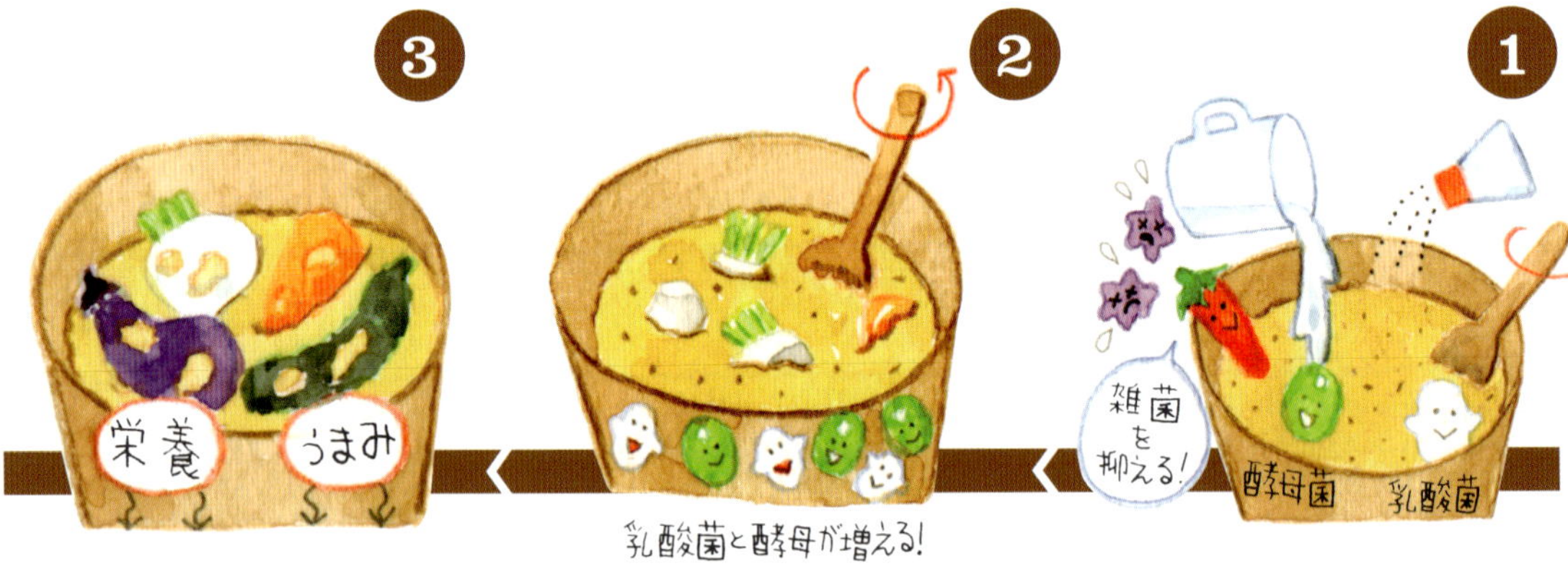

雑菌を抑える!
酵母菌
乳酸菌
乳酸菌と酵母が増える!
栄養
うまみ

1 米ぬかと塩、水を合わせる

米ぬかに15%前後の塩を混ぜます。米ぬかと塩を合わせた同量の水を数回に分けて加え、耳たぶほどの硬さにします。防腐剤として殺菌効果のある唐辛子を、旨み成分として昆布やいりこ等を入れましょう。

そのとき、菌は?

米ぬかに付いている乳酸菌、酵母が活動開始。常温を保てばどんどん増殖、栄養たっぷり、おいしいぬか床の元となります。雑菌の繁殖は腐敗の原因となります。塩と唐辛子が雑菌を撃退してくれます。

2 野菜くずを入れ、毎日2回かき混ぜる

捨て漬けの野菜くずや皮を入れ、毎日朝晩、底と表面をひっくり返すように、下からかき混ぜます。3日ほどで捨て漬け野菜を交換し、2週間ほど繰り返します。蓋をして冷暗所で保管します。

そのとき、菌は?

乳酸菌や酵母が活発に活動、増殖していきます。ぬか床に少しずつ香り、風味、旨みが付いていきます。乳酸菌は酸素を嫌うので表面は平らに。嫌気性、好気性どちらの菌も適度に発酵します。

3 2週間繰り返したら野菜を漬ける

捨て漬け野菜をすべて取り出し、野菜を漬けます。ぬか床を掘りだして埋めると、乳酸菌が嫌う酸素が入ってしまうので注意。野菜は半日～1日でOK。ぬか床は毎日1回底からかき混ぜます。

そのとき、菌は?

野菜は断面が多いほど、そして漬ければ漬けるほど、ぬか床の栄養分が浸透します。逆に、漬ければ漬けるほど野菜に付いた乳酸菌や酵母がぬか床に移り、乳酸菌が増殖。ぬか床が熟成します。

保存ができて味よし栄養高し ぬか漬けは江戸の庶民の味

漬物には、塩や酢で漬ける漬物と、発酵の力によるものがあります。漬物は味をよくするだけでなく、保存性を高めるものでもあるため、２０００年ほど前から存在したようです。ただし、この頃は塩漬け野菜。奈良時代になると、須須保利《すずほり》と呼ばれる、穀物や大豆を臼で挽いたものと塩を漬け床にした漬物が食べられていたようです。これがぬか漬けの基とされています。この須須保利ですが、文字としては９２７年に記された延喜式に登場します。

ぬか漬けがいつからはじまったのか、はっきりと書物に残ってはいませんが、たくあん漬けの考案者とされる沢庵和尚は１５７３生まれなので、その頃にはぬか漬けは存在していたのではないでしょうか。その後、江戸時代になり九州の小倉藩主、細川忠興が城下にぬか漬けを広めたという話が残っているとか。実際、福岡には４００年前から野菜を漬け続けているぬか床があるそうです。日本人が守り続けた味を、後世へ伝えていきたいものです。

その家庭や手に付く常在菌で、
ぬか漬けの味は変わります。ぬか漬けの作り方を
知って、自家製の味を楽しみましょう。

こんなときは？

● 表面が白くなった!?

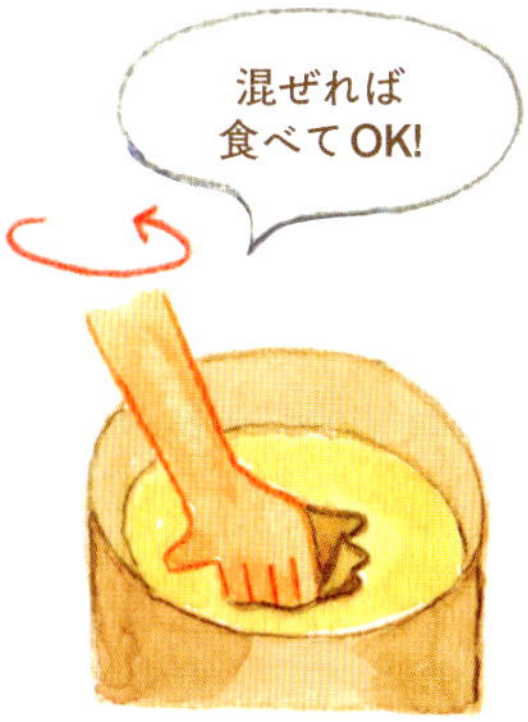
混ぜれば
食べてOK!

表面にできる白い膜は、好気性の産膜酵母。ぬか床に香りや風味を付けてくれますが、増えすぎるとシンナーのようなにおいを発します。酸素が好きなので、繁殖し過ぎないようぬか床の底の方に押し込みましょう。

● 水が出てきた!?

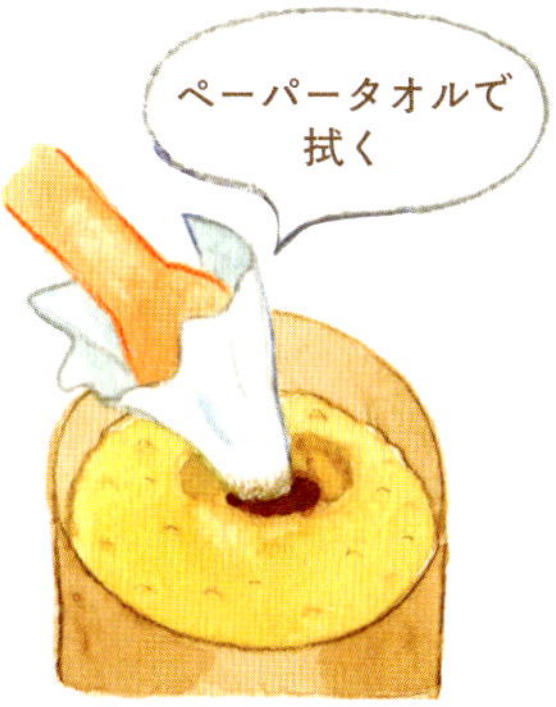

放っておくと味が悪くなるだけでなく、かびの繁殖の原因に。中央にくぼみを付けて水が溜まりやすくして、ペーパータオル等で吸い出します。また清潔な布巾を敷き重石を置いて、余分な水分を布巾に吸わせても。

● 旅行に行くから毎日かき混ぜられない!?

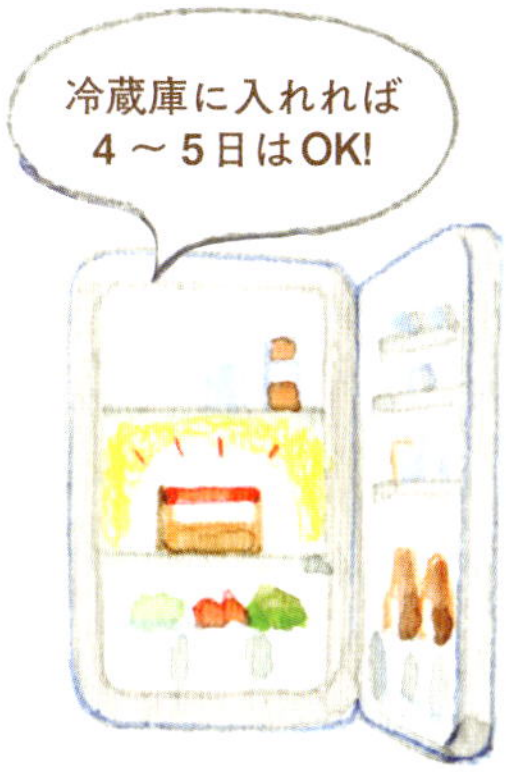
冷蔵庫に入れれば
4～5日はOK!

4、5日程度なら冷蔵庫に入れて菌の繁殖を抑えてしまいましょう。長期の間、使用しないのであれば冷凍庫に入れて発酵をストップという手も。そのときは、中の野菜はすべて取り除いてください。

● 酸っぱすぎる!?

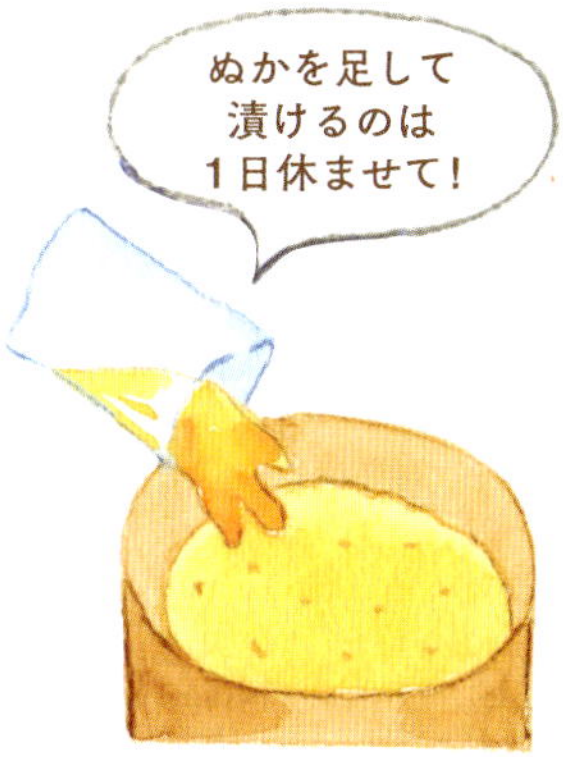
ぬかを足して
漬けるのは
1日休ませて！

発酵が進みすぎると乳酸菌が増え過ぎて酸っぱくなります。米ぬかを追加して乳酸菌の繁殖を抑えてください。また煮沸消毒した卵の殻を砕いて入れると、殻に含まれるカルシウムが酸を中和してくれます。

菌の性質を知って上手に発酵
マイぬか床で発酵ライフ

ぬか床は食材の味や栄養価も高めてくれる優れものですが、自宅で作るには手間がかかりそうなイメージです。でもぬか床で働く菌の性質を知れば、難しくはありません。

ぬか床を熟成させる主役は乳酸菌です。乳酸菌は酸素を嫌う嫌気性。ですから、なるべくぬか床には空気を入れず、表面は空気に触れる範囲を少なくするために平らにします。容器の周囲に付いたぬかをそのままにすると、そこからカビが生えたりするので、常にきれいにしましょう。

乳酸菌が嫌気性なのに毎日一回かき混ぜるのは、同じく嫌気性発酵をする酪酸菌が増殖し過ぎるのを止めるため。酪酸菌は増えすぎると悪臭を発します。また、ぬか床の表面では好気性の産膜酵母が活動します。こちらは増えすぎるとシンナー臭をまとわせます。このクセのある菌をほどよく育てるためには、底と表面を上下にひっくり返すようにかき混ぜればOK。生きている菌を上手にコントロールして、好みのぬか床に挑戦してみてください。

女子栄養大学 五明先生に聞く

ぬか漬けの野菜別漬け方のコツ

1 生で食べられる野菜

そのまま漬ける

へたや種等、食べない部分を取り除いたら、あとは水洗いして適当な大きさに切ってそのまま漬けます。早く漬けたいときは、塩でもんでから漬けてください。

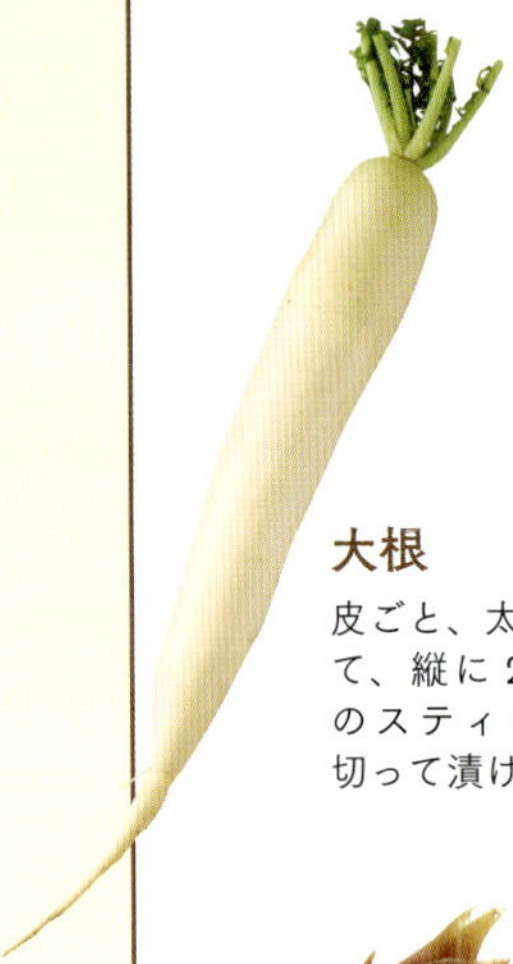

大根

皮ごと、太さに応じて、縦に2～4つのスティック状に切って漬けます。

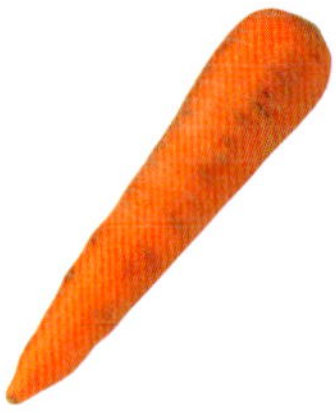

にんじん

ヘタとしっぽを切り落としたら、縦に2～4つに切って漬けましょう。

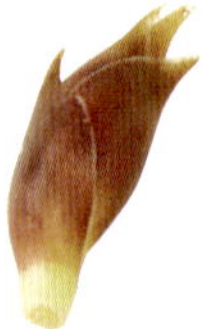

みょうが

そのまま漬けてもいいですが、縦半分に切ると味が染み込みやすく時短に。

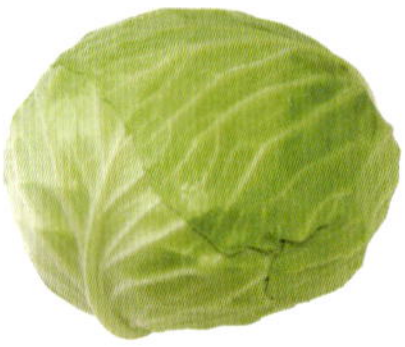

キャベツ

葉を1枚ずつはがし、食べやすい大きさにちぎって。葉が分厚ければ小さめに。

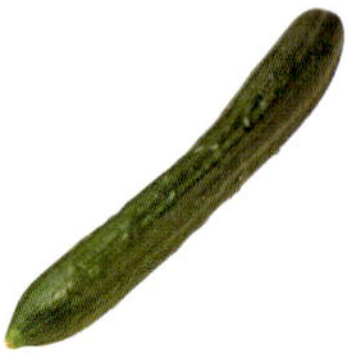

きゅうり

約5時間と早く漬かるので、1本まるごと漬けて。切ると塩辛くなります。

2 アクと水分が多い野菜

塩でもんでから漬ける

アクや水分が多い野菜は、塩をまぶしてもんでから漬けましょう。水分が出てきますが、洗わず搾るように水分を取り除いて漬けましょう。

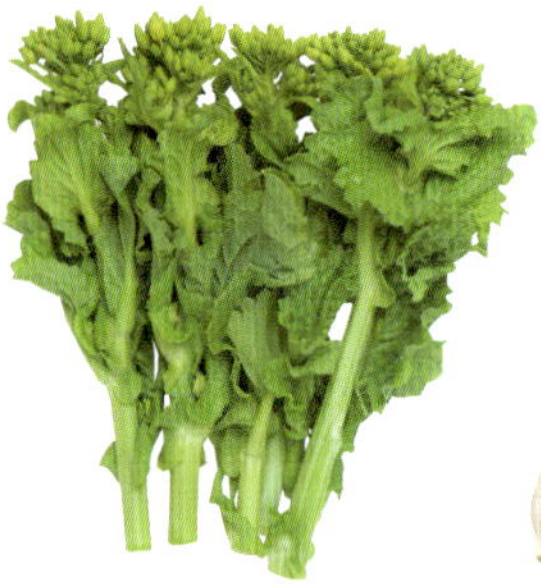

菜の花

独特のえぐみがあるので、塩で揉んでから漬ける。湯がいてからでもOK。

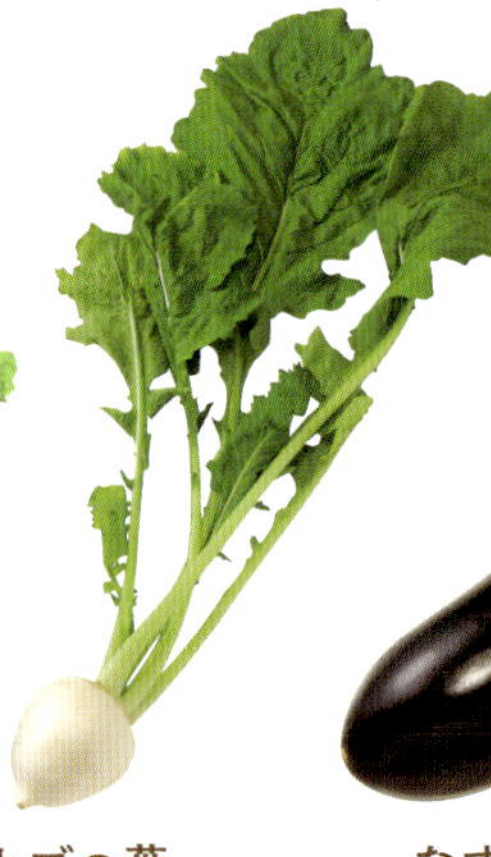

カブの葉

水分が多いので塩をまぶして、水気をしっかりと絞ってから漬けて。

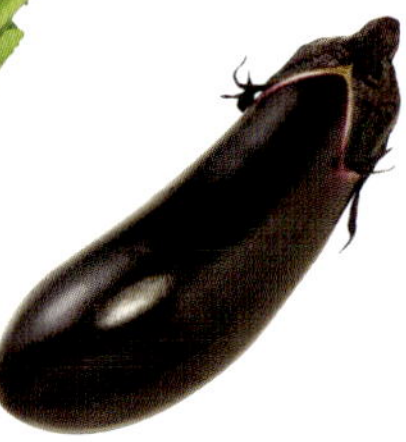

なす

色落ちしやすいのでミョウバンを揉み込むか、鉄製のものと一緒に漬けて。

3 加熱が必要な野菜

とぎ汁でゆでて漬ける

生では食べられない野菜は、米のとぎ汁、またはぬかを加えた熱湯で軽く下茹でしてから漬けましょう。温野菜とはまた違う味わいが楽しめます。

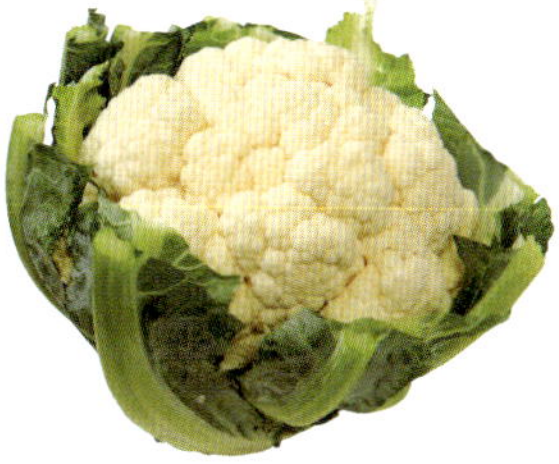

カリフラワー

生で漬けてもサクサク食べられますが、小房に分けてサッと茹でても。

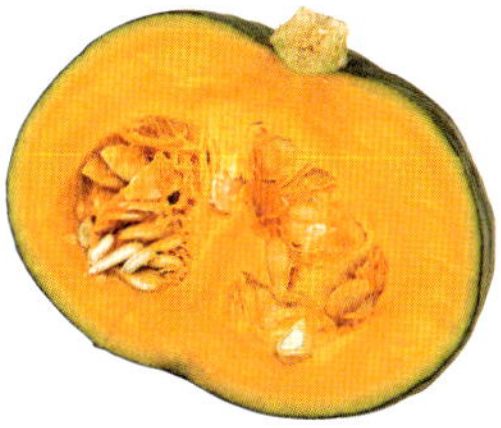

かぼちゃ

栄養豊富な皮ごと軽く茹でるか、レンジで固めに火を通して漬けます。

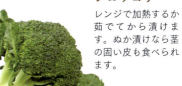

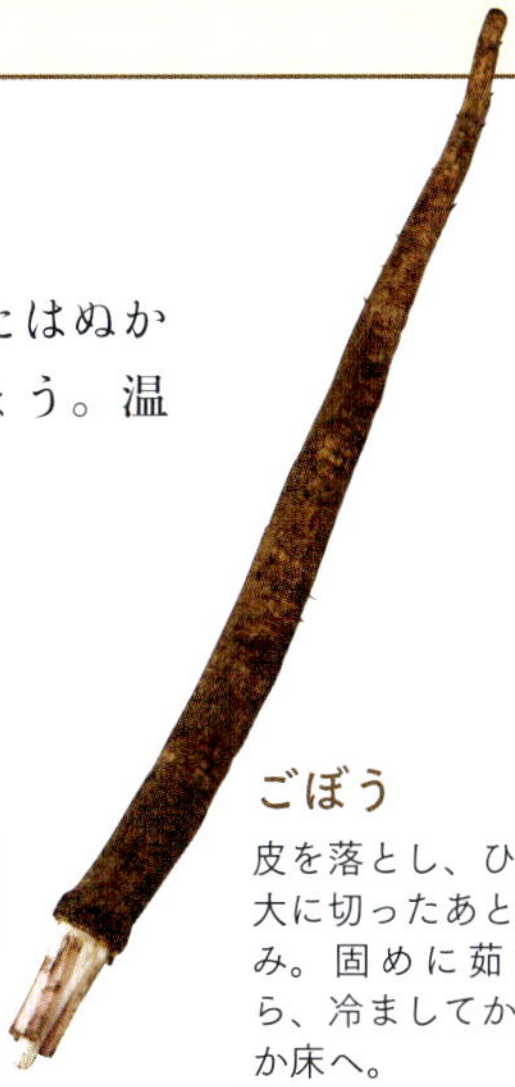

ごぼう

皮を落とし、ひと口大に切ったあと塩もみ。固めに茹でたら、冷ましてからぬか床へ。

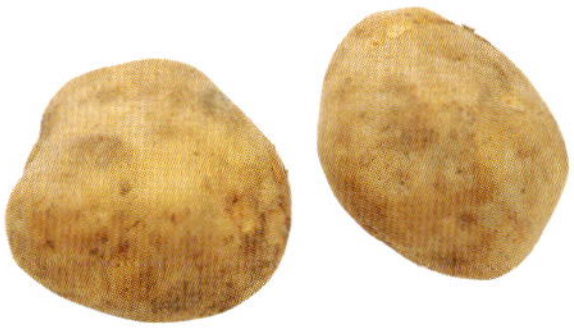

じゃがいも

皮を剥き、お米のとぎ汁で一度茹でたらキッチンペーパーで水分を取ってから漬けます。

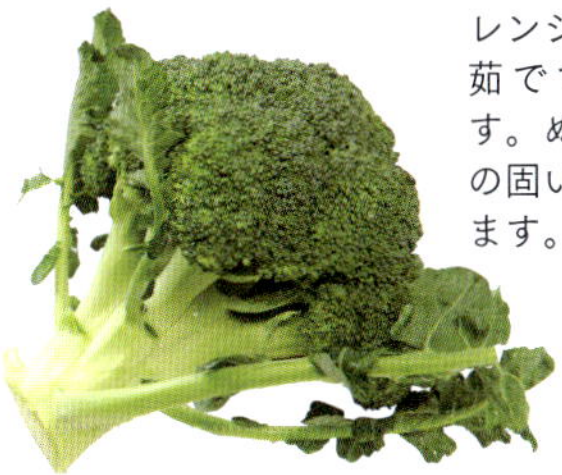

ブロッコリー

レンジで加熱するか茹でてから漬けます。ぬか漬けなら茎の固い皮も食べられます。

4 こんなものもおいしい!

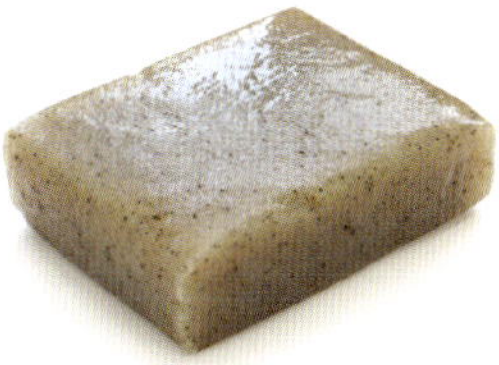

こんにゃく

茹でて水気をしっかりふいてから、そのまま漬けます。

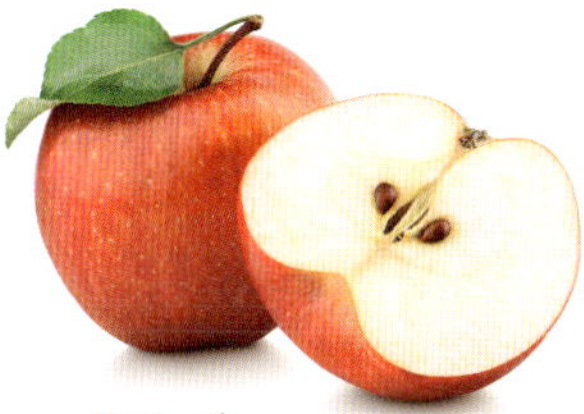

りんご

半分に切り、約1日。ぬかの香りでりんごの甘さが引き立ちます。

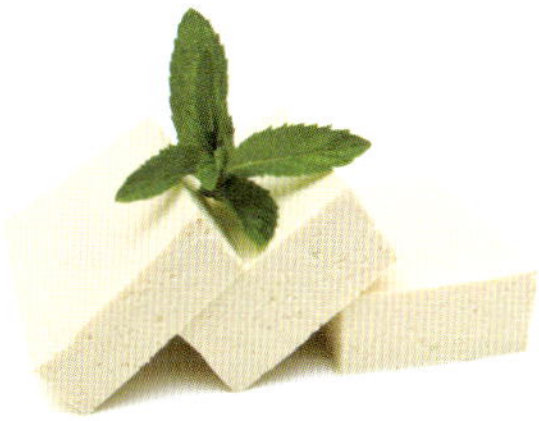

豆腐

水気を切ってガーゼにくるんで漬けます。2日で和製チーズの完成です。

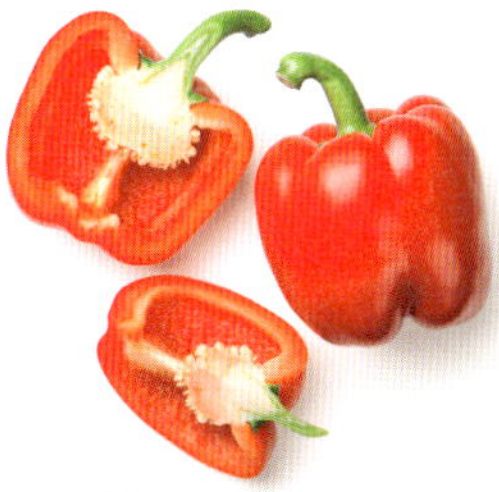

パプリカ

半分に切り、6時間漬けます。洋風野菜ですがピーマン嫌いにも食べられます。彩りにも◎。

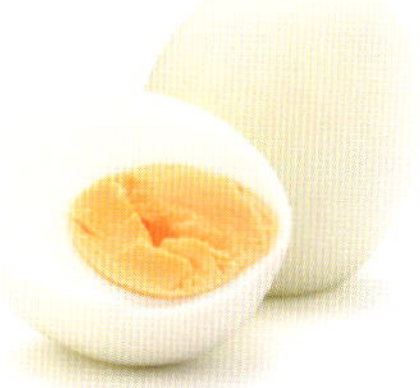

ゆで卵(半熟玉子)

沸騰した湯に約7分で半熟玉子。すぐ氷水で冷やして殻を剥き、約5時間で漬かります。

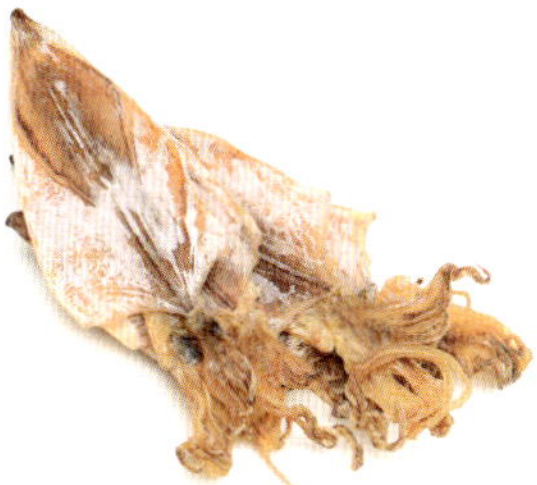

スルメ

ガーゼにくるんでから漬けます。漬け時間は1~5日のお好みで。お酒のアテにもなる味です。

おかずにも、副菜にもなる

いろいろ具材のバラエティ漬け

◉チーズ

漬け時間 夏：半日　冬：１日

そのまま漬けられる、便利な食品。プロセスチーズやモッツァレラチーズがオススメです。発酵食品であるチーズとダブルの発酵効果で、独特の風味を楽しめます。

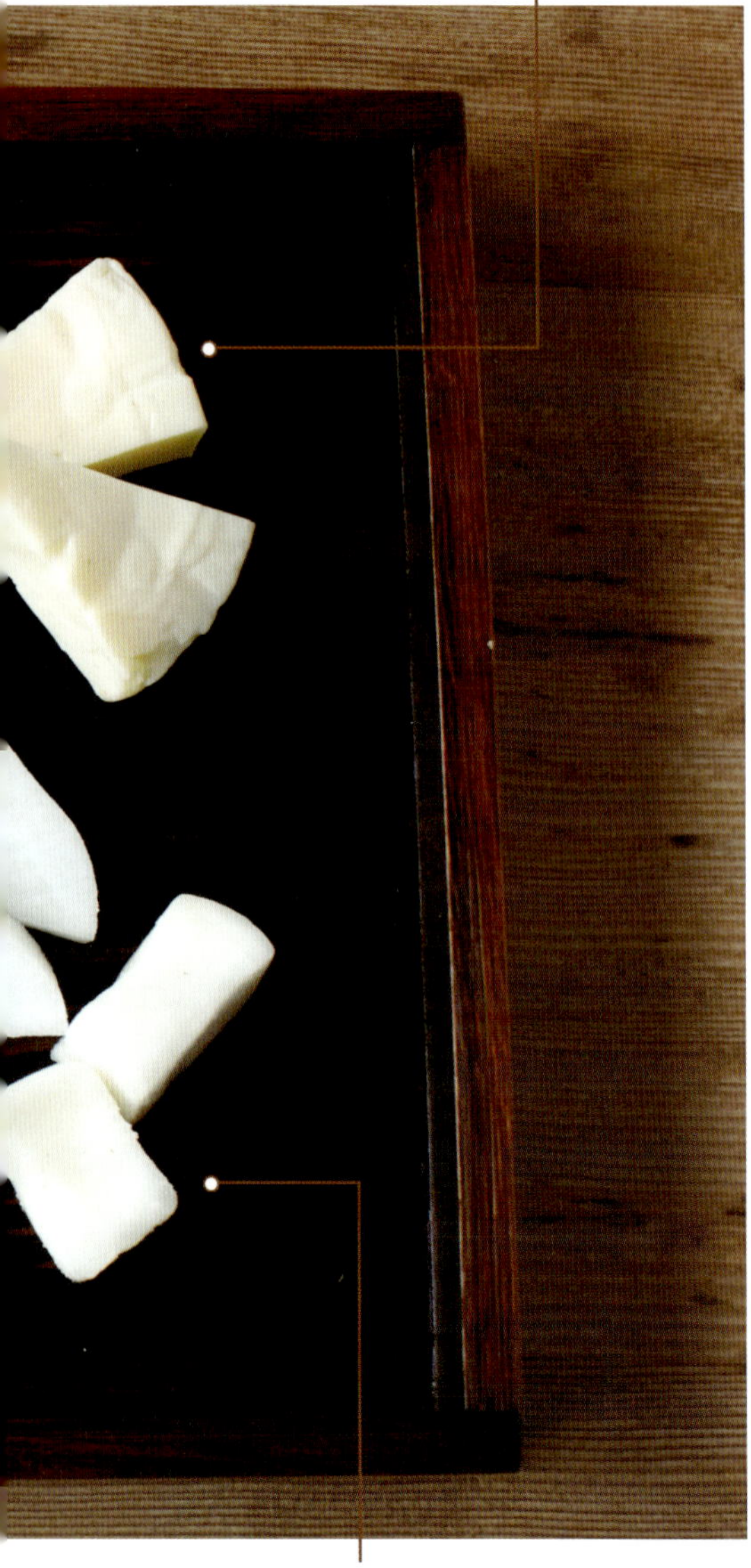

◉かぶ

漬け時間 夏：１日　冬：２日

水で洗い水分をふき取り、皮をむいて２～４つに切って漬けます。皮付きの状態は、漬け時間は倍になります。葉は塩でもんで水分を抜いてから漬けます。

作り方

市販のぬか床を用意したら、各商品の手順に従ってぬか床をスタンバイ。
ぬか床が育ってきたら、お好みの具材を入れて漬けるだけで完成。
雑菌の繁殖を抑えるとうがらしのほか、だし昆布などを入れても風味が増します。

Point

漬け時間が具材によって異なるので、おおよその時間は左記を参照。漬かり過ぎた具材は、チャーハンなど味の濃い料理の具にするか、５～10分程度、水に浸して塩抜きすれば食べられます。夏場はおおよそ半日、冬場は１日が平均的な漬け時間です。

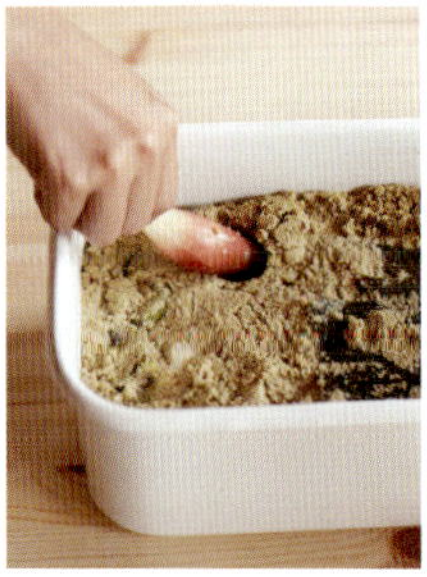

◉セロリ

漬け時間 夏：半日　冬：1日

よく洗い水分をふき取り、茎はそのまま、葉は塩でもんでアクと水分を抜いてから漬けます。セロリ特有のクセが抑えられ、そのままサラダ感覚で食べられます。

◉にんじん

漬け時間 夏：半日～1日
冬：1～2日

よく洗い水分をふき取り、縦に2～4つに切って、そのまま漬けます。早く漬けたい場合は、スライスして漬ければ時間の節約に。

◉アボカド

漬け時間 夏：1日　冬：1～2日

皮付きでも、皮をむいても、おいしく漬けられます。皮付きの場合は塩で周囲をもんで洗ってから漬けます。まだ熟していない固めのものを選びましょう。

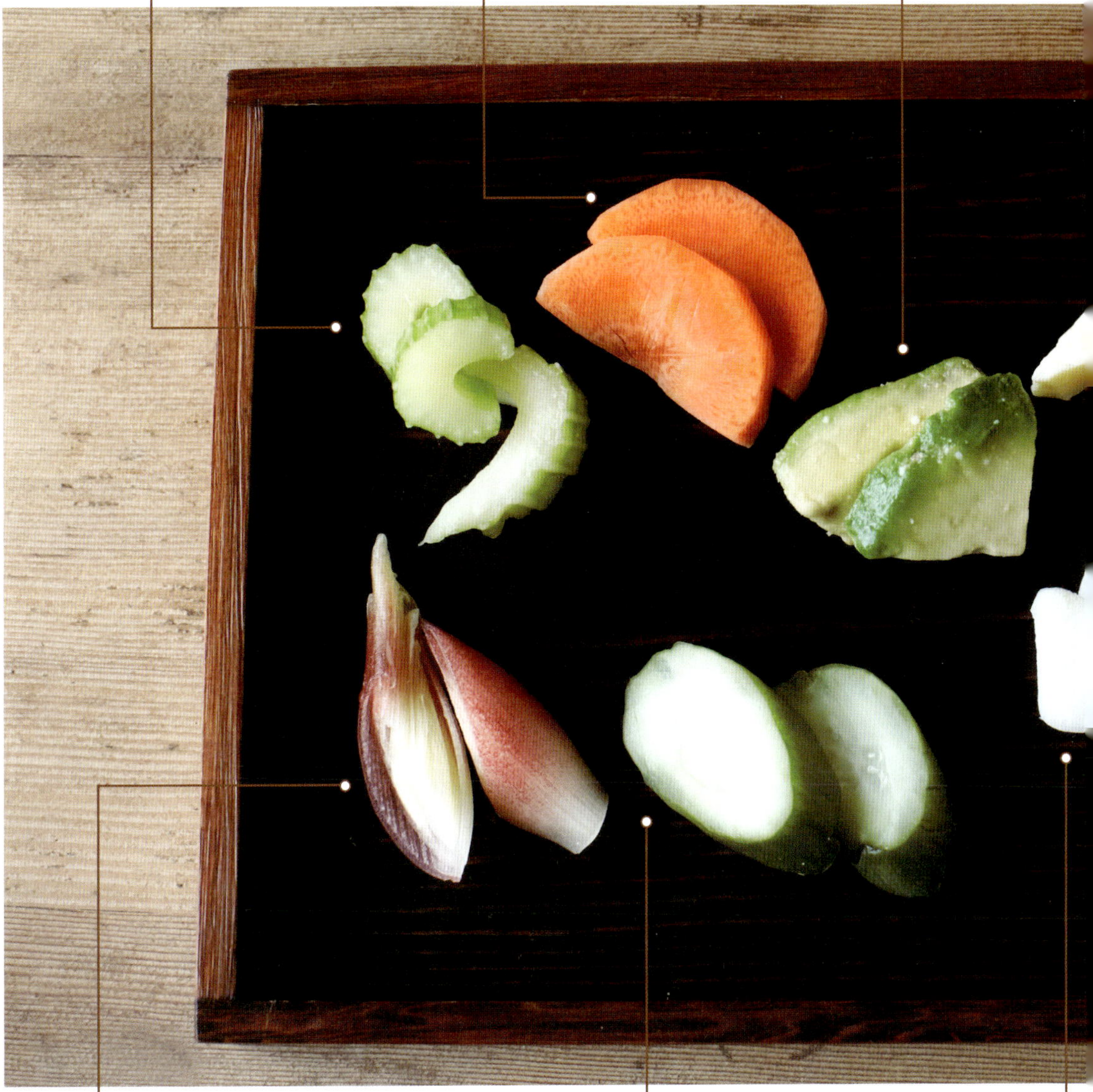

◉みょうが

漬け時間 夏：1日　冬：2日

よく洗い水分をふき取り、半分に切って漬けます。丸ごと漬ける場合、時間は倍かかります。そのまま食べても、料理のトッピングにも利用できます。

◉きゅうり

漬け時間 夏：5～6時間
冬：半日

よく洗い水分をふき取り、そのまま漬けます。ぬか床に入らない長さなら半分に切ります。皮を少しそいで漬けると早く漬かります。

◉大根

漬け時間 夏：半日　冬：1日

よく洗い水分をふき取り、2～4つに切って、そのまま漬けます。早く漬けたい場合は、スライス、または食べやすい大きさに切って漬ければ時間の節約になります。

ネバネバと強烈なにおいがクセになる

納豆

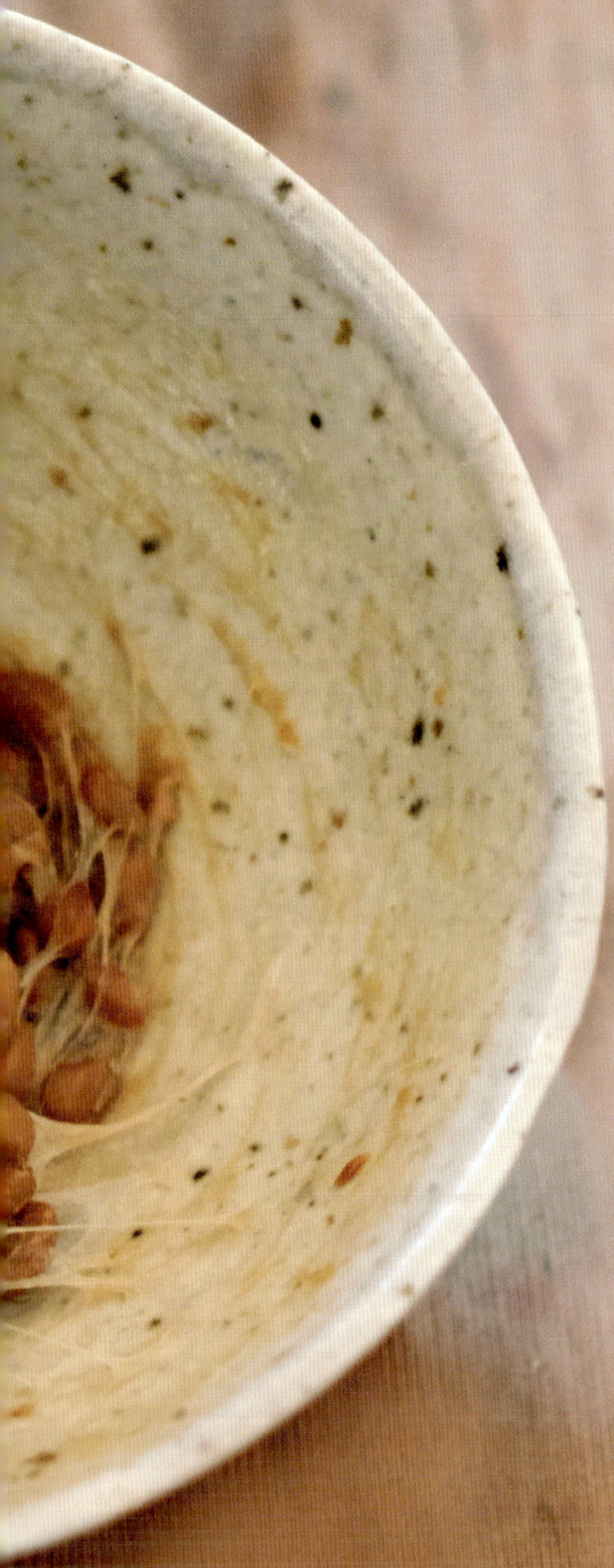

納豆のその栄養価と健康効果の素晴らしさは、
独特の形状とにおいを美点にするほど。
しかも日本人の主食、白いごはんに
これほど合う発酵食品はありません。
納豆の健康効果を知って、
ごはんだけでなく料理にも利用しましょう。

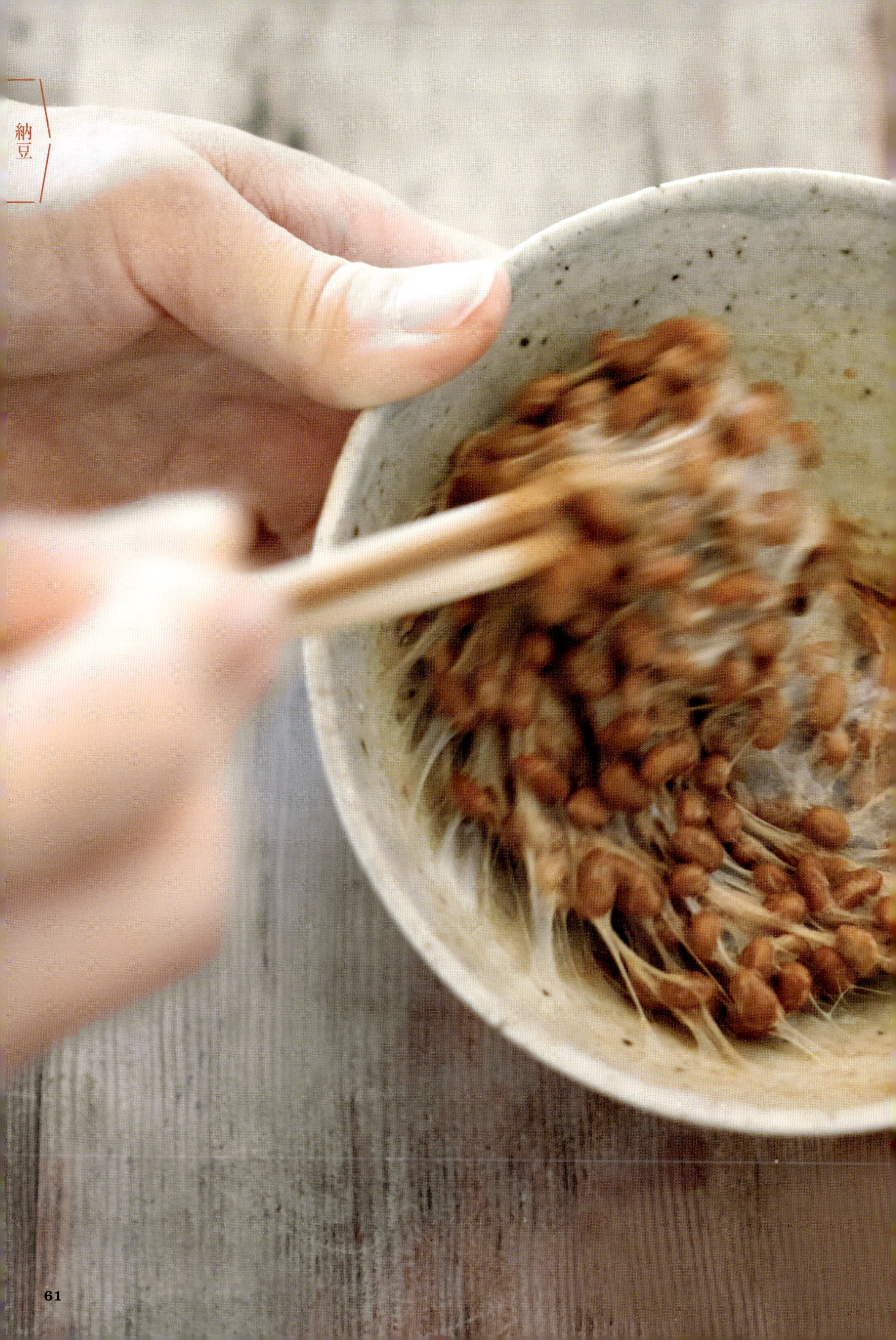

納豆の種類大事典

納豆は時代や地方で、好まれる粒の大きさが違うようです。また、地方によっては納豆に別の食品を加えたものや、ネバネバのない納豆もあるよう。どちらにしても、日本の食生活を支えてきた大事な発酵食品。地方の味にもトライしてみてはいかがでしょうか。

小粒納豆

旨み 強い
粘り 強い

明治時代に水戸で早生品種の小粒大豆が多く生産されるようになったことから主流に。主に黄大豆を使用。ごはんにもっとも合うと言われています。

産地：全国

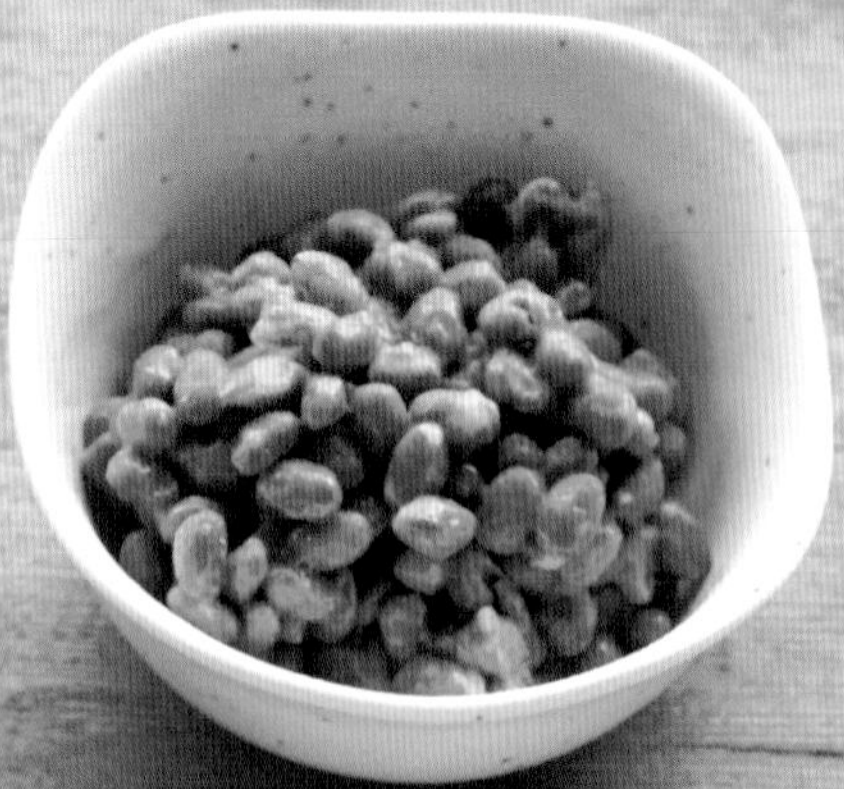

ひきわり納豆

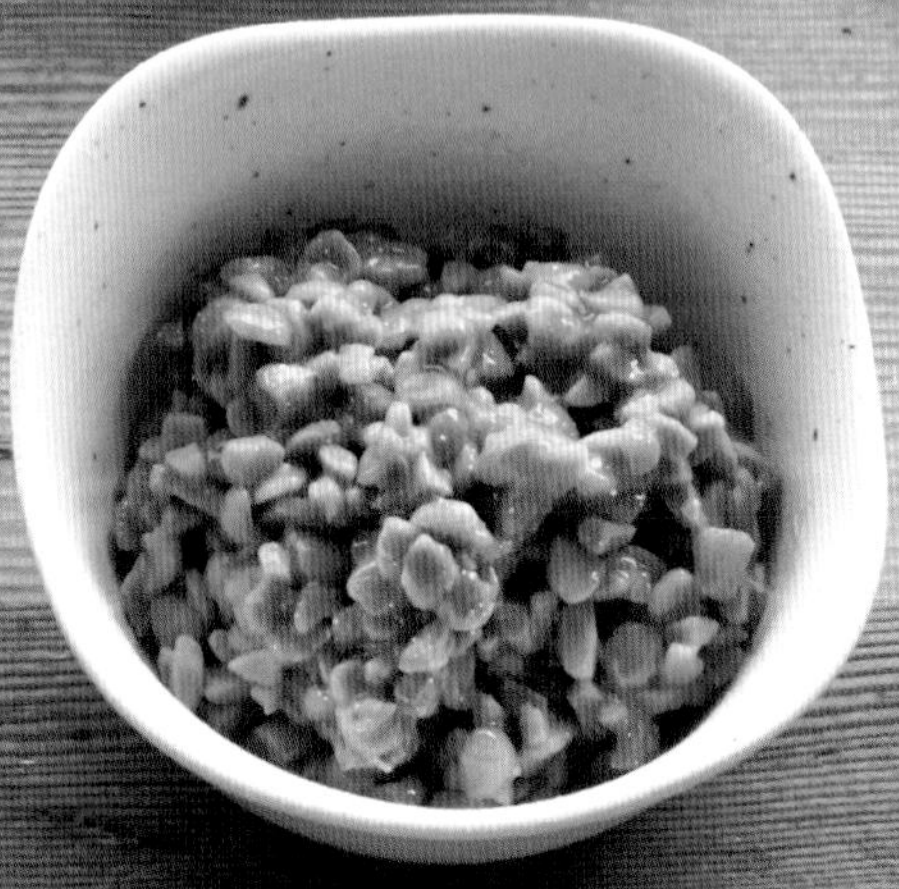

旨み 強い
粘り 強い

砕いてから発酵させるので皮がなく、粒納豆とは食感が異なります。発酵スピードが速いため、風味も独特。ごはんや和え物におすすめです。

産地：秋田、ほか東北

五斗納豆

旨み 塩辛い
粘り ない

山形県置賜地方に伝わる保存食。ひきわり納豆に適量の米麹、塩を混ぜ合わせて数ヵ月熟成させたもの。名前は五斗樽で仕込んだからとも。

産地：山形県

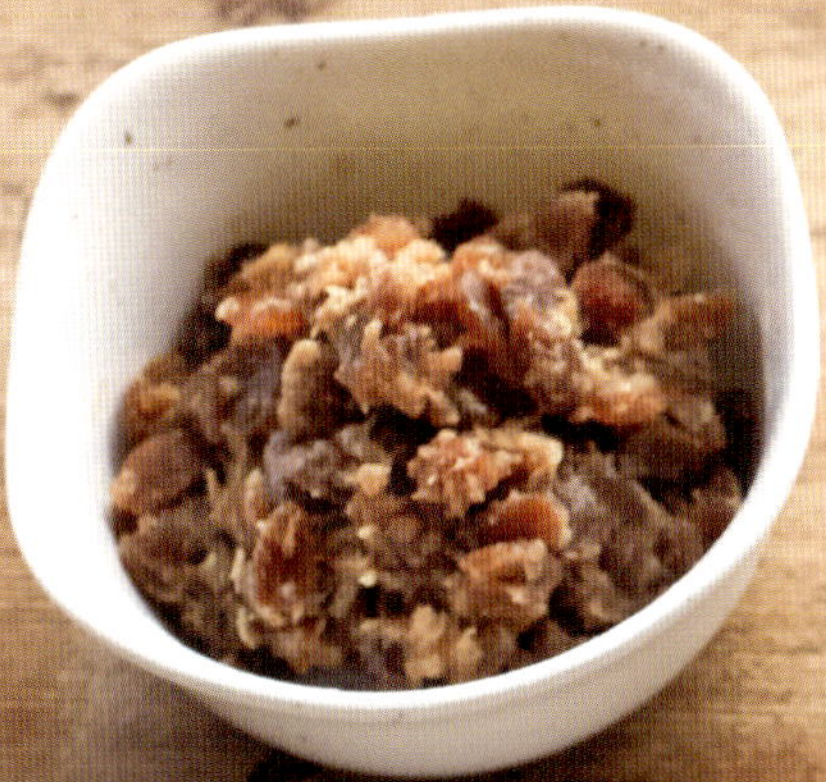

大粒納豆

旨み 強い
粘り 弱い

江戸時代までは大粒納豆がメイン。粘りは少なく、ごはんにかけるというよりも、そのままおかずや酒の肴として食べられるようです。

産地：比較的東北地方に多い

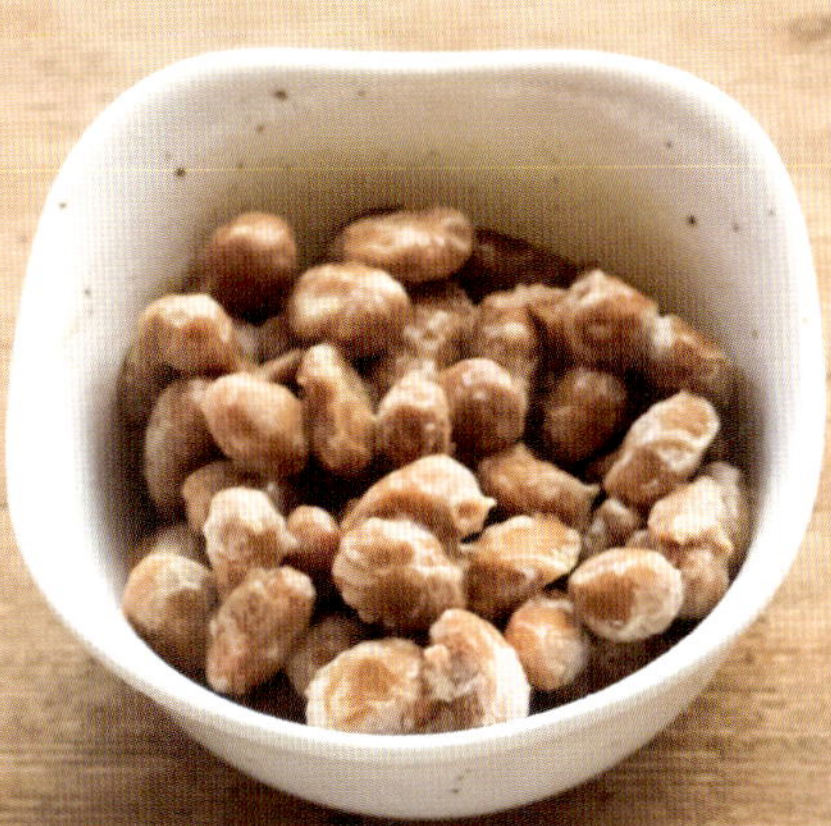

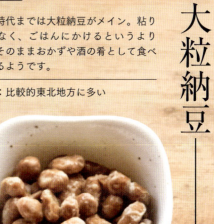

塩辛納豆

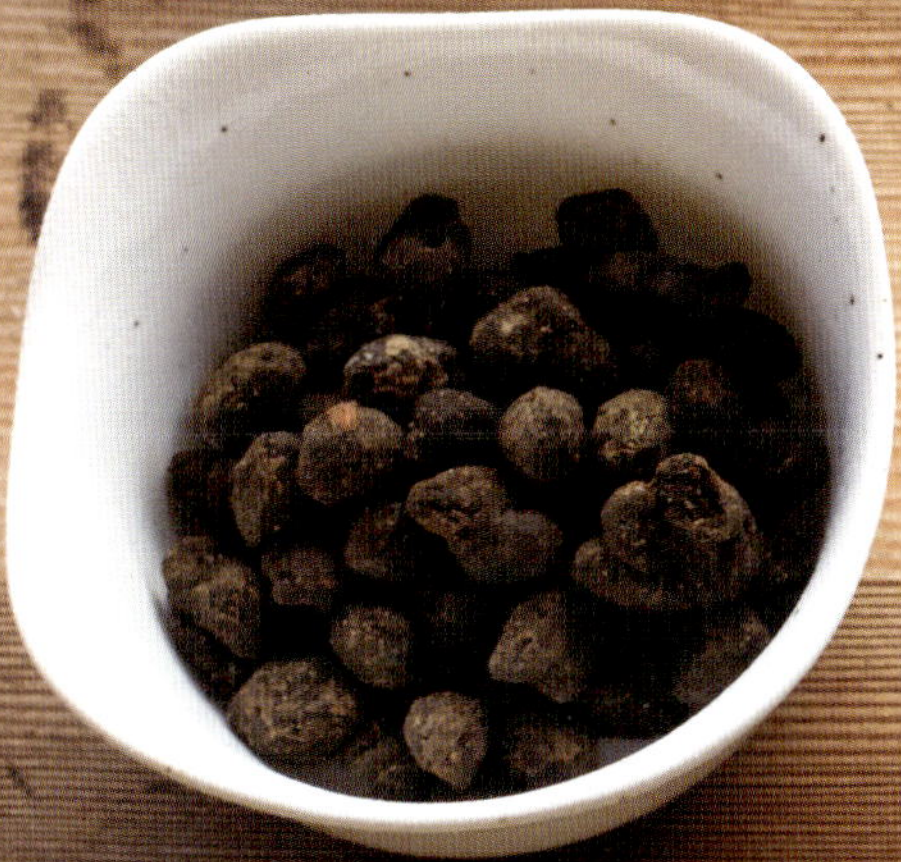

旨み 塩辛い
粘り ない

蒸した大豆に麹菌を付けて発酵させたものを塩水に漬け熟成、乾燥させたもの。奈良時代に中国へ留学した僧侶が持ち帰ったという逸話があります。

産地：京都・徳大寺、浜松等

しょぼろ納豆

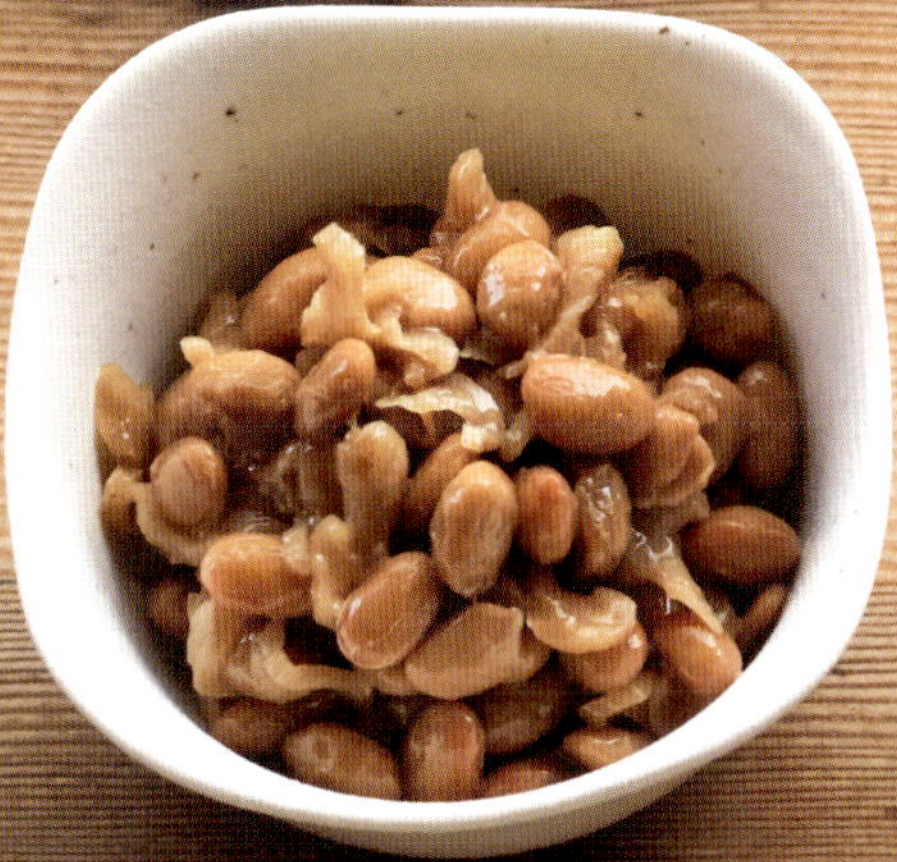

旨み 強い
粘り 弱い

納豆に刻んだ切り干し大根を混ぜ味付けした茨城県の特産品。そぼろ、おぼろとも称されます。酒の肴やごはんとともに味わいます。

産地：茨城

納豆の仕組み、大解剖！

納豆菌が原料にはない成分をプラス

納豆は昔も今も、煮た大豆に納豆菌を付け40度前後の環境に数日置けばできあがり。独特のにおいがし大豆がネバネバした糸を引き始めます。納豆はこの枯草菌の一種である納豆菌がないと作れないのです。

納豆菌は非常に多くの酵素を作ります。これら酵素が大豆のたんぱく質や糖、脂質を分解し、においの基となるガス成分や、ネバネバさせるポリグルタミン酸など、さまざまな成分を生み出します。

ところで納豆はよくかき混ぜたほうがおいしい、という話を耳にしませんか？　ネバネバの原因、ポリグルタミン酸は主にグルタミン酸が鎖のように多数結合した物質。かき混ぜることでグルタミン酸に分離し旨みが増すためです。

❶ 大豆

“畑の肉”とも称される大豆は、良質なたんぱく質が豊富。このたんぱく質が納豆菌の持つたくさんの酵素の力で、人間にとって有用なさまざまな成分に分解されます。

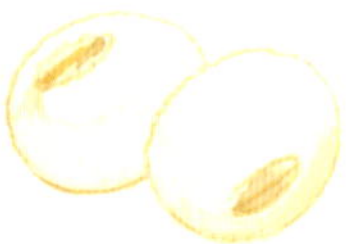

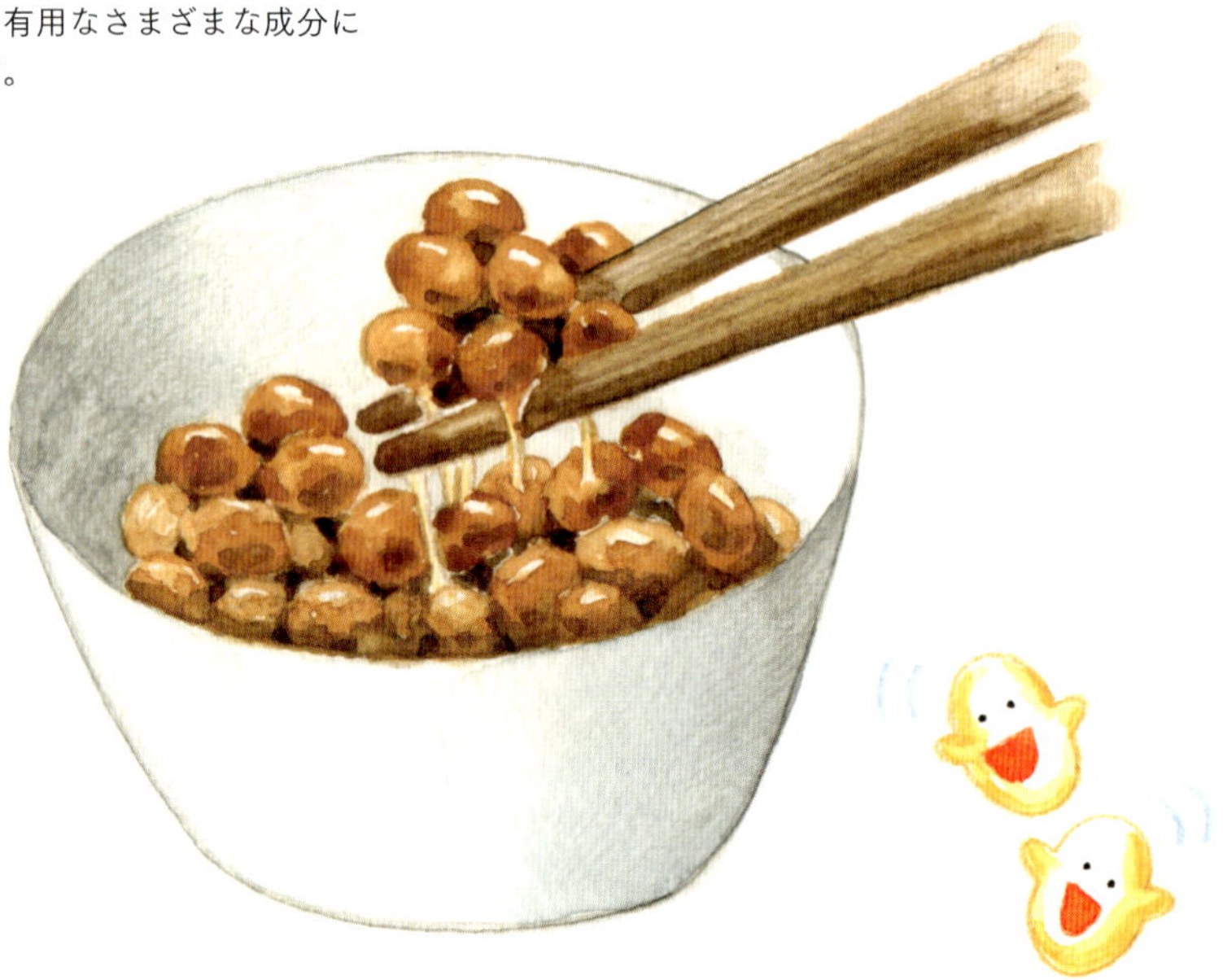

❷ ナットウキナーゼ

1980年代に命名された、納豆菌が作る酵素の一つ。血栓の素となるたんぱく質を分解します。

発酵の素 ―微生物―

●納豆菌

酵素を作り大豆に働きかける枯草菌の一種。枯草菌の中では、唯一ネバネバ成分を作り出す菌。低温、高温には強く、アルカリや酸には弱く、繁殖力が旺盛。1つの納豆菌が環境さえ整えば15時間後には10億に成長する。

納豆の基本と、身体によいこと。

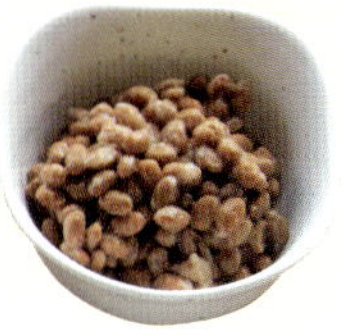

納豆の効能

- 生活習慣病予防
- 安眠、精神安定作用
- ネバネバとイソフラボンで美肌効果
- ビタミンKで骨粗しょう症予防

生活習慣病、便通改善現代人のための万能食品

そのにおいといい、ネバネバと糸をひく形状といい、最初に口にした人はよほど勇気がある人だったと想像できる納豆ですが、その独特な旨みは何物にも代えがたい発酵食品です。味だけではなく、納豆は私たちの身体を健康に保ってくれます。具体的には、消化促進、生活習慣病予防、美肌効果、整腸作用、安眠効果。誰もが一度は悩んだことのありそうな、これらの体の不調に応えてくれるといわれています。

納豆は煮大豆に納豆菌が働き、多くの酵素を生み出します。その中でも人間に有用なのがナットウキナーゼです。ナットウキナーゼは、血栓の主成分を分解する作用を持つことが解明され、今なお研究が進められています。納豆といえばネバネバ。ポリグルタミン酸のネバネバは、カルシウムの吸収を促進するだけでなく、高い吸水力を持ち便通の改善にも一役かっています。

また、食物繊維が豊富なだけでなく、発酵の際にできるジピコリン酸には腸内の悪玉菌を弱らせる作用があり、腸内環境をよくしてくれます。便秘や軟便といった症状のない元気な腸でいられれば、免疫力が高まりアンチエイジングにも働きかけてくれるでしょう。最近の研究では、精神を安定させる神経伝達物質のセロトニン生成に役立つアミノ酸の一種、トリプトファンも多く含まれていることが解明されています。

大豆が発酵したものですが、中国を起源とするみそと違い、納豆は日本発祥と言われています。生活習慣病やアンチエイジング、精神安定にも働きかける日本生まれの納豆は、現代に欠かせない食品と言えるでしょう。

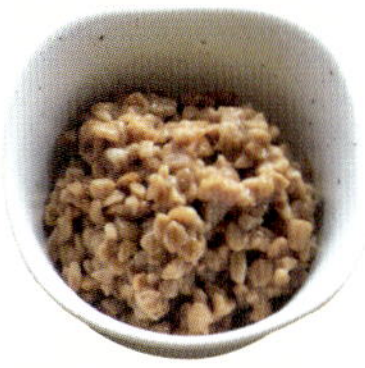

効能1

毎日1、2パックの納豆で腸活とがん予防が一度に叶う

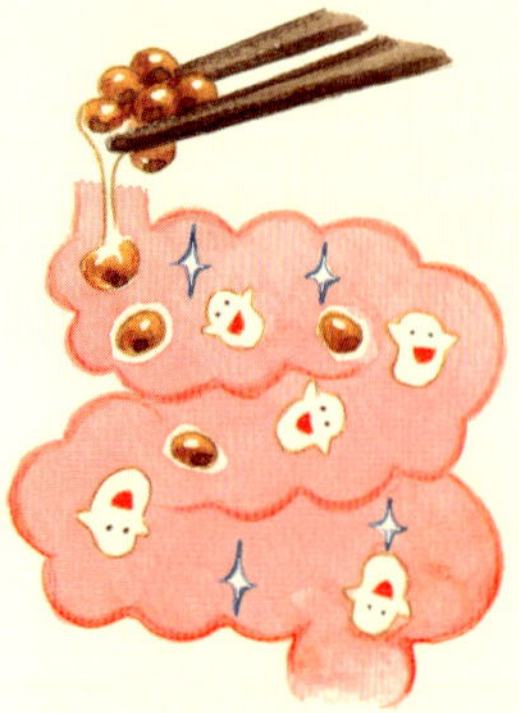

納豆には、腸内の悪玉菌を減少させ、善玉菌を増やす働きがあるとされています。腸内で活躍する抗菌作用は腸内環境を整えるとともに、がんなどの生活習慣病の予防にも期待ができます。

腸が元気になれば便秘も解消、といいこと尽くめ。ネバネバ成分であるポリグルタミン酸が便通をよくしてくれるので、食べるときはよくかき混ぜて食べましょう。ナットウキナーゼは熱に弱いので、火にかける調理は避けて。

納豆菌は、腸内の悪玉菌を弱らせる可能性を持っています。これは大豆が納豆菌で発酵する際に生まれるジピコリン酸という物質が持つ抗菌作用によるもの。悪玉菌に働きかけ、その力を弱めてくれます。

腸内の菌のバランスが保たれることで、免疫力の活性につながり、がん細胞に対する抵抗力がアップします。これら納豆が持つ抗菌作用の力は、O－157をも撃退するといわれているほどです。もちろん、腸内の悪玉菌が減少すれば整腸につながるので、便秘や軟便といった悩みも解消。さあ、毎日1、2パックの納豆を食べて、元気な腸に。病気に負けない身体作りをはじめましょう。

効能2

寝付きが悪い、朝が苦手 納豆で安眠成分をチャージ

納豆は身体を健康に保つために働きかけてくれますが、精神にもいい影響を与えてくれます。セロトニンの分泌を促すため、脳をリラックスさせ、催眠効果を持つといわれています。

セロトニンは、精神を安定させる神経伝達物質で、その95％は腸で作られます。小腸の内壁にある絨毛と呼ばれるひだ状の突起から、セロトニンは分泌されるのです。腸内環境が不安定だと絨毛に炎症が起き、絨毛の長さが短くなります。それはセロトニン分泌にも影響が。絨毛が短くなった分、セロトニンの分泌が少なくなってしまうのです。

納豆は善玉菌を増やし、絨毛を守る力を備えています。さらにセロトニンの材料になるトリプトファンが豊富に含まれています。納豆は精神を安定させ、深い眠りに誘導するセロトニン分泌の環境を整えるだけでなく、材料をも与えているのです。

納豆には心を整えるのに役立つ成分が多く、そのほかにも精神を安定させるとされるカルシウムや、そのカルシウムの吸収を促すビタミンD、神経伝達物質の生成に関わり脳や神経を正常に働きかけるビタミンB群も含まれます。

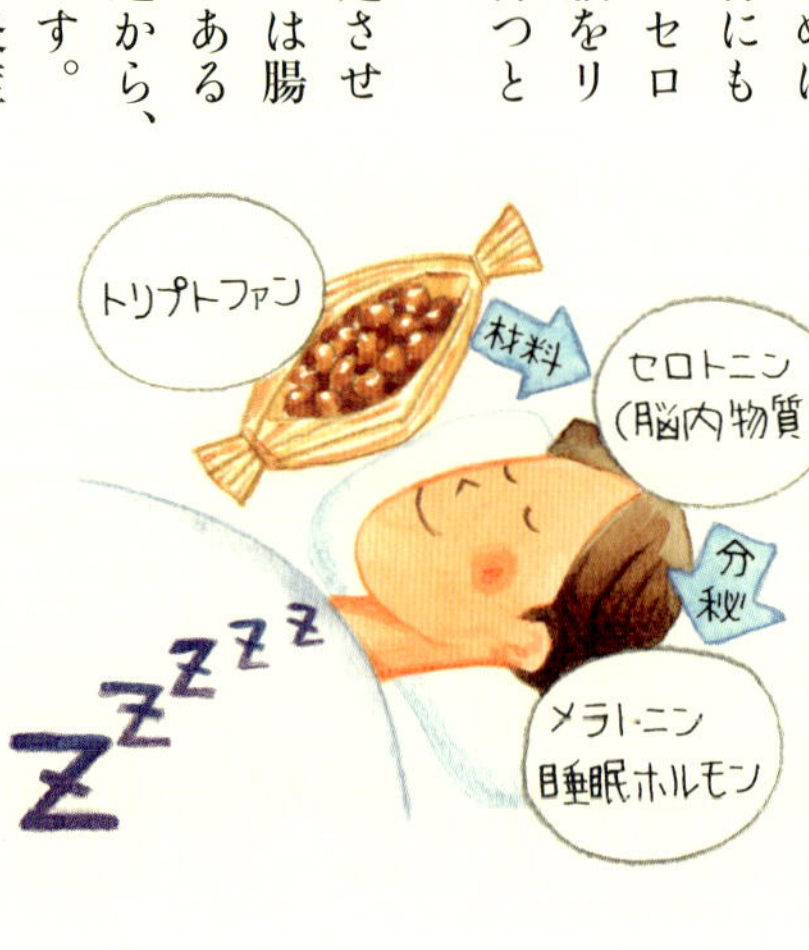

トリプトファン
材料
セロトニン
(脳内物質)
分泌
メラトニン
睡眠ホルモン

効能3

納豆でつるすべ素肌！イソフラボン効果

年齢と共に衰える肌のハリやツヤ。納豆にはそんな女性の悩みを解消してくれる働きがあることをご存知ですか？　納豆を毎日１パックほどを食べると、美肌効果を期待できるとされています。その理由は、材料である大豆の「イソフラボン」にあります。

イソフラボンは、女性ホルモンである「エストロゲン」と非常によく似た構造と作用を持っているため「植物由来のエストロゲン」とも呼ばれています。エストロゲンは〝美のホルモン〟とも呼ばれ、肌のハリや潤いの元であるコラーゲンを生成します。このエストロゲンのような働きを、イソフラボンが担ってくれるのです。

イソフラボンは、更年期障害や、骨粗しょう症予防にも役立ちます。これらの高齢の女性に多い症状は、加齢とともに低下する女性ホルモンのバランスの崩れから起こるもの。そんな加齢によるホルモン不足を、イソフラボンが解決します。

ほかにも、便通がよくなるネバネバ成分との相乗効果で、納豆は美肌全般に心強い食品。大豆そのものの栄養成分と、発酵から生まれた自然由来の成分で、健やか美人を目指しましょう。納豆はまさに、自然のサプリメントです。

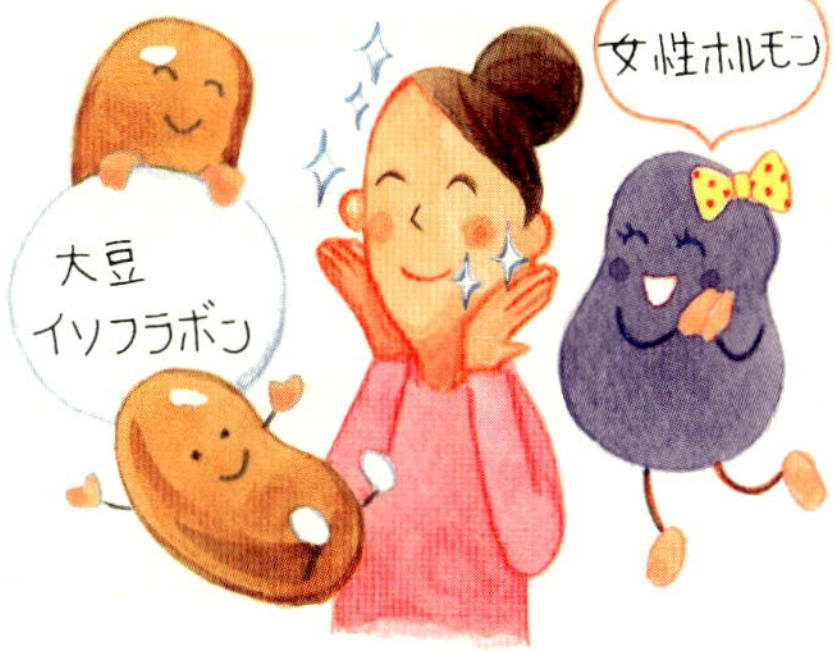

効能4

ビタミンKで骨粗しょう症予防 納豆は「よくかきまぜる」

納豆には消化を助け、骨粗しょう症を予防する働きがあります。消化酵素を含むため、消化を促進し、胃腸の働きを活発にしてくれます。大豆から納豆にするためになくてはならない納豆菌は、腸内で骨形成を促すビタミンKを生成します。このビタミンKとカルシウムを一緒に摂ると、カルシウムの吸収率がアップ。身体の成長期には当然必要ですが、年を経てもビタミンKを摂り続けると、骨粗しょう症を予防できるといわれています。

ビタミンKは納豆に非常に多く、糸ひき納豆１００ｇには約６００μgも含まれています。カルシウムの多い小魚等のおかずと組み合わせて食べたいものです。

これらの納豆の働きを効率よく体内に吸収するには、よくかきまぜること。ネバネバが多いほど、吸収率が高くなるとされています。よくかきまぜていただきましょう。

ただし、骨を健康に保ってくれるビタミンKですが、ワーファリンなどの血栓を溶かす薬を服用中の人は、一般的に納豆を食べてはいけません。前述したビタミンKには、止血を助ける効果もあり、薬の作用が弱まってしまうためです。食べ合わせには医師の指示を仰ぎましょう。

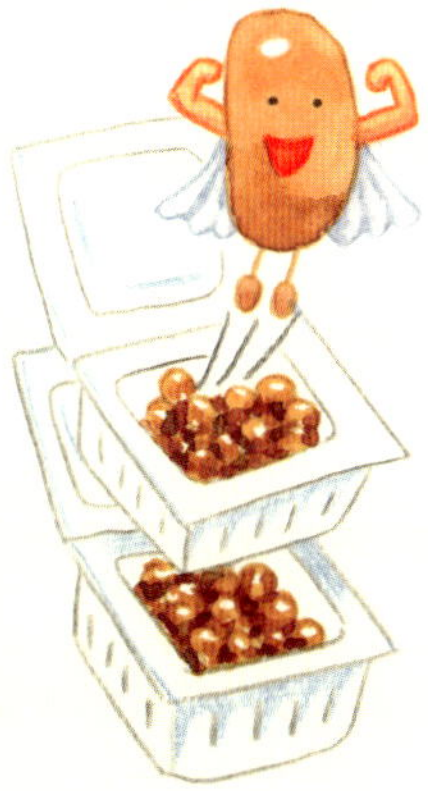

納豆ができるまで図鑑

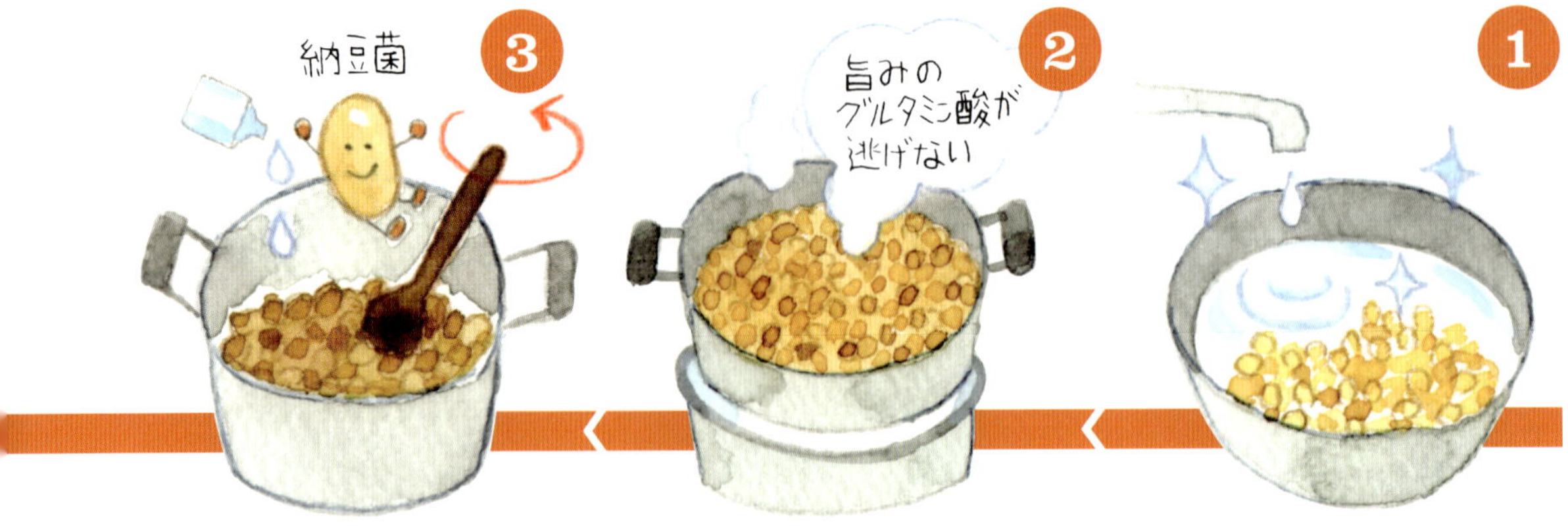
納豆菌
3
旨みの
グルタミン酸が
逃げない
2
1

大豆を浸水させる

大豆を水でよく洗います。浸水時間の目安は、冬は24時間、春、秋は15時間、夏は6時間程度です。水量は大豆の量の4倍ほどです。乾燥した大豆は水を吸うと重量2.3倍、容積2.6倍に。

そのとき、菌は？

大豆に納豆菌を付けるまで、雑菌が増える原因を少しでも減らします。大豆にゴミやほこりが付いたままだと、納豆菌が自由に活動できません。大豆はこするように洗いましょう。

大豆を柔らかく蒸す

大豆を親指と人差し指でつまむと、簡単につぶれるぐらいのやわらかさになるまで火を通します。蒸したほうが、大豆に含まれる旨みの成分のグルタミン酸が外に溶け出しづらく、旨みが残ります。

そのとき、菌は？

納豆作りの失敗の多くの原因は、道具に付いた雑菌の繁殖。大豆を蒸す間に、使用する道具を熱湯で殺菌しましょう。熱湯をまわしかけ、余計な菌が増えないようにします。

蒸した大豆に納豆菌を付ける

納豆菌液を作ります。一度沸騰させ冷ました水に納豆菌を入れてよくかき混ぜ、煮大豆の温度が下がらないうちに回しかけます。

納豆菌液の目安は、大豆の量の1％です。

そのとき、菌は？

納豆菌は熱に強く、大豆がアツアツの状態でも死にませんが、活発に働くのは40度前後。40度以下にならないうちに、蒸し大豆全体に菌が回るように素早くかき混ぜます。

江戸っこの食卓を彩った スタミナ源の納豆汁

日本独自の豆の加工品、納豆は、弥生時代から食べられていたとも、聖徳太子が発見したともいわれています。文字として残っているもっとも古いものは、11世紀に書かれた「新猿楽記」の塩辛納豆という文字です。この塩辛納豆とは寺納豆とも呼ばれるもので、大豆を麹菌で発酵させたもの。ネバネバとした糸はひかず、酒の肴やお茶請け、調味料等に利用されてきました。現在でも塩辛納豆は、京都の大徳寺で作り続けられている大徳寺納豆や、浜松名物の浜納豆と名物として親しまれています。いわゆる糸ひき納豆が書物に登場するのは室町時代から。元々納豆は冬の食べ物で、冬の季語でもあります。それが江戸中期には一年中食べられるものになり、毎朝納豆売りが納豆を売り歩いていたとされています。当時はごはんとともに、というよりもみそ汁に納豆を入れた納豆汁が主だったとか。どちらにしても、旨み、ビタミンB群、たんぱく質が豊富な納豆は、貴重な栄養源だったと想像できます。

納豆菌さえあれば、納豆は家庭で作ることが可能です。
好みの粒の大豆を使って、
自家製納豆を楽しみましょう。

4

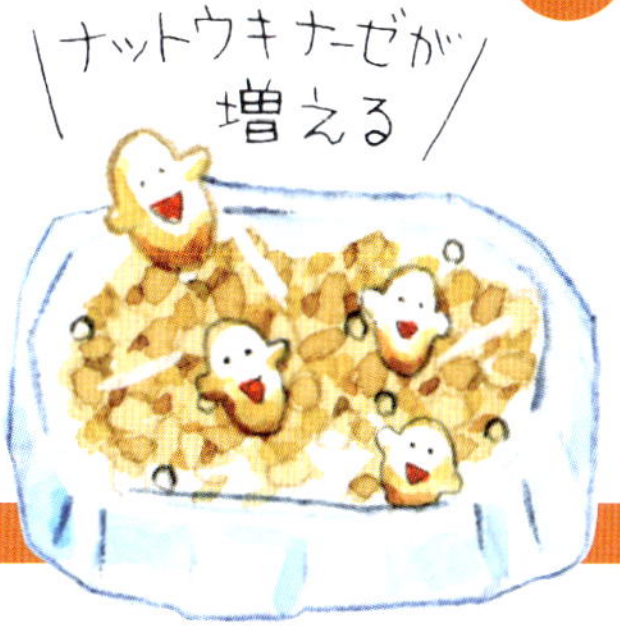
ナットウキナーゼが
増える

適温で約2日間 発酵させる

納豆菌を付けた大豆を容器に移し替えます。発酵には空気中の酵素も必要なため、密閉はせず、いくつか穴を開けたラップをのせます。この間、温度が40度を大きく下回らないように注意。

そのとき、菌は？

納豆菌が大豆を栄養に、酵素の一種、ナットウキナーゼを増殖させます。大豆に含まれるたんぱく質を栄養に、ネバネバ、におい、旨み成分を作り出します。

5

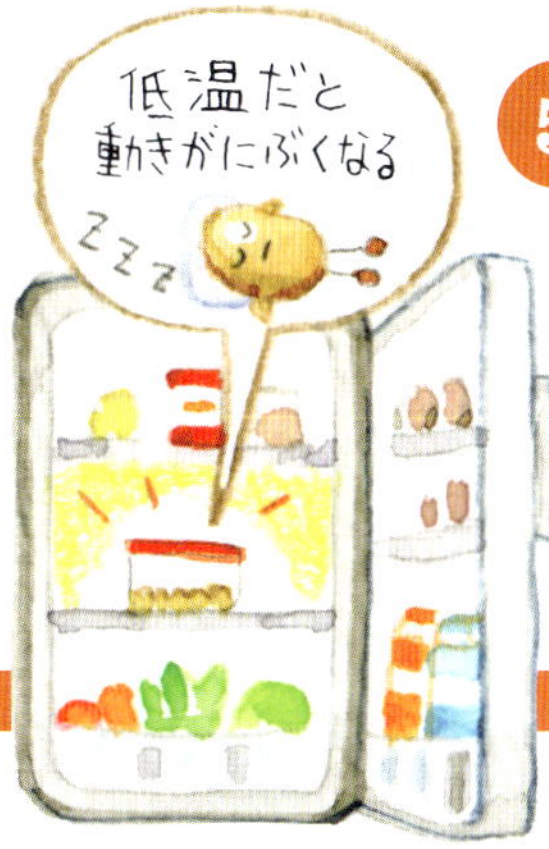
低温だと
動きがにぶくなる
zzz

冷蔵庫で1日 熟成させてできあがり

納豆菌は低温にも高温にも強いのですが、40度前後以外は動きが鈍くなります。冷蔵庫に1日保存することで、発酵し過ぎてアルコール臭が発生するのを防ぎ、おいしく食べられます。

そのとき、菌は？

冷蔵庫に入れられた納豆菌は、活動がにぶくなります。活発に増殖していた納豆菌が、ゆっくり活動し始めます。少しずつアルコール臭が強くなり、粘りも弱くなります。

column

納豆菌は市販の納豆から取り出せる!?

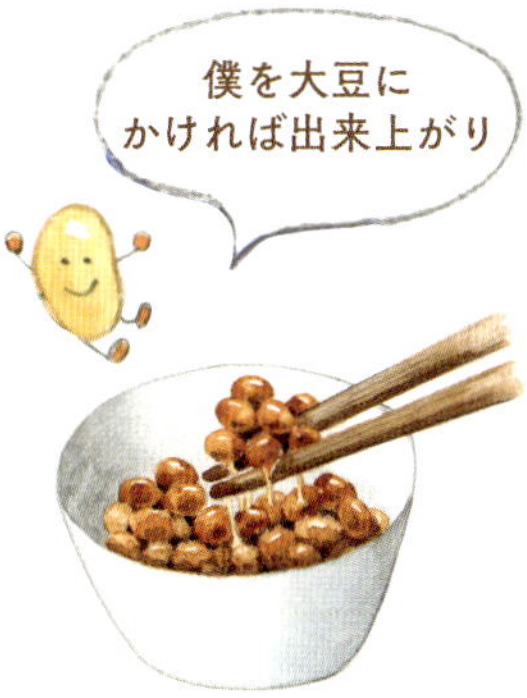
僕を大豆に
かければ出来上がり

自宅で納豆を作りたい、と思ったら、納豆菌は市販の納豆から取り出してみましょう。 納豆10~15粒に熱湯大さじ２をかけ、よく混ぜます。上澄みの液体に納豆菌が含まれています。納豆菌液同様に、煮あがったアツアツの大豆に回しかけましょう。

においやネバネバ控えめも 納豆は現代人を助ける食品に

江戸時代に流通していた納豆は、藁苞に包まれた自然発酵によるもので、旨みや風味が不安定だったとされています。明治時代になり納豆の研究が進み、大正期に入った１９１８年、純粋培養された納豆菌を使った製造法が確立。工場で作られた商品が流通します。１９６０年代には冷蔵での輸送技術が普及し、流通量が拡大しました。そのため、北東北で古くから親しまれていたひきわり納豆が全国に広がりました。

流通が便利になるとともに西洋の食文化が一般的になり、納豆特有のにおいや独特のネバネバした食感が避けられるように。そのため各メーカーは、多くの納豆菌からにおいやネバネバを抑える成分を持つ菌を厳選し、においを抑えた納豆や、ネバネバしない納豆を研究、開発。今では海外の有名レストラン等で利用されるほどになっています。

栄養だけでなく、生活習慣病予防や精神安定作用等、といった効能が期待できる納豆は、現代人になくてはならない食品なのです。

女子栄養大学 五明先生に聞く

納豆の調理と組み合わせのコツ

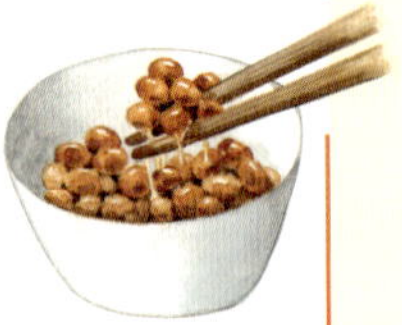

1 カルシウムの多い食材とともにビタミンKが利用率をアップ

納豆に含まれるビタミンKは、カルシウムの利用を助ける働きがあります。じゃこや桜エビなど、カルシウムを多く含む食材と一緒に食べれば、カルシウムを効率よく体内に取り込めます。納豆にはカルシウムのほか、骨からカルシウムが溶けだすのを防ぐイソフラボンも豊富。そのままでも成長期の子どもやカルシウムが不足しがちな女性、骨粗しょう症を心配する高齢者におすすめです。

2 ナットウキナーゼの弱点は熱！ドレッシングで効率よく摂取して

納豆菌は熱に強いのですが、実は納豆特有の酵素、ナットウキナーゼは熱に弱いのです。ですから、ナットウキナーゼの効能を体内に取り入れるなら、熱を加えない調理がオススメ。そのまま食べるのはもちろんですが、サラダにかけるドレッシングにすれば野菜のビタミンも摂取でき、効率よい摂取にもつながります。いつものサラダを納豆で、オリジナルの味に挑戦してみましょう。

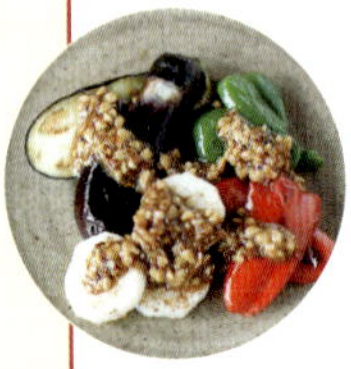

3 オリーブオイルとの組み合わせで便秘解消、元気な腸に

納豆と組み合わせると、さらに腸内環境をよくするのがオリーブオイル。腸を刺激すると言われるオレイン酸を含むオリーブオイルと一緒に摂取して、便秘のない毎日に。納豆には、腸内の悪玉菌に働きかけるジピコリン酸が含まれています。これは悪玉菌の働きを弱め、腸内環境を整えてくれます。また食物繊維も豊富なため、腸内環境にダブルでアタック。便秘で悩む人にぴったりの食品です。

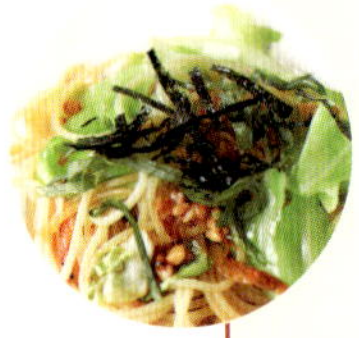

4 毎日摂取が腸内環境をアップ素肌美人に

納豆には肌にうれしいさまざまな成分が含まれることがわかっています。その中でも注目したいのは腸内環境の改善。腸内環境が整い善玉菌が増えれば、腸の免疫力が高まり、基礎代謝がアップします。基礎代謝が増えるということは、生きるためのエネルギーの消費力が上がり、肌のターンアップが正常になるのです。ちょい足し等で味を変えるなど工夫して、毎日食べたいものです。

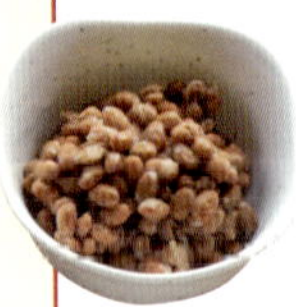

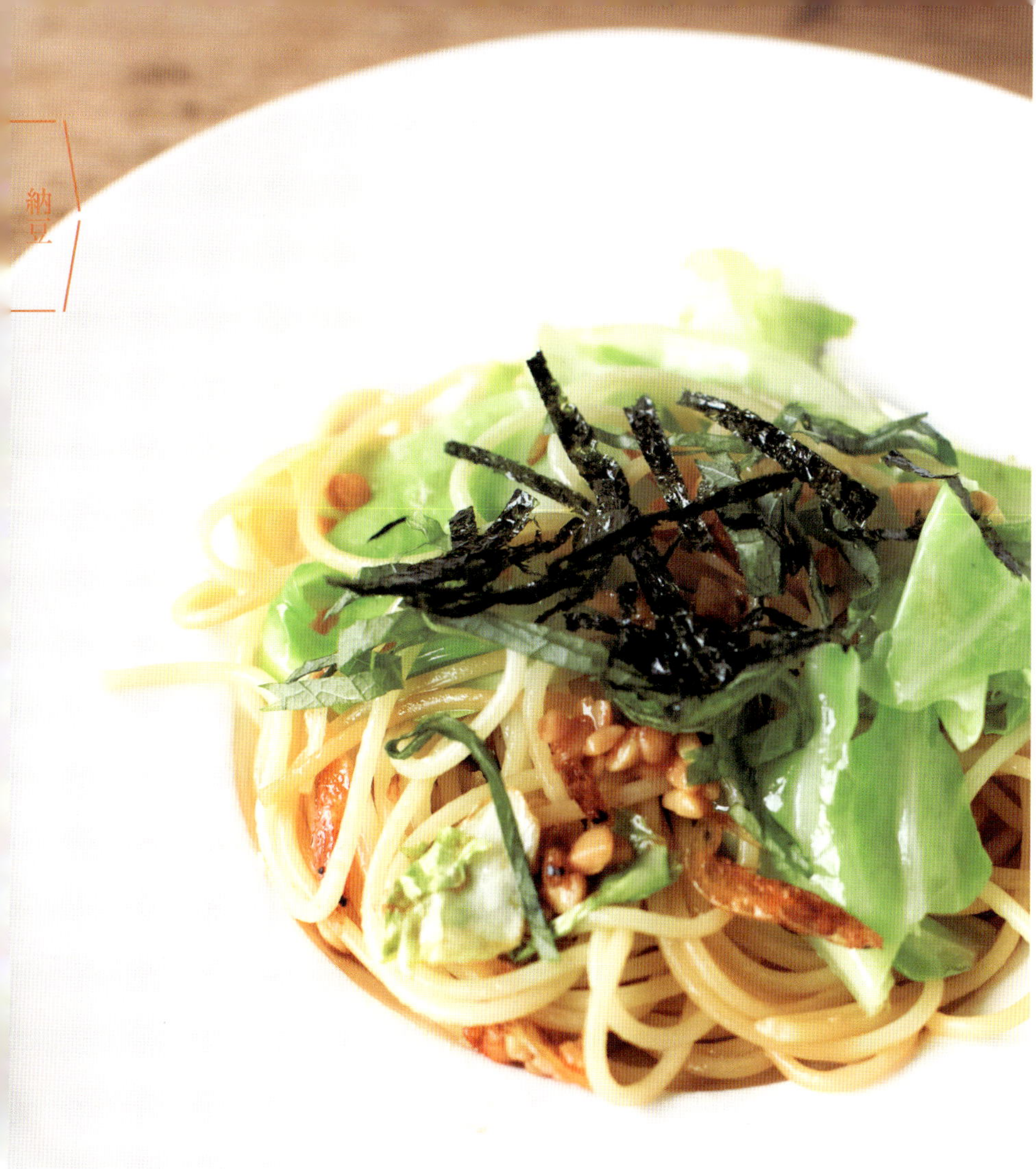

納豆と桜エビのパスタ

桜エビのカルシウムをビタミンKが効率よく吸収！

材料（2人分）

スパゲッティ	約1.5束強（160g）
納豆	1パック
桜エビ(素干し)	大さじ4
キャベツ	大きい葉1枚
にんにく	1片
オリーブ油	大さじ2
青シソ	4枚
海苔	1/2枚
バター	10g
だししょう油	大さじ1

作り方

1. スパゲッティをたっぷりのお湯でやや硬めにゆで、オリーブ油小さじ１をふっておきます。
2. フライパンに残りのオリーブ油をひいて、火にかけます。ニンニクの薄切りと桜エビを香りが出るまで炒めます。
3. **2** に納豆とゆでたスパゲッティ、ざく切りしたキャベツを加え、軽く炒めます。バターとだししょう油を鍋肌から入れ、全体にからめたら火を止めます。
4. **3** をお皿に盛り付け、青シソの千切りと細かく切った海苔を上から盛り付けて出来上がり。

Point

オリーブ油のオレイン酸と納豆で、腸活。桜エビのカルシウムも効率よく摂れます。スパゲッティはゆでてからさらに火にかけて炒めるので、硬めにゆでます。ニンニクと桜エビは香りが出るまでしっかり炒めましょう。

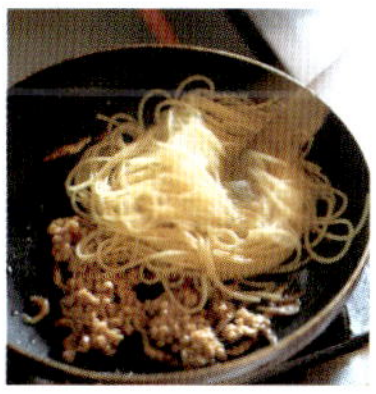

毎日おいしく食べれば太りづらい、若々しい身体に

ちょい足し、納豆ごはん

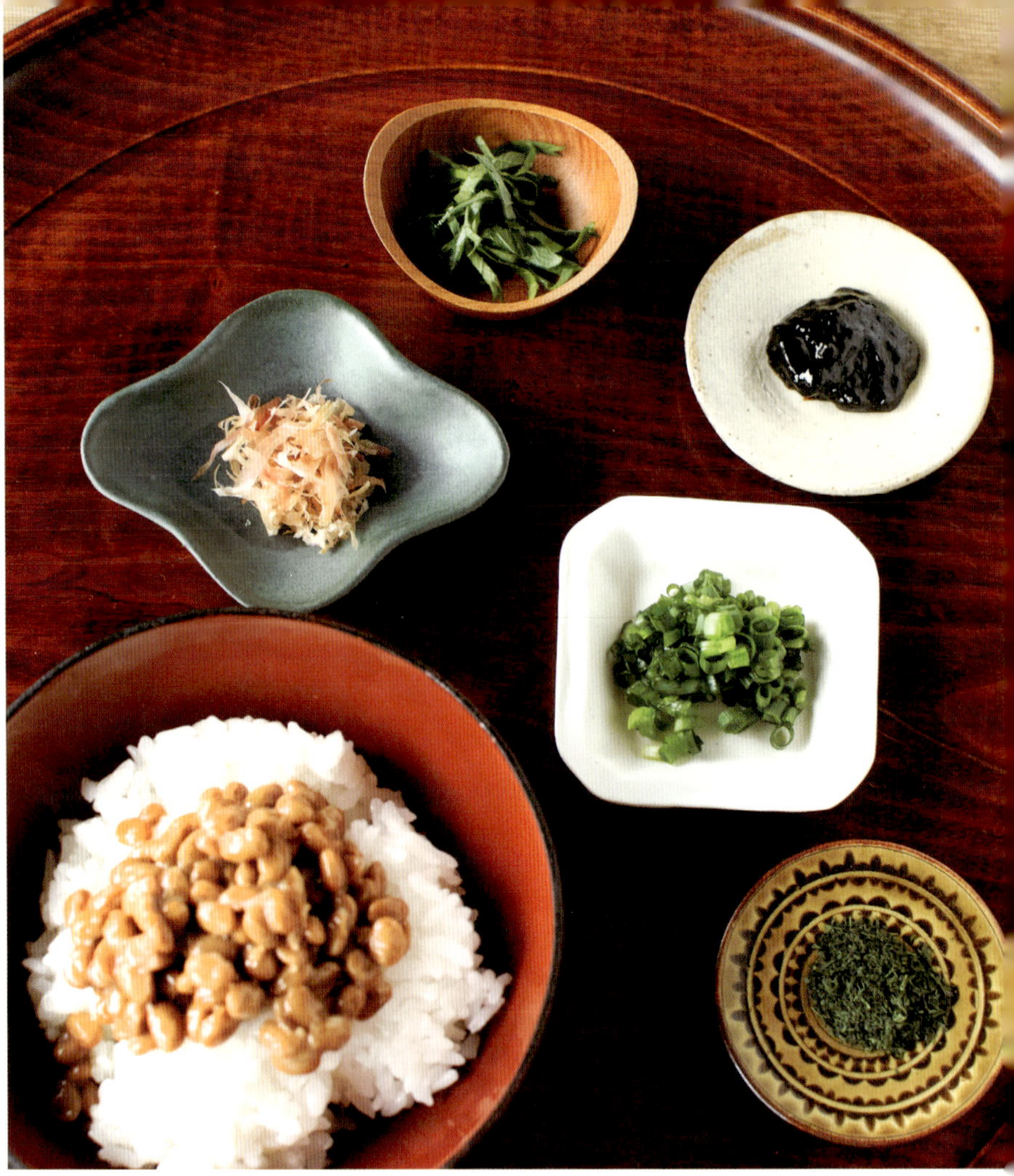

種類

おかか
発酵食であるカツオブシと納豆の、ダブルの発酵食パワーは健康効果に期待大。麹菌の一種であるカツオブシ菌が作り出すアスペラチンという抗菌成分が、免疫力をさらにアップ。

大葉
納豆にはないビタミン類やβ-カロテンが豊富に含まれており、組み合わせとして◎。また爽やかな香り成分・ペリルアルデヒドで食欲増進。白いごはんが進む組み合わせです。

青海苔
納豆に含まれるビタミンKが、青海苔に含まれるカルシウムの吸収率をアップ！　昔ながらの和風の味わいは滋味深く、ぜひ一度試してほしい組み合わせです。

万能ねぎ
定番ながら、非常に理に適った組み合わせ。ツンと辛いにおいの元となるアリシンは、納豆に含まれるビタミンB1の吸収を助けます。また、各種ビタミン類の補給も補えます。

切り干し大根
食物繊維が多く含まれるので、納豆との組み合わせでさらに腸がキレイに。相性のよいカルシウムも含まれ、栄養成分を納豆が効率よく吸収できるように手助けしてくれます。

海苔の佃煮
納豆のビタミンKと海苔の佃煮に含まれるカルシウム・マグネシウムの相乗効果で骨の健康維持に最適。白いごはんとの相性も抜群で、子どもでもパクパク食べられます。

作り方

ごはんにのせていただきます。

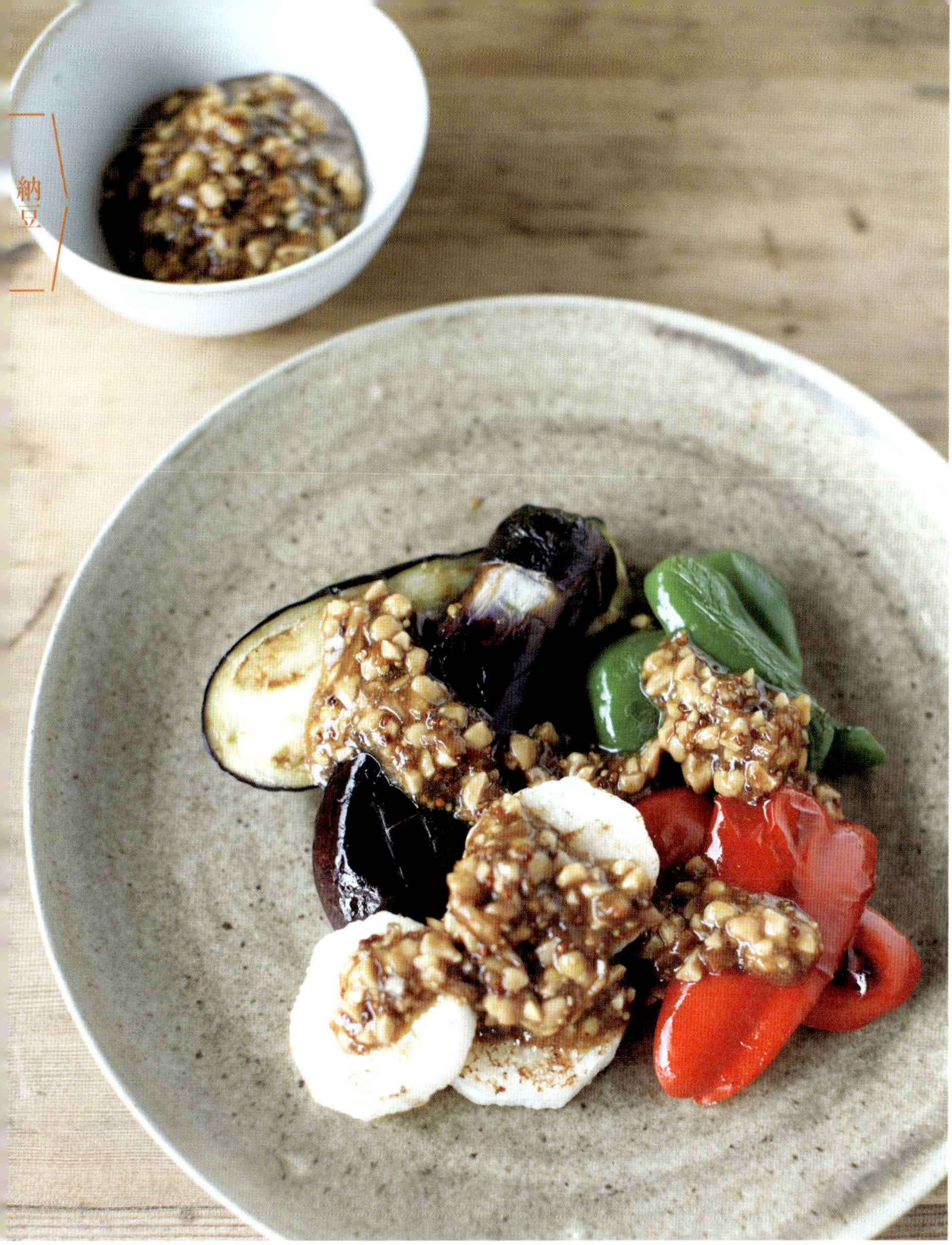

オリーブ油と野菜のビタミンで便秘解消

納豆ドレッシング

材料（2人分）

ひきわり納豆	1パック
粒マスタード	大さじ1
バルサミコ酢	大さじ1
玉ねぎ	小1/3個
しょう油	大さじ1
オリーブ油	大さじ1

作り方

1. 玉ねぎはみじん切りにします。
2. ボウルに粒マスタード、バルサミコ酢、しょう油を入れてよくかき混ぜます。1とひきわり納豆、オリーブ油を加えて均等になるように混ぜます。
3. 上の写真のように焼き野菜ともよく合います。サラダだけでなくサラダ風のスパゲッティにかけたり、ゆでたホウレンソウなどと和えてもオススメです。

Point

ビタミン豊富な野菜と、便秘解消が期待できるオリーブ油を一度に摂れるレシピ。そのほか、じゃこと豆腐のサラダなど、カルシウム豊富な食材と組み合わせても。

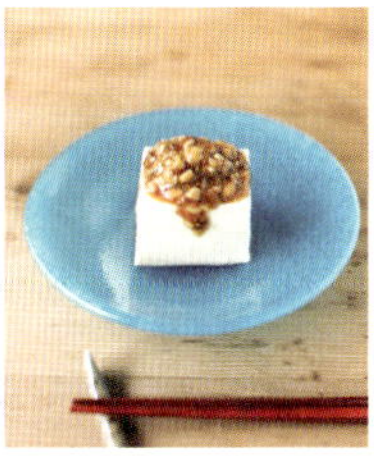

不老長寿の薬ともいわれる
世界の発酵食品

ヨーグルト

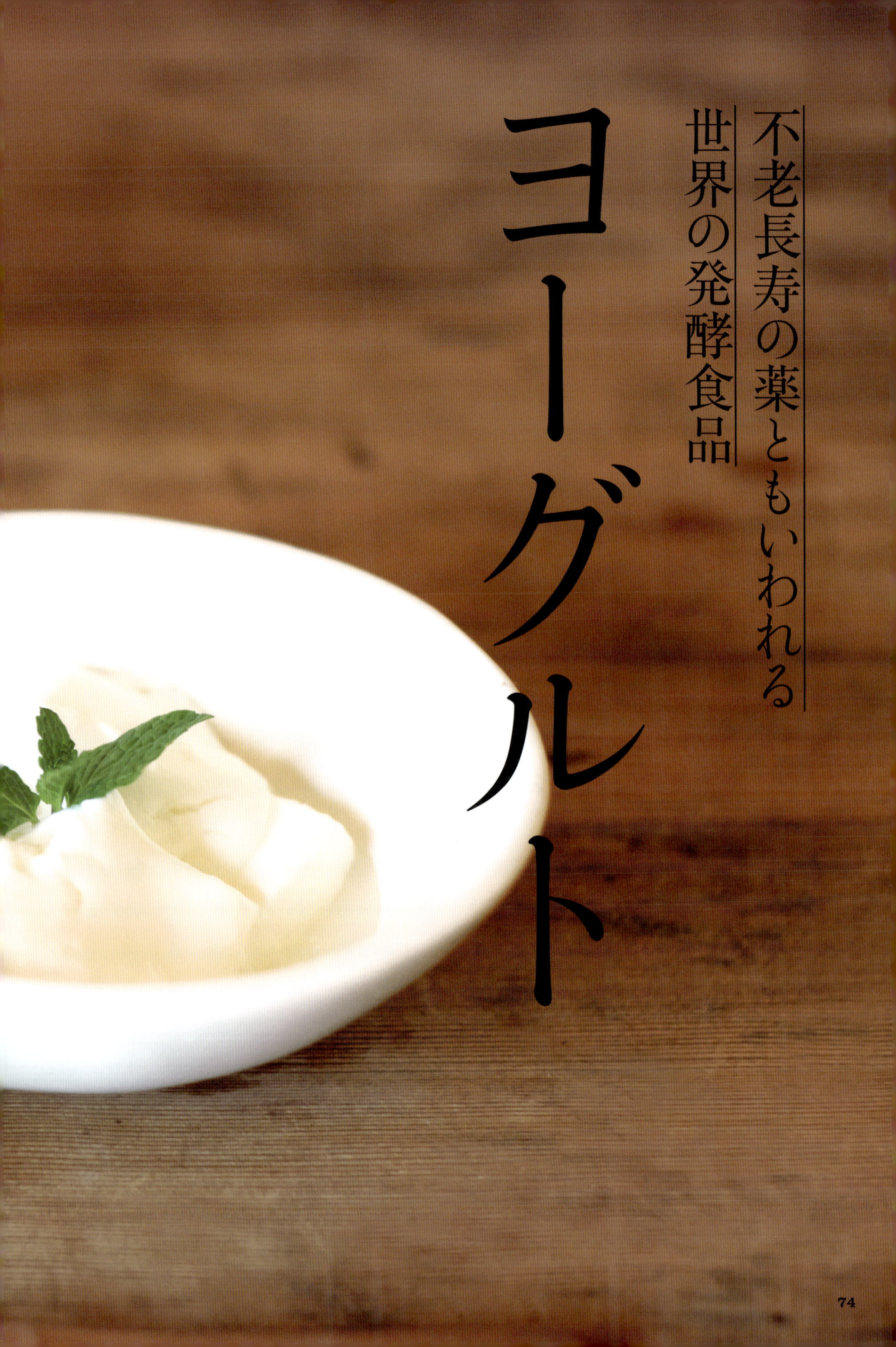

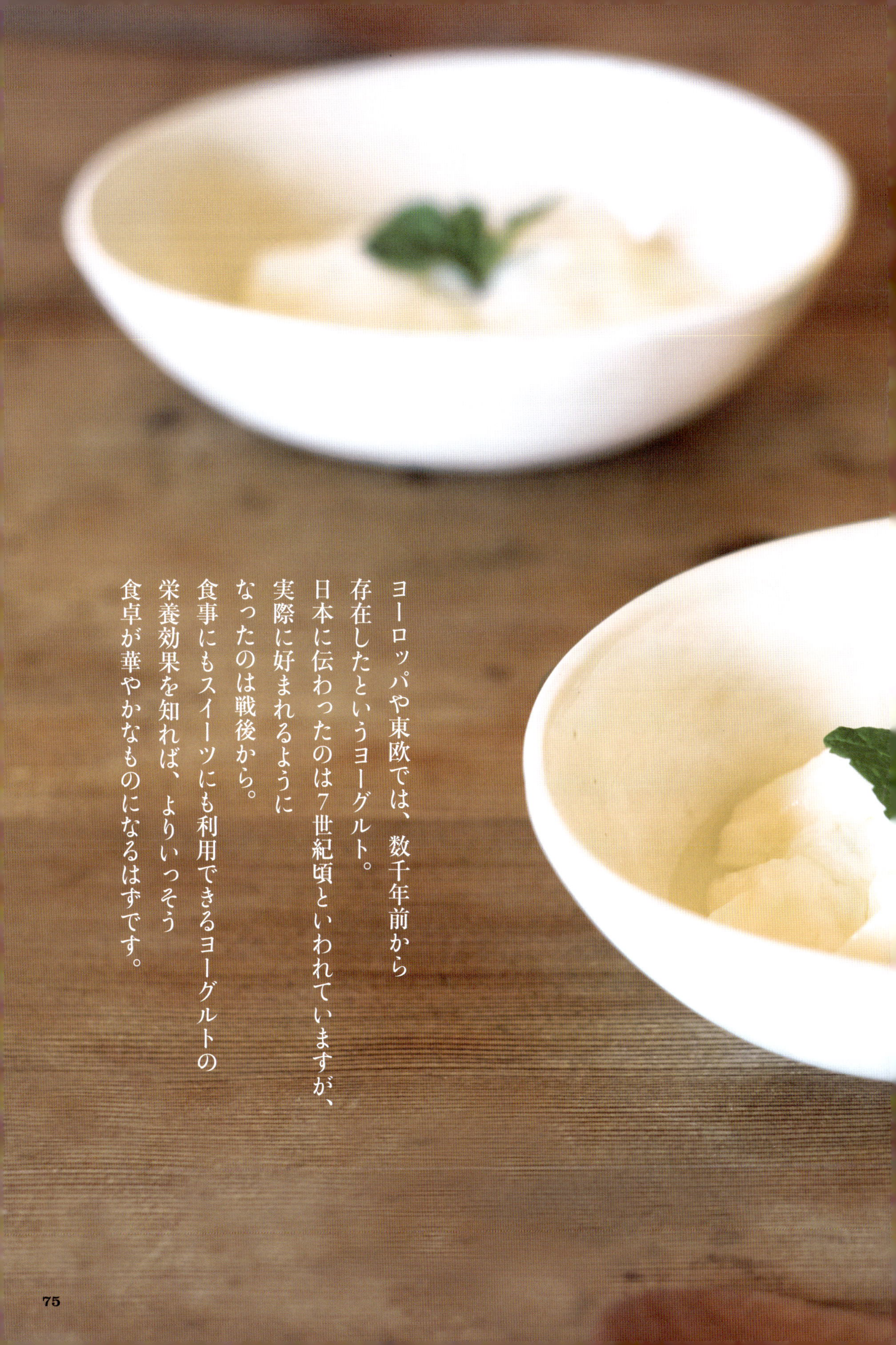

ヨーロッパや東欧では、数千年前から
存在したというヨーグルト。
日本に伝わったのは7世紀頃といわれていますが、
実際に好まれるように
なったのは戦後から。
食事にもスイーツにも利用できるヨーグルトの
栄養効果を知れば、よりいっそう
食卓が華やかなものになるはずです。

ヨーグルトの種類大事典

数千年も前から存在したといわれるヨーグルトですから、現代にはさまざまな種類があります。地方やその製造方法等で味わいや健康効果に違いがありますが、食べ比べて好みの味を探してみましょう。最近では大手メーカーによる、機能性を加えたヨーグルトも親しまれています。

◉プレーンヨーグルト

食感 やわらか
酸味 強い

生乳を乳酸菌で発酵させただけのもの。一般的に砂糖やフルーツ等を加えていないものを指します。料理に使われる頻度の高いヨーグルトです。

産地：ヨーロッパ、中近東辺り

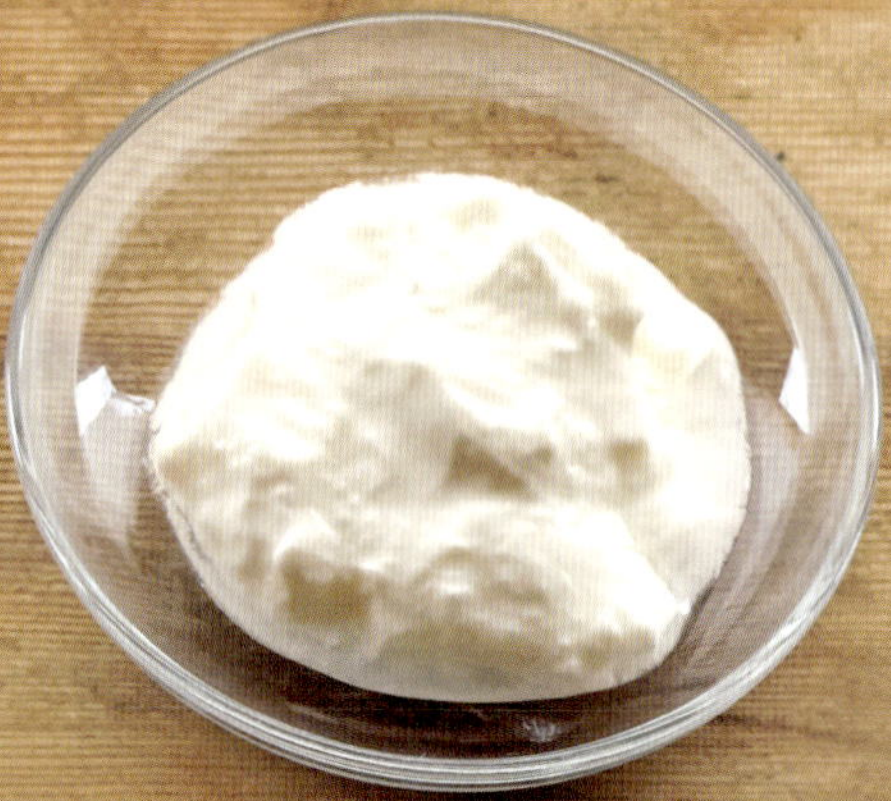

◉カスピ海ヨーグルト

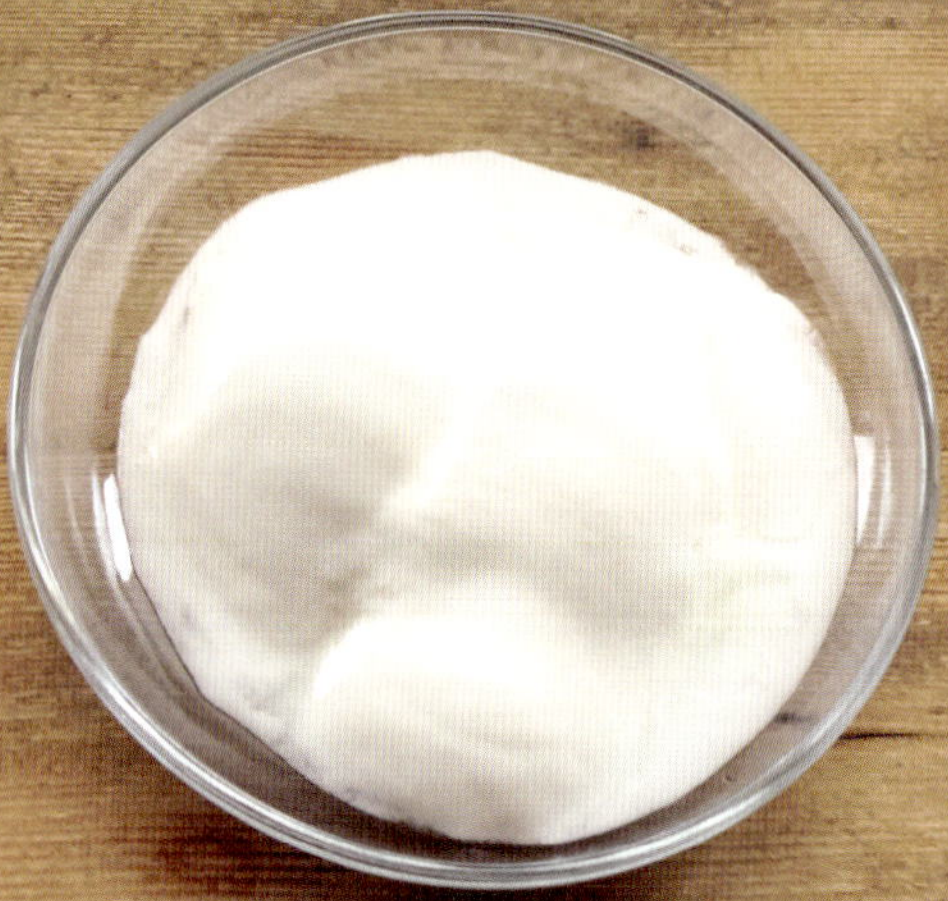

食感 ねばりがある
酸味 控えめ

京都大学の名誉教授が研究のためにコーカサス地方から持ち帰った乳酸菌、クレモリス菌から作るヨーグルト。20~30度の低温で発酵します。

産地：コーカサス地方

ドリンクヨーグルト

食感 液体
酸味 メーカーによる

ヨーグルトに水分を加えて液状にした飲物。中近東から中央アジアでは、さらに塩を加えたものも。インドではラッシーとして親しまれています。

産地：ヨーロッパ、インド、中近東辺り

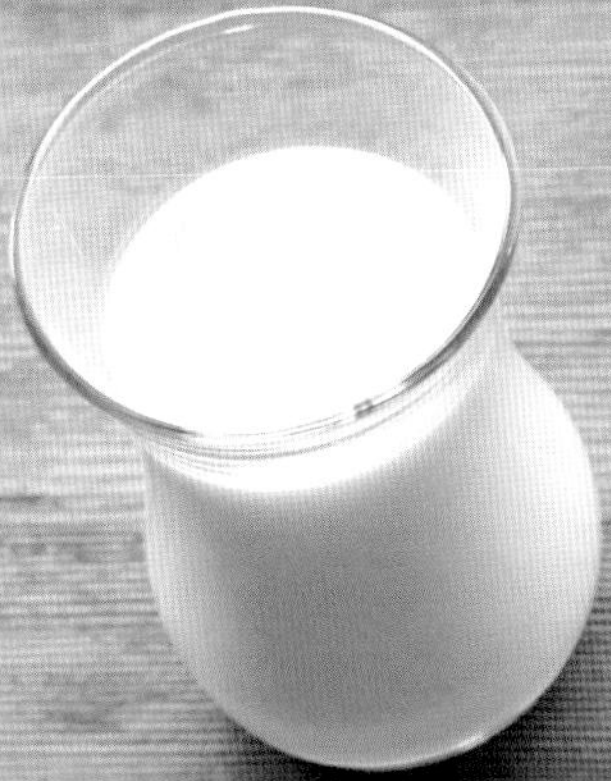

ギリシャヨーグルト

食感 ねっとり強い
酸味 控えめ

紀元前、ギリシャの遊牧民たちが作り始めたという、長期保存のために水切りをするヨーグルト。非常に濃厚でクリーミーな食感が楽しめます。

産地：ギリシャ

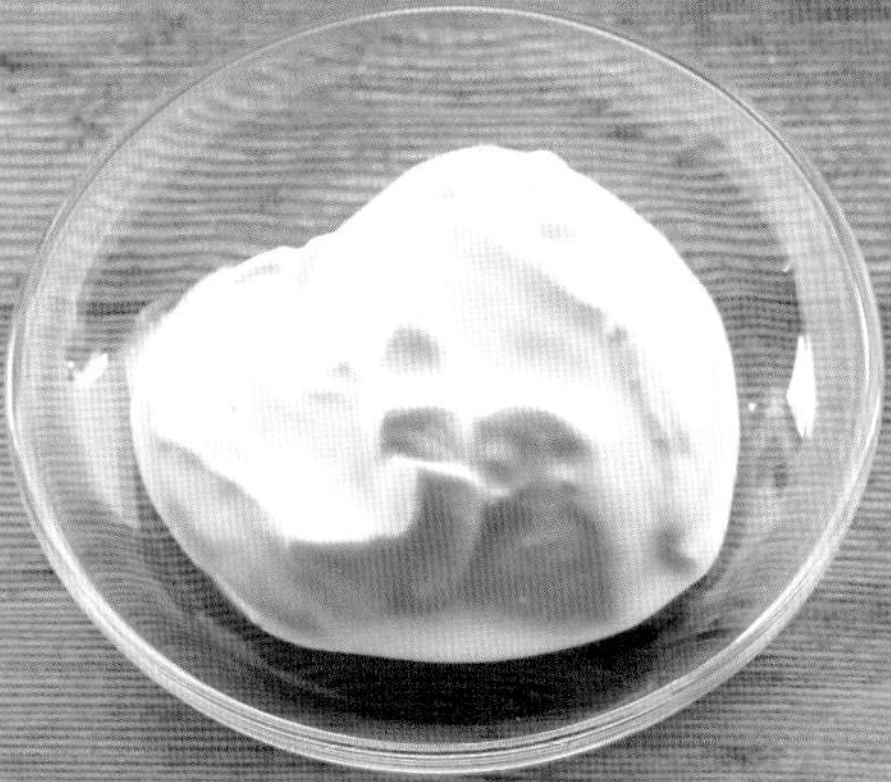

フローズンヨーグルト

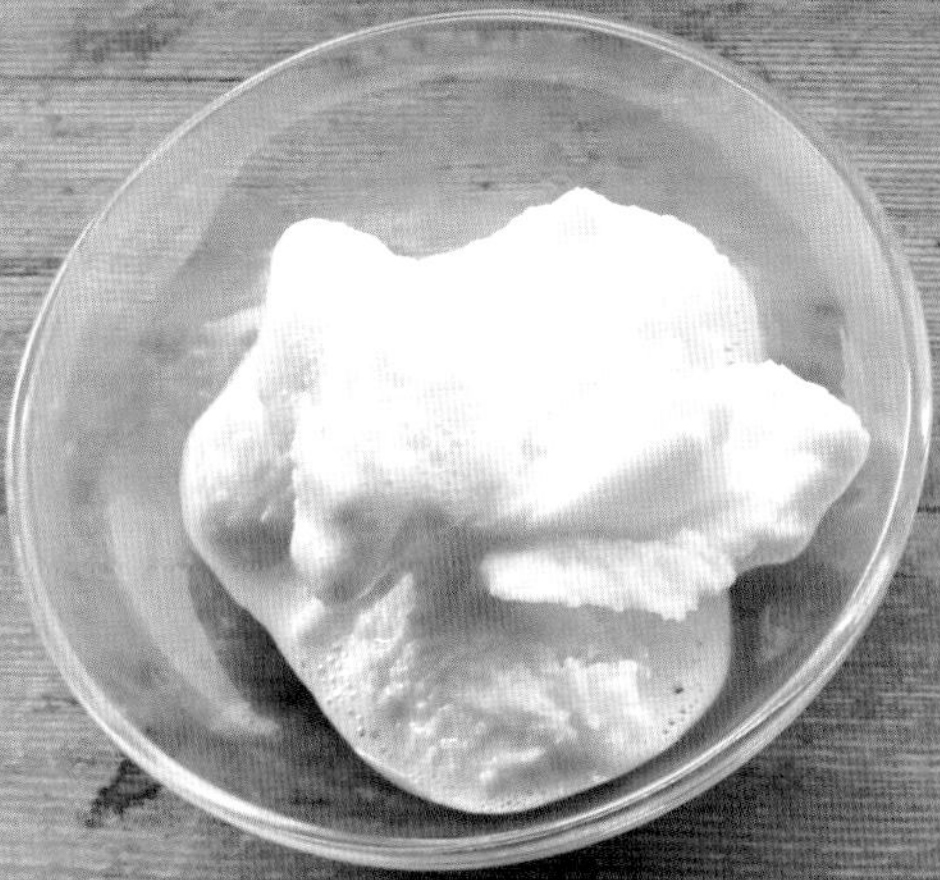

食感 なめらか
酸味 メーカーによる

1970年代にアメリカで開発された、ヨーグルトを原料とした冷菓。アイスクリームより低脂肪、低糖質、乳酸菌も含まれたスイーツとして人気です。

産地：アメリカ

ケフィアヨーグルト

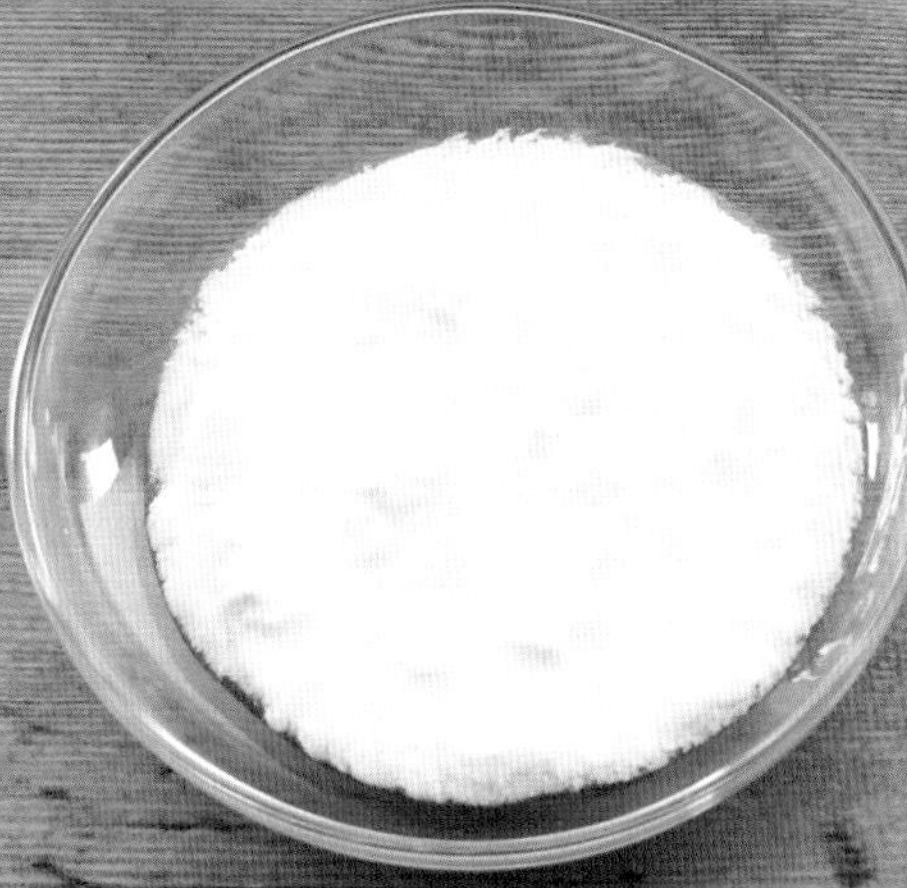

食感 ゆるい
酸味 控えめ

乳酸菌と酵母で発酵させるヨーグルト。酵母がおなかを壊す原因となる乳糖を、ほぼ分解してくれます。20〜30度の低温で発酵します。

産地：コーカサス地方

ヨーグルトの仕組み、大解剖！

選ばれた乳酸菌が牛乳を凝固 身体が喜ぶヨーグルトに

ヨーグルトは牛乳に乳酸菌を加えるだけ。加熱殺菌したあと、乳酸菌を加えて適度な温度で発酵させます。乳酸菌は牛乳に含まれる糖を食べて繁殖し、乳酸などの酸を生み出します。酸は牛乳のたんぱく質を固める性質を持ちます。この2つの作用により、牛乳は酸味のある個体に変身します。

自然界のあらゆるところに存在する乳酸菌ですが、ヨーグルトを作る代表的な乳酸菌は、ラクトバチルス属のブルガリア菌、ストレプトコッカス属のサーモフィルス菌等。日本の大手メーカーが製造するヨーグルトの乳酸菌は歯周病予防に期待できるもの、美肌効果を期待できるものなど、機能性が認められるものを選び培養しています。

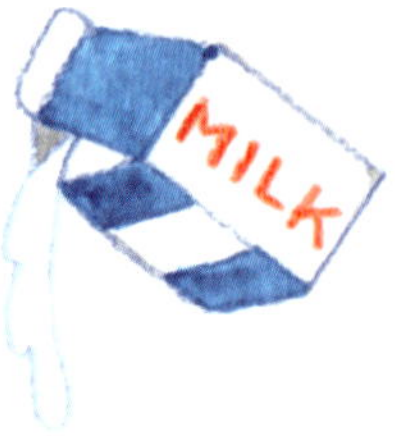

❶ 牛乳

ヨーグルトの原料には生乳と牛乳があります。生乳は、乳牛から搾ったままで加熱や加圧をしていないもので、ヨーグルトにするには発酵が困難です。牛乳は、生乳を加熱、加圧したもの。成分が安定しているため、発酵が進みやすくなります。

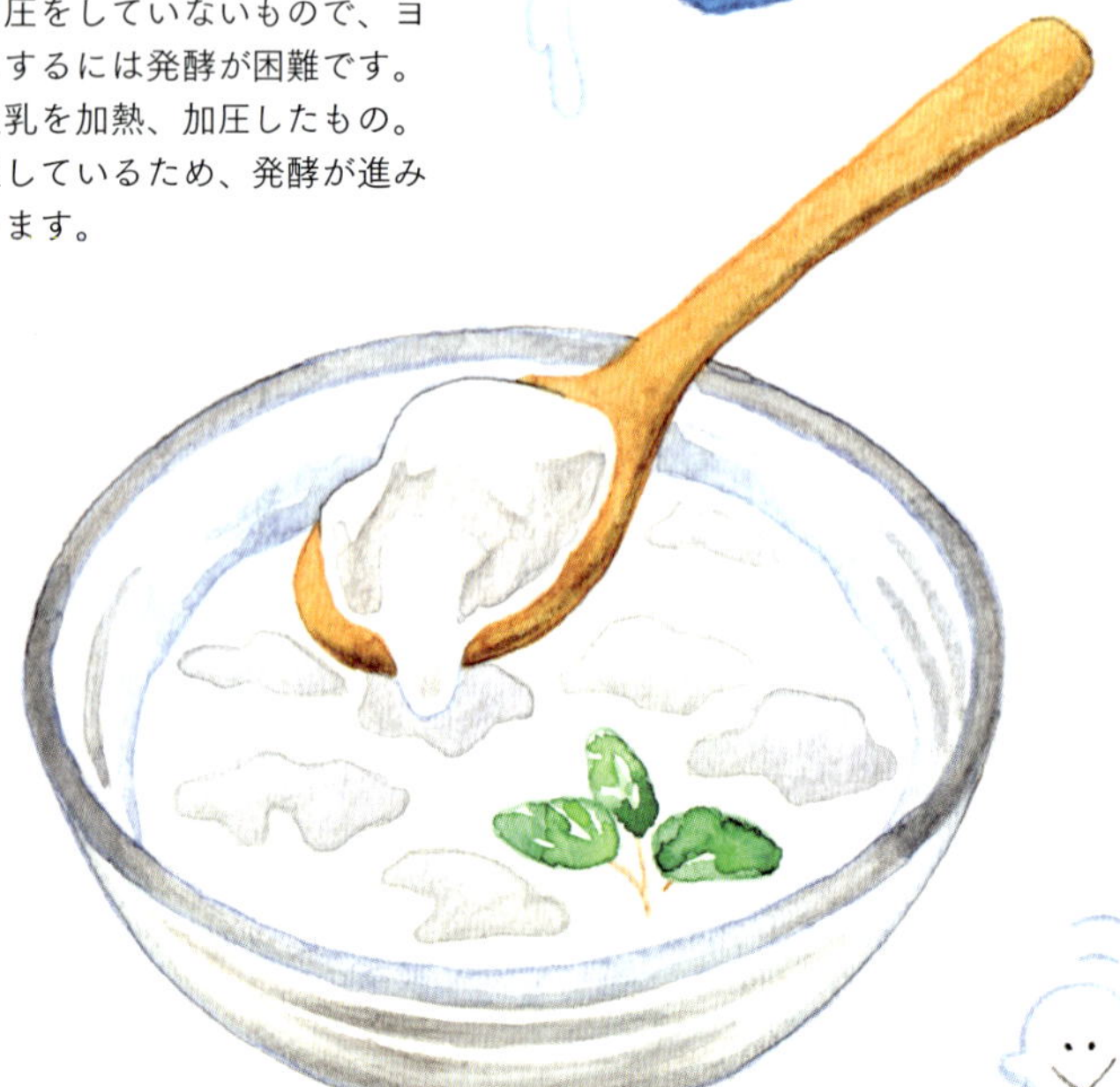

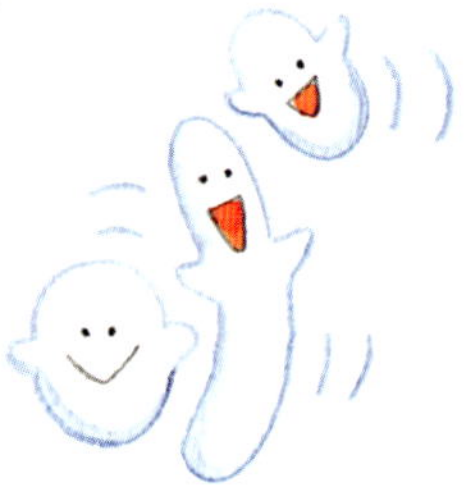

❷ 乳酸菌

ヨーグルトの乳酸菌は、ブルガリア菌のような細長い桿菌と、サーモフィラス菌のような球状の球菌があります。大きさは、桿菌10㎛、球菌は直径0.5㎛。2、3種類の菌を混ぜて作るのが一般的です。

発酵の素 ―微生物―

●ブルガリア菌

1905年に発見された、腸内に生息することはできない嫌気性菌。

●サーモフィルス菌

ブルガリア菌とサーモフィラス菌は、お互いが作る成分をエサに繁殖する共生作用を持つ。

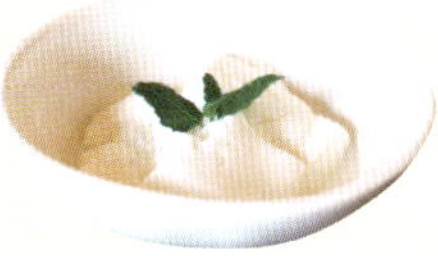

ヨーグルトの基本と、身体によいこと。

ヨーグルトの効能

- 便秘解消
- 自立神経の調整を助ける
- 体臭や口臭予防
- やる気アップ、集中力を高める

最大の免疫器官「腸」！ 乳酸菌が環境を改善

ヨーグルトの魅力は、なんといっても腸をきれいにしてくれる、整腸作用がある点です。腸内環境をよくすれば、便秘の解消や基礎代謝量がアップが期待でき、健やかで身軽な身体が手に入ります。さらに、体臭、口臭予防や、やる気や集中力アップも期待できます。

私たちの身体には、口から食べ物だけでなく細菌やウイルスも入ってきます。それらを体に必要なものと有害なものに分ける、最後で最大の免疫器官が腸です。免疫器官の中には病原体が体内に侵入しないように戦う免疫細胞がいますが、腸にはこの免疫細胞が身体全体の約7割存在すると言われています。

この腸に働きかけるのが、ヨーグルトです。腸内には、善玉菌、悪玉菌、日和見菌と呼ばれる3種の細菌が存在します。この細菌が2：1：7の割合のとき、腸内環境は良好とされています。健康な身体を保つには、悪玉菌が増えないようにすることが重要。ヨーグルトに含まれる乳酸菌は、腸内の善玉菌であるビフィズス菌を増やしてくれるのです。

乳酸菌は腸に届く前に多くが胃酸で死滅してしまいますが、死んでしまった菌は食物繊維となって腸内環境を整えます。ただ、乳酸菌は腸内に住み着くわけではありません。腸内で生き続ける菌に刺激を与え、増殖するのを助け、役目を終えると去ってしまうのです。よって、お腹の調子が気になる人は毎日食べるのがオススメ。夜寝る前に食べれば、翌日をすっきりと過ごせます。

腸内環境を整え、やる気をアップ、美肌にも貢献してくれるヨーグルト。毎日の食卓に加えて、健康な身体を保ちたいものです。

効能1

便秘解消は〝寝る1時間前〟のフルーツ＆ヨーグルトが正解

「腸をきれいにする」というイメージが浸透しているヨーグルト。ヨーグルトは、ミルク等を乳酸菌で発酵させたものです。この乳酸菌が、腸を活発にしてくれます。

　せっかくなら、食べるのは〝寝る1時間前〟に。寝ている間に善玉菌が増殖し、朝から快便が期待できます。一緒に食べるのは、食物繊維や、善玉菌を増やしかつ、体内に吸収されにくいオリゴ糖などがオススメ。ヨーグルトに食物繊維たっぷりなドライフルーツと、オリゴ糖の含まれるはちみつ等を加えて食べれば、腸によい成分を効率よく摂取できる、最強の便秘解消スイーツになります。

　人間の腸には「善玉菌」と「悪玉菌」、「日和見菌」の3つの細菌が存在します。善玉菌が多ければ、便秘で悩むことはありません。残念ながら食生活や体調でこれらのバランスは変化し、善玉菌も加齢とともに減少します。腸を元気にするには、善玉菌を増やすのがもっとも近道。その善玉菌のエサとなり、善玉菌の代表であるビフィズス菌を増やすのが、ヨーグルトにも含まれる乳酸菌なのです。

　乳酸菌は、そのまま腸に棲みつくわけではないので、毎日、身体に取り入れることが重要です。

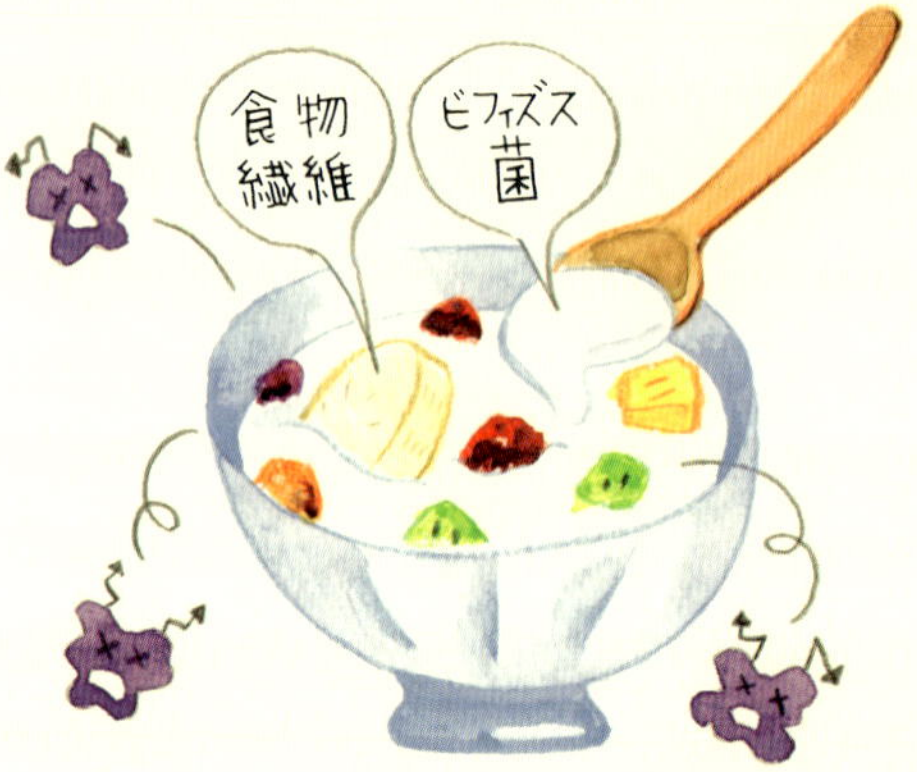

効能2

ヨーグルトを食べる量は1回100g×2回がベスト！

　1日につきヨーグルトを食べる量は、約200gぐらいが理想的だってご存知でしたか？

　1回で200gを食べきるなら、同ページで前述したように、夕食後、しかも寝る1時間前ほどがもっともオススメのタイミング。夜の寝ている間に腸内で善玉菌を増やしてくれ、翌朝にスッキリと1日がスタートできます。また、つい食べ過ぎがちな食後のスイーツの代わりにすれば、摂取カロリーも抑えられて一石二鳥！　宿便が溜まっていると、もちろん、その分の体重も増えます。まずはスッキリと腸内環境を整え、老廃物はすぐに体外へ排出できる身体づくりを目指すのが、やせ体質への第一歩。ダイエット中の方も、ぜひデザート代わりにヨーグルトを試してみてください。

　2回に分けて食べるなら、朝と夕、それぞれ100gずつで実践してみてはいかがでしょうか。食事を摂ると腸が刺激され、活動を助けられるので、食事の回数が少ない人は、朝食代わりにヨーグルトを食べることからはじめてみましょう。市販されている小さなヨーグルトは約80～100gのものも。毎食後1パックと決めれば簡単です。

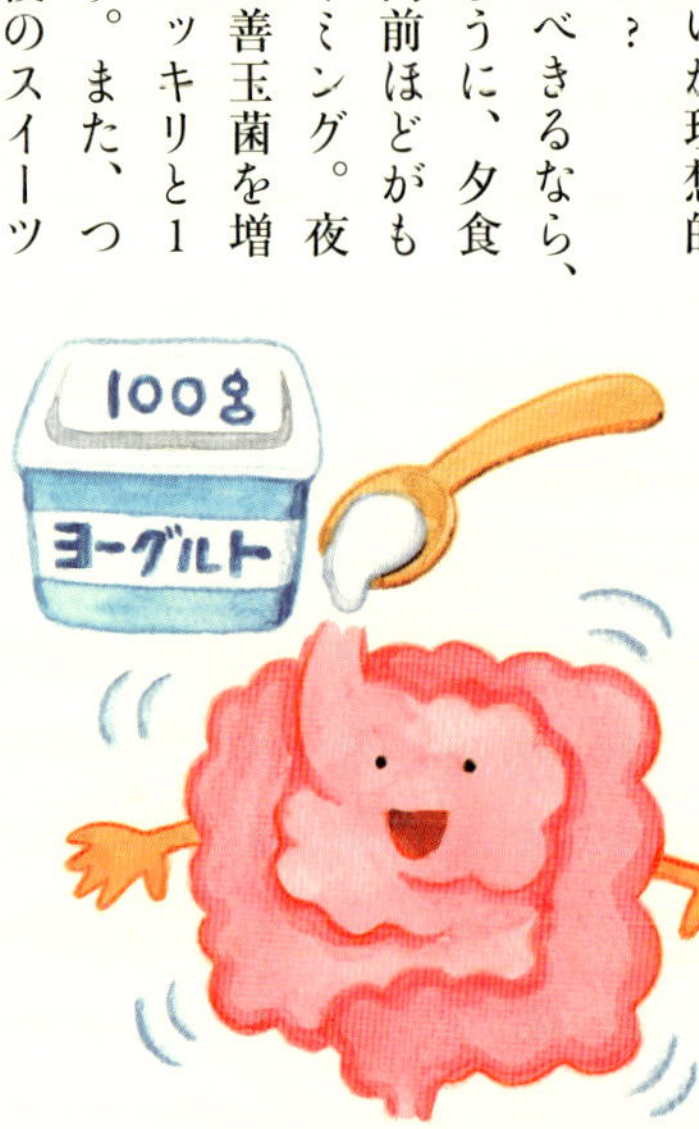

効能3

人に聞けない体臭や口臭 ヨーグルトで72時間以内に解消

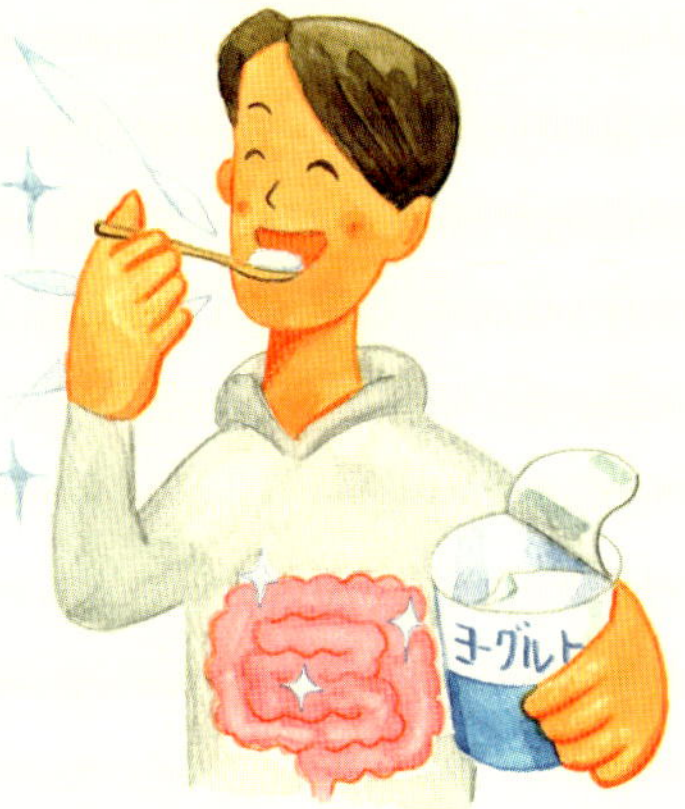

気になる体臭や口臭。理由はさまざまですが、ヨーグルトを食べることで解消することも多いのです。なぜなら、実は重度の便秘の人は、体臭や口臭が、腸内環境と密接に関係しているということをご存知でしたか？

行き場のない便に含まれる有害物質や老廃物は、血管を使って身体中を巡ります。そのため、皮膚や口から、においが排出されてしまうことが。便秘が続いていると思ったら、体臭、口臭にも要注意。腸内環境がよく善玉菌である乳酸菌が多いと、便はあかちゃんの便のにおいと同じく、わずかに酸っぱいやわらかい臭いになります。ヨーグルトで乳酸菌を摂取し、腸をよい状態に保つのが、便秘改善と体臭予防への近道なのです。

そもそも便秘というのは、腸の蠕動運動が弱まり、便が肛門のほうへ進まず、腸内で溜まったままの状態をいいます。便の排泄の理想形は、表面がなめらかでバナナのような形。毎日、あるいは1～2日に一回でも、すっきり感があれば問題ありません。口から入ったものが便となって体外へ排出されるまでの時間は、約72時間以内とされています。ヨーグルトで便を溜めない身体にしましょう。

効能4

自律神経を整えて やる気&集中力アップ！

イライラする、やる気が起きないという人は、まずヨーグルトを食べてみては。腸内環境をよくしてくれるヨーグルトは、実は自律神経にまで影響を与えているのです。自律神経とは、血流、代謝、呼吸、体温調整など、意識せずとも身体の状態を24時間コントロールし、働き続けている重要な神経のこと。自律神経には、交感神経（身体を緊張させる）と、副交感神経（身体を緩和させる）があり、この双方の働きがどちらも高いことが理想とされます。

しかし、不規則な生活、ストレスなどにより、現代人はどうしても交感神経が優位になり、緊張状態が続きがち。これが、疲労感やイライラを招きます。そこで、積極的に副交感神経を働かせることが、バランスのよい身体づくりの第一歩。たとえば、便を体外へ押し出すために、腸の蠕動運動をスムーズにする副交感神経が働きます。このように、腸と自律神経は相互関係にあるのです。

腸内環境をよくするヨーグルトは、そんな副交感神経の働きを助ける救世主。さらに脳の興奮を抑えるカルシウムも含まれます。最近イライラするという人は、まずはヨーグルトからはじめてみては。

ヨーグルトができるまで図鑑

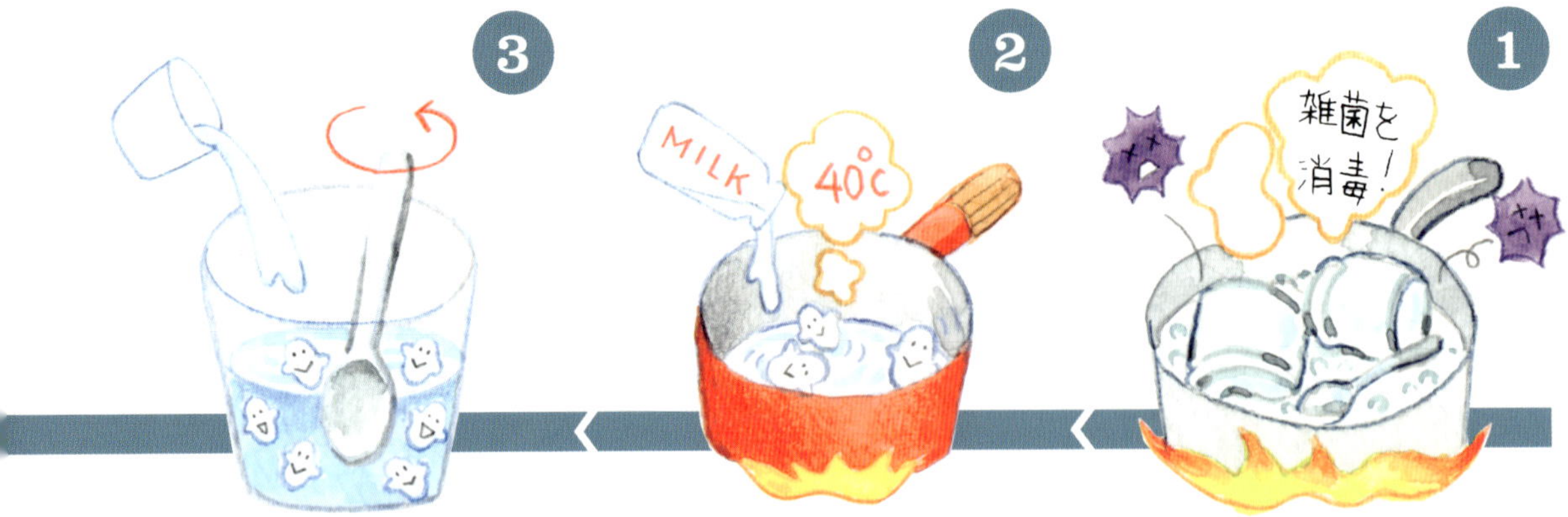

1 道具を熱湯で殺菌する

ヨーグルト作りの最大の敵は、雑菌による腐敗です。牛乳を発酵させる容器や種菌を混ぜる際に使うスプーン等、道具を熱湯消毒します。完全に消毒するには、100度の熱湯で30秒、90度なら５分間浸します。

そのとき、菌は？

まずは乳酸菌が増える邪魔をする雑菌を取り除きます。熱湯でしっかり容器や道具を殺菌消毒しましょう。この作業を怠ると、牛乳の中で乳酸菌が増殖せず、腐敗してしまいます。

2 牛乳を温める

牛乳を温めます。乳酸菌が活発に働くために適した温度は約40度。牛乳を40度前後に温めます。

このとき、80度以上にするとたんぱく質が減り、個体にならなくなります。

そのとき、菌は？

乳酸菌の活動はまだまだ。乳酸菌の繁殖を妨害する菌を除去したら、次は乳酸菌の繁殖に最適な温度に牛乳を温めます。この過熱は、牛乳の殺菌にもなっています。

3 牛乳に乳酸菌を加え混ぜる

40度前後の牛乳に、ヨーグルトの種菌となる乳酸菌を加え、消毒済みのスプーンでさっと混ぜます。

このとき、時間をかけ過ぎると雑菌が入ってしまうことも。素早く行います。

そのとき、菌は？

さあ、乳酸菌の増殖開始です。牛乳の糖などをエサに、乳酸菌がどんどん増え、乳酸に変えていきます。雑菌は酸に弱いので、乳酸が増えれば増えるほど、腐敗しずらくなります。

日本の食卓に欠かせない世界の伝統発酵食

数千年も昔から存在したとされるヨーグルト。1908年にノーベル生理学、医学賞を受賞したロシアの微生物学者、メチニコフが、ブルガリアを旅行した際に、その地の人々が長寿でありその原因が現地の伝統食であるヨーグルトであるという「ヨーグルト不老長寿説」を発表。以来、世界中にヨーグルトの名前が知れ渡りました。

日本に伝わったのは7世紀。仏教の伝来とともに、寺院で食べられていたとされています。16世紀には酪農が盛んになり、少しずつ庶民にも広がったようです。明治20年代には整腸剤として販売され、その数年後、滋養食品として開発されました。戦後、瓶入りヨーグルトが市販されましたが、当初は固まっていることや酸っぱいことから腐った牛乳と勘違いされ、敬遠されることもあったようです。日本の伝統食ではありませんが、ヨーグルトはおいしくて身体にいい発酵食。今では、私たちにとって欠かせない食品のひとつです。

発酵食品の中でも、もっとも簡単に
家庭で作ることができるとされるヨーグルト。
市販のヨーグルトを基に培養します。

4

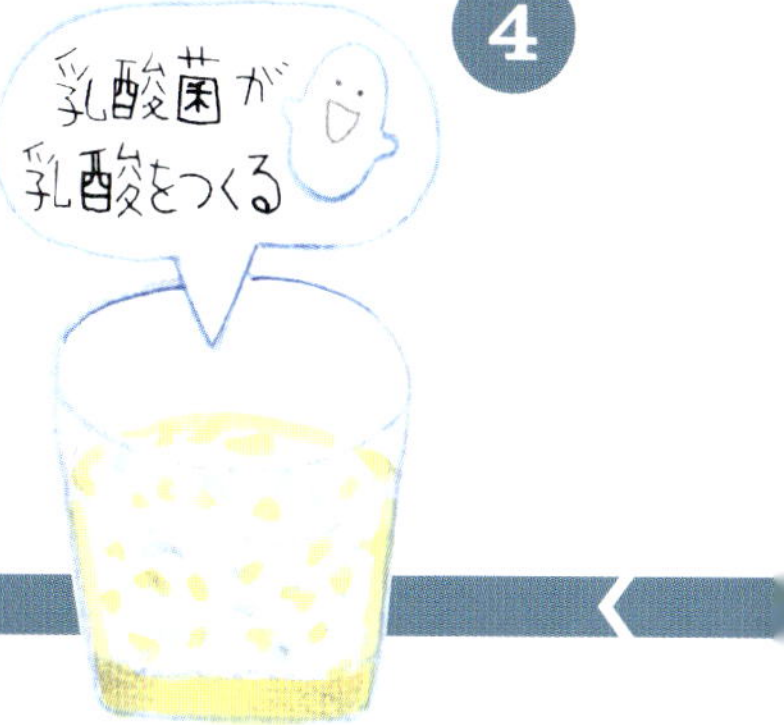

40度前後の環境で発酵

乳酸菌が元気に活動しやすい40度の環境で、10時間ほど発酵させます。牛乳を液体から個体に変えるのは酸がたんぱく質を固めるからですが、実際に固くなるのは数時間経ってからになります。

そのとき、菌は？

乳酸菌がどんどん乳酸を作ります。混ぜてから数時間後、乳酸はたんぱく質を固めていきます。また乳酸菌は乳糖をグルコースとガラクトースという小さい糖に分解します。

5

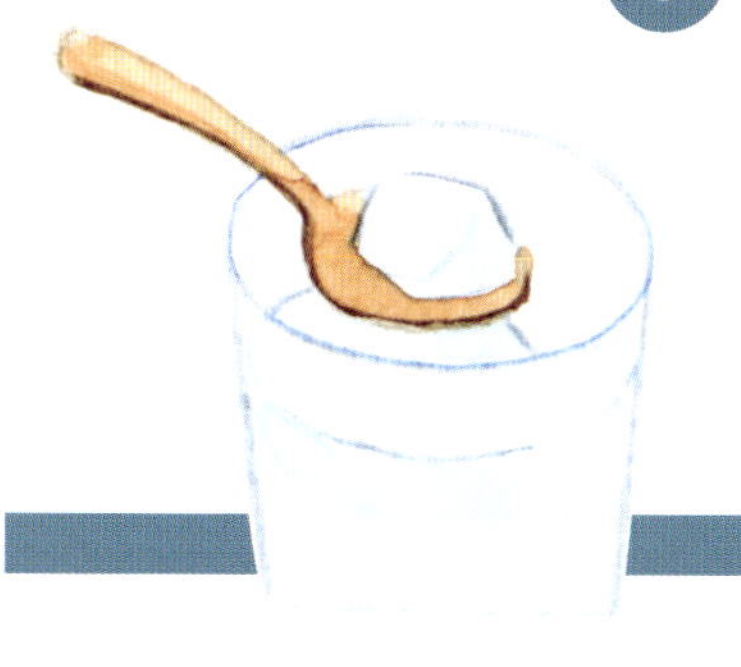

固くなっていたら完成!

中が固まっているのを確認して、出来上がり。すぐに冷蔵庫で保管して、乳酸菌の発酵を抑えます。
発酵し過ぎると酸味が強すぎる仕上がりになります。お好みで砂糖を加えるとおいしく食べられます。

そのとき、菌は？

酸味と糖がほどよいバランスのところで、発酵をストップ。乳酸菌の動きが鈍くなる温度に環境を変えます。乳酸菌は生きているので、周囲の温度が高くなればまた活動を始めます。

column

乳酸菌は市販のヨーグルトから取り出せる!?

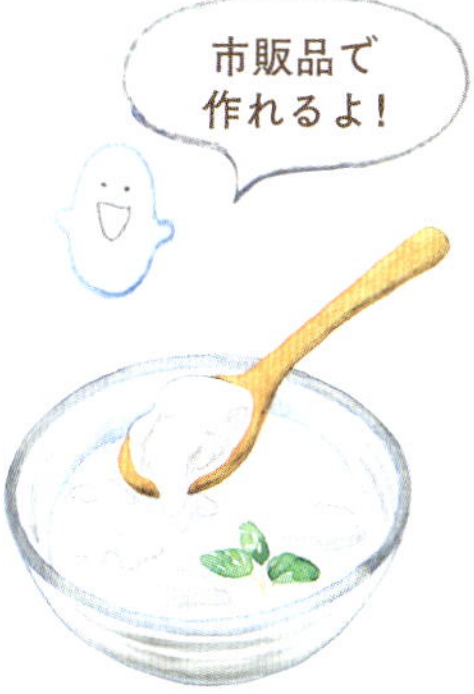

乳酸菌で発酵するだけなので、ヨーグルトは自宅でも簡単に作れます。乳酸菌が手に入らなくても大丈夫。市販のヨーグルトを種菌にして作りましょう。目安は牛乳500mlに対し、大さじ1杯程度でOK。温めた牛乳によく混ぜてください。

機能性を持つヨーグルトで現代人の身体の悩みを解消

ヨーロッパや中近東が発祥とされるヨーグルトですが、当時は、羊の革袋や木樽に牛乳を入れて作っていたようです。日本では戦後工場生産を開始。ヨーグルトの酸味に慣れていない日本人向けに、メーカーは糖分を加えていたそうで、これは日本独自の味だったようです。甘味を加えないプレーンヨーグルトの販売は1971年。今では一般的なプレーンヨーグルトですが、当時は酸っぱいと苦情もあったとか。

牛乳に乳酸菌を加えるという作り方の基本は現在も同じですが、甘味料やフルーツを加えたものは先に原料を発酵させてヨーグルトにしてから容器へ入れる前発酵タイプ、プレーンヨーグルトに代表する原料を容器に入れてから発酵させる後発酵タイプがあります。

現在では、乳酸菌の研究が進み、各メーカーが整腸作用や肌のターンオーバー、歯周病予防など、現代人の悩みに特化した作用を期待できる乳酸菌を培養。それらを使った機能性を持つヨーグルトが人気です。

女子栄養大学　五明先生に聞く

ヨーグルトの調理と組み合わせのコツ

1

たんぱく質を分解し 肉や魚をやわらかに くさみも除去し、質をアップ

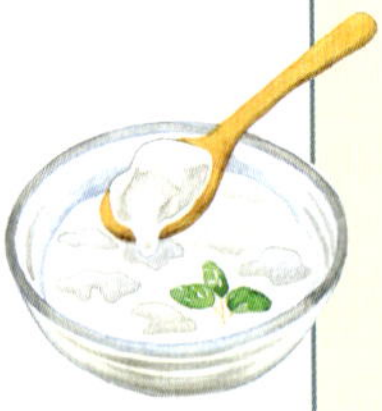

　肉や魚をヨーグルトに漬けておくと、やわらかくなります。これは乳酸菌が肉や魚のたんぱく質を分解し、身をほぐしてくれるから。さらに、ヨーグルトに含まれるたんぱく質には、肉や魚のくさみを除去する作用もあります。また味付けをマイルドにする効果も。肉や魚の下処理や味付けに上手に使えば、安価な肉や魚もおいしく調理できるようになります。乳酸菌が染み込むので、一石二鳥です。

2

ドライフルーツと 一緒にして ダイエット中のスイーツに

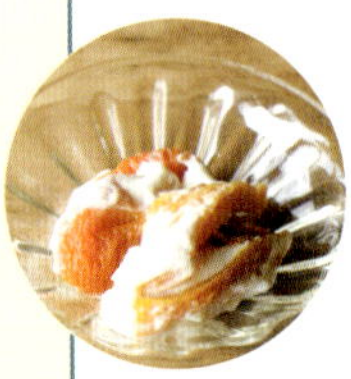

　整腸作用を持つヨーグルトは、ダイエット中のスイーツとしても人気です。甘味がほしいならジャムだけではなく、ドライフルーツとともに味わってみては？　ドライフルーツには、女性が不足しがちな鉄分や、血圧に働きかけるというカリウム、ヨーグルトに含まれていない食物繊維が含まれています。ヨーグルトに加えてしばらくおけば、ドライフルーツに水分がしみ込みしっとりした食感も楽しめます。

3

発酵食×発酵食で 健康効果を ダブルで摂取

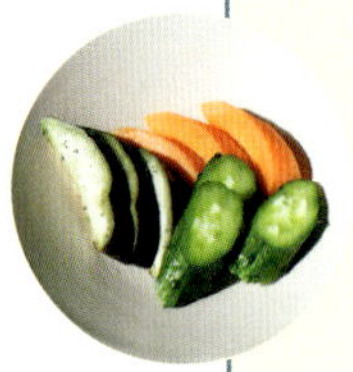

　海外発祥のヨーグルトですが、甘麹やみそなどの日本の発酵食とも合います。ユニークなところでは、同量のみそと併せたもので野菜を漬けると、野菜がまるでぬか漬けのような風味になります（87ページ）。発酵食のダブル効果を期待できそう。ぬか床を作るのが面倒、という人はぜひ試してみてください。また、甘麹とヨーグルトをミックスしたドリンク等は、麹と乳酸菌が摂取できる組み合わせと言えるでしょう。

4

食物繊維豊富な 野菜と食べれば 便秘解消、免疫力アップ

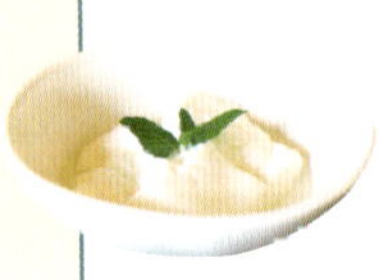

　ヨーグルトは腸内環境を整えてくれます。ですが、ヨーグルトそのものには、整腸作用を持つ食物繊維は含まれていません。食物繊維が豊富な野菜とともに摂取すれば、人間の身体の最後の免疫機能である腸にとって最強の助っ人に。サラダのドレッシングや、スティック野菜のディップなどに利用して、野菜をおいしく食べましょう。乳酸菌と食物繊維がダブルで腸に働きかけてくれます。

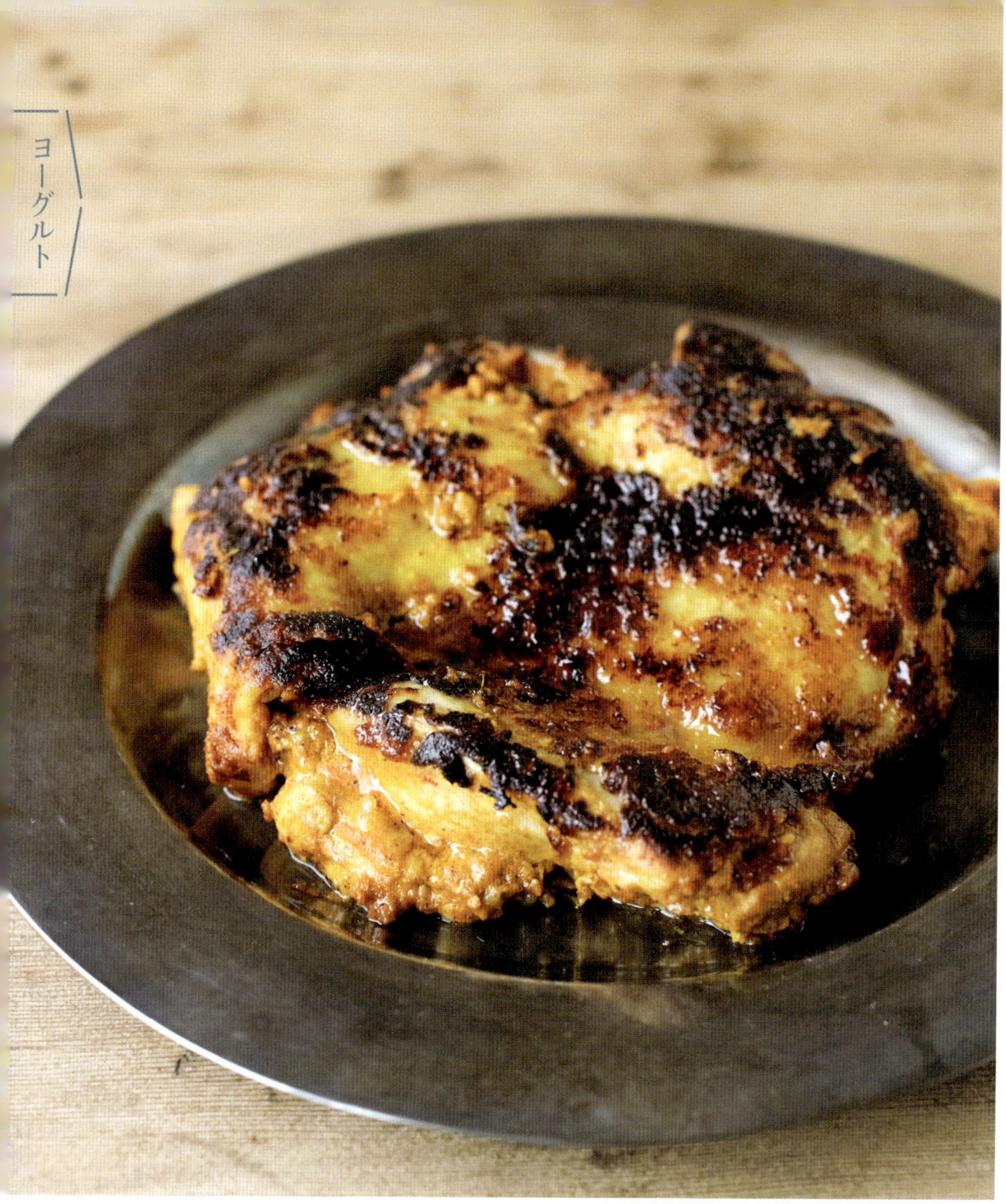

タンドリーチキン

ヨーグルトで鶏肉がやわらか！　香辛料もマイルドに

材料（2人分）

- 鶏もも肉 …… 2枚
- プレーンヨーグルト …… 大さじ2
- カレー粉 …… 大さじ1
- トマトケチャップ …… 大さじ1
- オリーブオイル …… 大さじ1
- にんにくのすりおろし …… 小さじ1
- しょうがのすりおろし …… 小さじ1
- 粉末パプリカ …… 少々

作り方

1. ボウルに鶏肉以外の材料を入れて、よく混ぜ合わせます。
2. 鶏肉は広げて、皮目にフォークなどで数ヵ所刺しておきます。
3. **2**を**1**のタレに半日ほど漬け込みます。
4. 鶏肉に付いた余分なタレを軽くふき取り、フライパンで焼きます。焦げ付きやすいので、オーブンシートを敷いて焼きましょう。オーブンの場合は、200度で15分ほど焼いて様子を見てください。

Point

ヨーグルトが鶏肉をやわらかに。鶏肉の皮目をフォークで刺しておくと、肉が縮まるのを防ぎます。火を付けるのは、フライパンに皮目を下に鶏肉をのせてから。中火でフタをして焼きます。焦げ付きやすいので、注意。

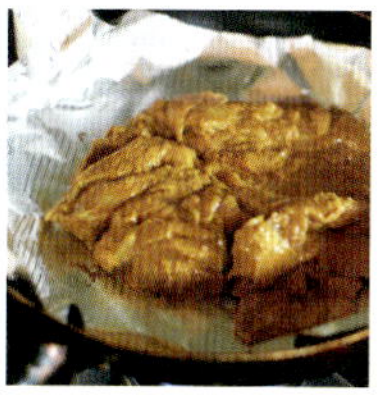

ヨーグルトで免疫力アップ、ドライフルーツで便秘予防に

ヨーグルトのドライフルーツ漬け

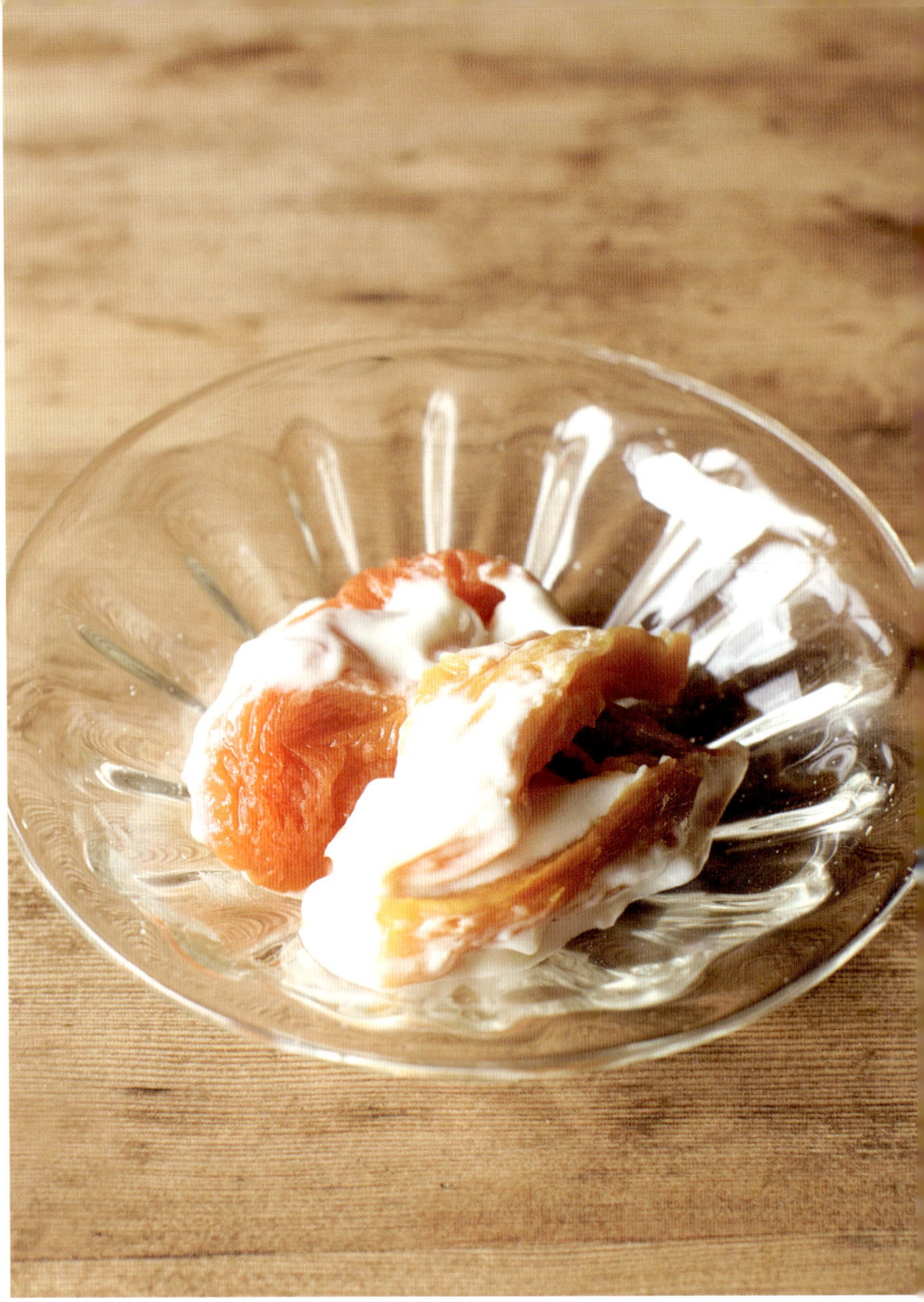

材料（2人分）

プレーンヨーグルト……適宜
ドライフルーツ……各適宜
　アプリコット
　マンゴー
　いちじくなど

作り方

1. 保存容器にヨーグルトとドライフルーツを入れて、スプーンなどでよくかき混ぜます。
2. ドライフルーツが小ぶりのものは4～5時間、大きいものは一晩ほど漬けます。

Point

フルーツの食物繊維と合わせ、便秘解消に。マンゴーなどは水分を吸ってねっとりした食感に。まるで、生の状態のように味わえます。完成したあと、冷凍庫に保存してフローズンヨーグルトにしてもおいしいです。

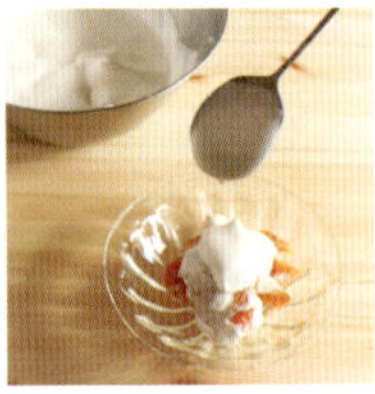

手間なし、栄養たっぷり、ユニーク漬物

みそヨーグルトの漬物

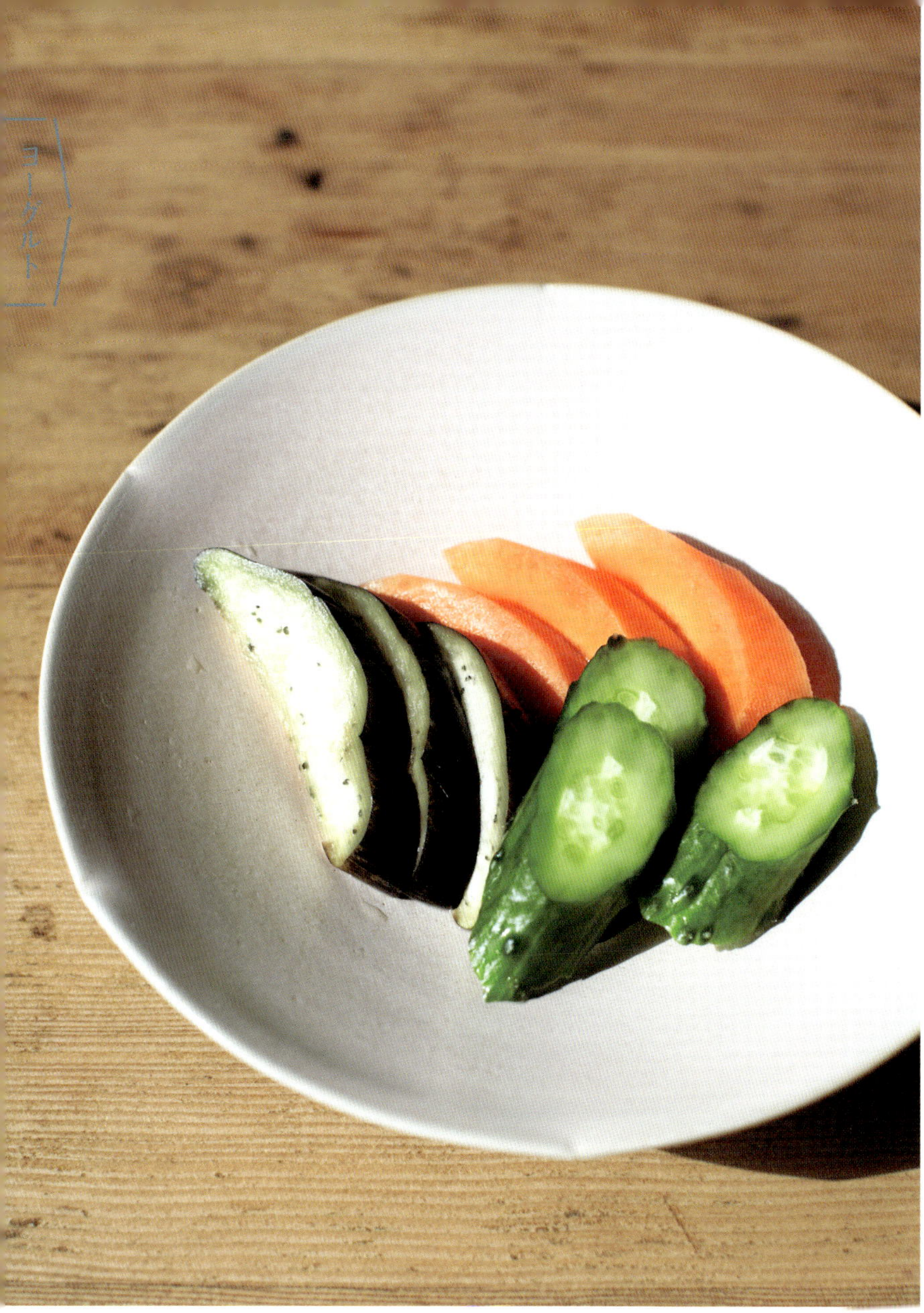

材料

ヨーグルト …… 160g
（水切をして100g）
みそ …… 100g
野菜 …… 各適宜
きゅうり
ニンジン
なす

作り方

1. ざるにキッチンペーパーやさらしを敷いて、ヨーグルトの水切りを5～6時間します。
2. **1** にみそを入れてよく混ぜ合わせます。
3. 好みの野菜を入れて、半日ぐらい漬け込みます。

Point

みそ×ヨーグルトの発酵コンビ。手間がかからず便利。あまり長い時間漬けてしまうと、塩辛くなるので注意しましょう。みその種類によって風味は変わるので、いろいろ試してみてください。

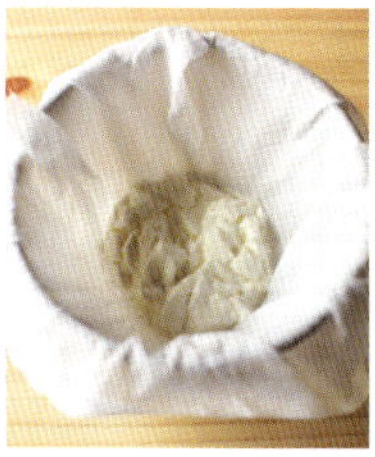

疲れ知らずの酸っぱいしずく

酢

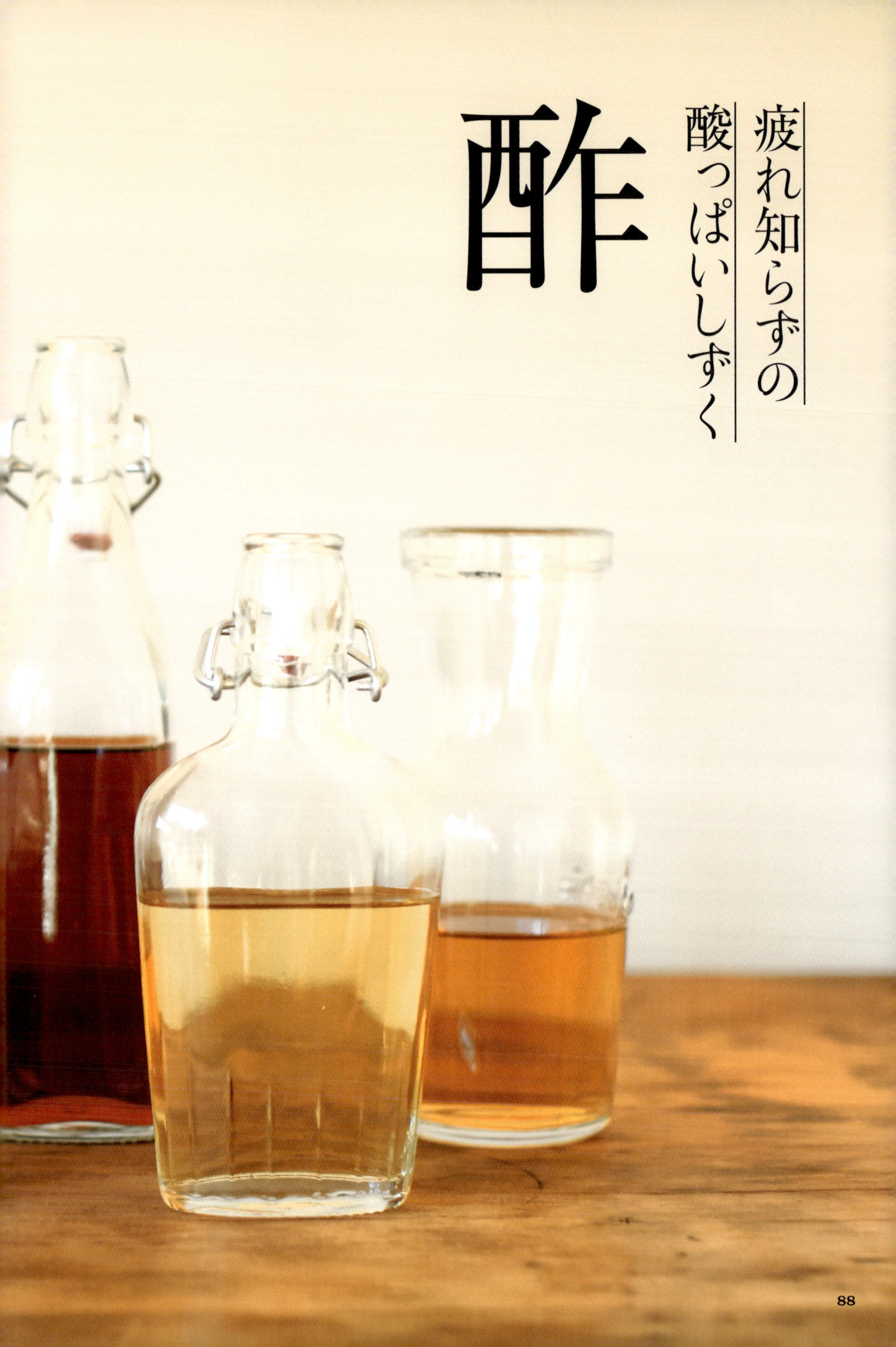

放っておいたお酒から生まれたという酢は、
世界中に存在する発酵食品です。
風味はもちろん、その形状が
液体のため使いやすく、
万人に愛される調味料のひとつ。
昔から疲労回復に効果を期待できると
されるのはなぜでしょうか？
酢の持つ健康効果を覗いてみましょう。

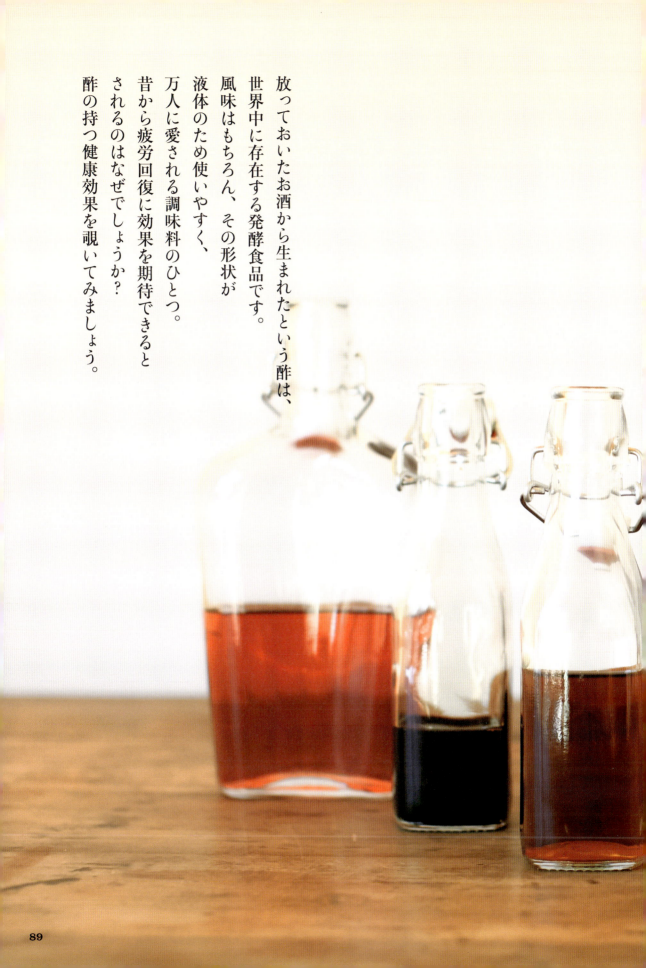

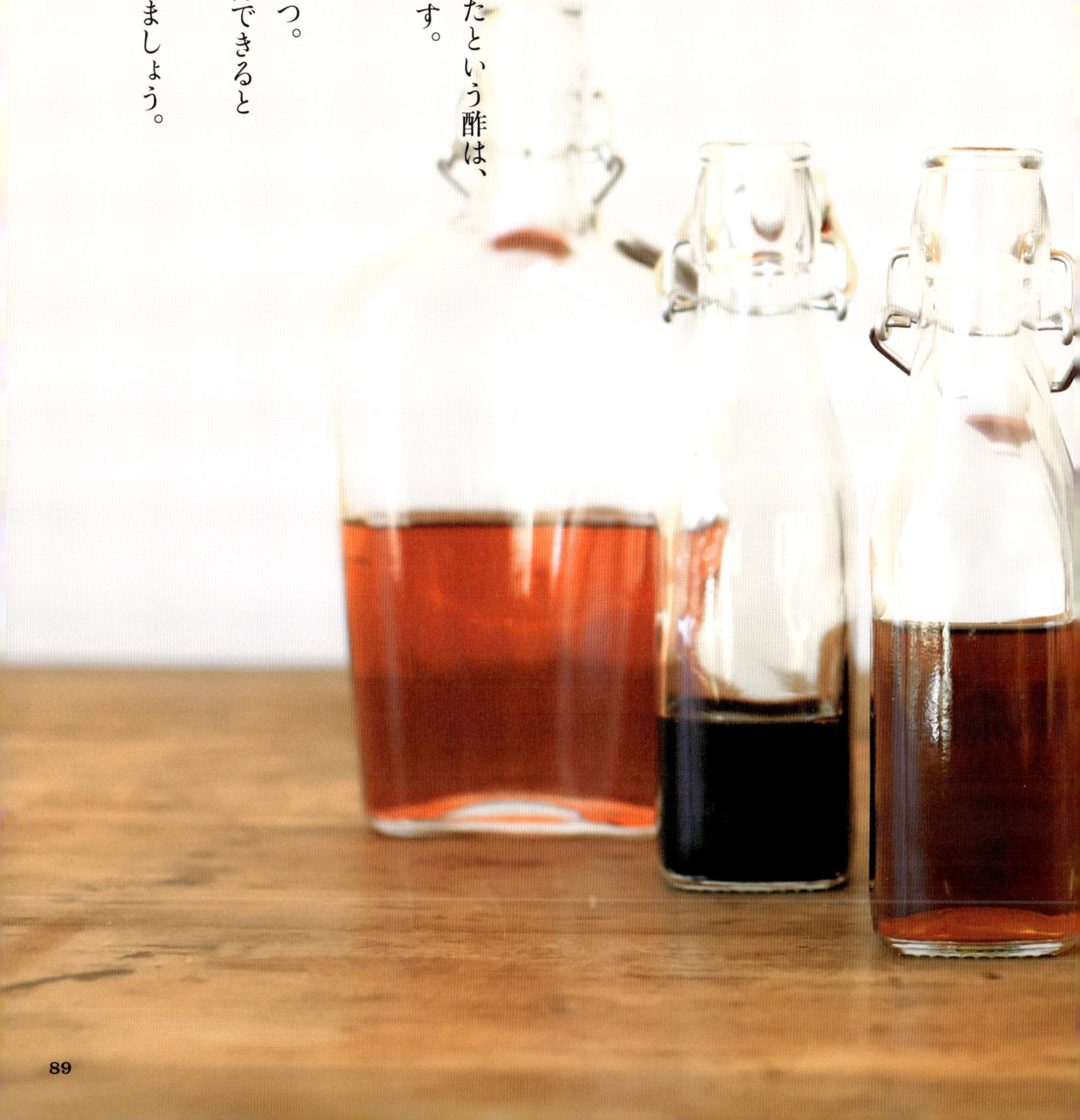

酢の種類大事典

お酒から生まれるため、その地方のお酒の素になる穀物や果実が原料となり、それにより味や風味が異なります。酢は、それぞれの地方の料理に欠かせない調味料。特徴を知って、世界の料理に挑戦してみては？身体によいだけでなく、料理のレパートリーが広がります。

米酢

酸味 ★★★★
コク ★★★

蒸した米を米麹でアルコール発酵させたものを、酢酸発酵させた酢。クセがなく、米の旨み甘味を活かしたまろやかな風味が特徴です。

原料：米
おすすめ料理：寿司、酢の物、ドレッシング等

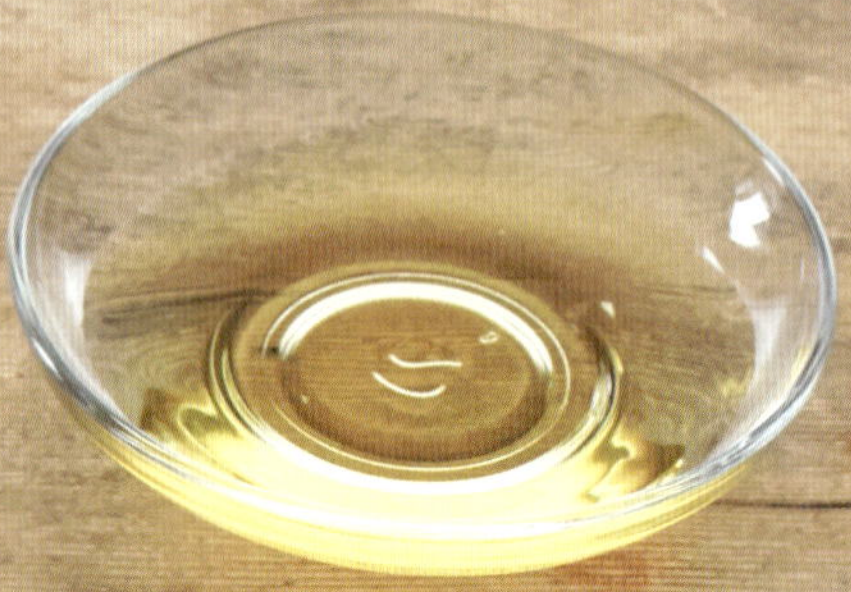

黒酢

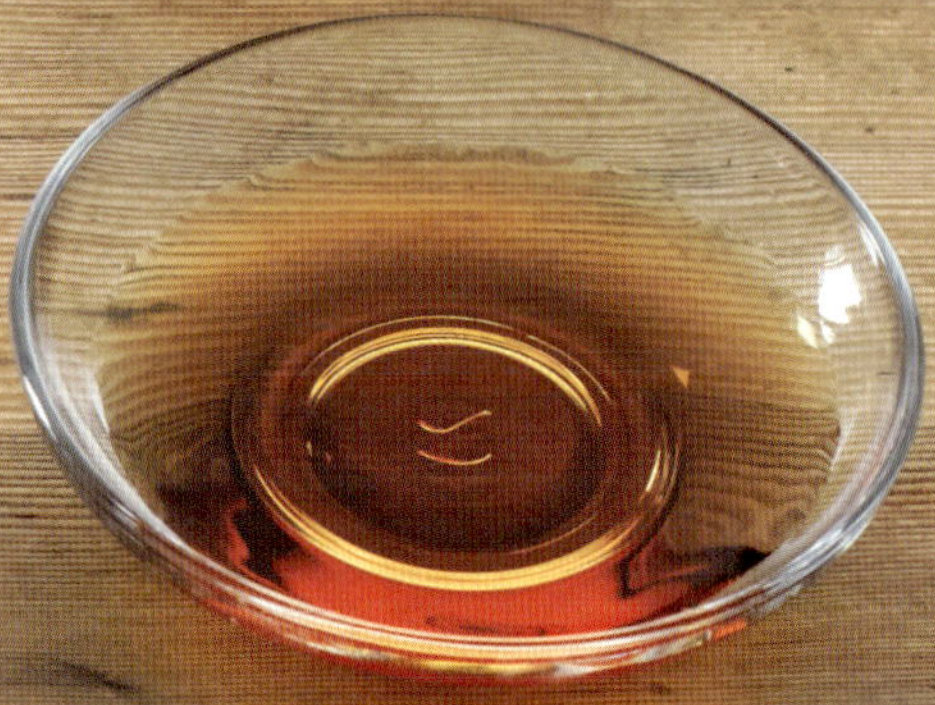

酸味 ★★★
コク ★★★★★

玄米で仕込み、長期間熟成させた黒褐色の酢。食酢の中でもアミノ酸が多く含まれています。酸味控えめ、まろやかで香り高い酢です。

原料：玄米
おすすめ料理：ドリンク、中華料理等

リンゴ酢

酸味 ★★★
コク ★★★

リンゴ果汁をアルコール発酵させ、酢酸発酵させた酢。さわやかでフルーティな風味が特徴で、リンゴポリフェノールが含まれています。

原料： りんご、りんご果汁
おすすめ料理： ドリンク、スイーツ等

ワインビネガー

酸味 ★★★★★
コク ★★★

ぶどう果実をまるごと発酵させて造る赤と、果汁のみを発酵させる白の２種があります。一般的に酸度が高く、ワインのような香りがします。

原料： ぶどう、ワイン
おすすめ料理：
赤ワインビネガー・肉料理、煮込み料理等
白ワインビネガー・魚料理、ピクルス等

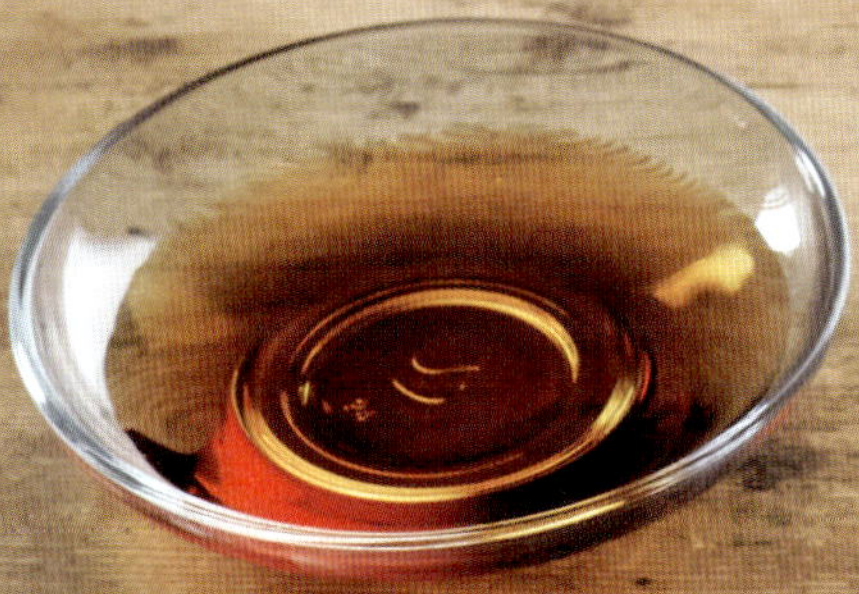

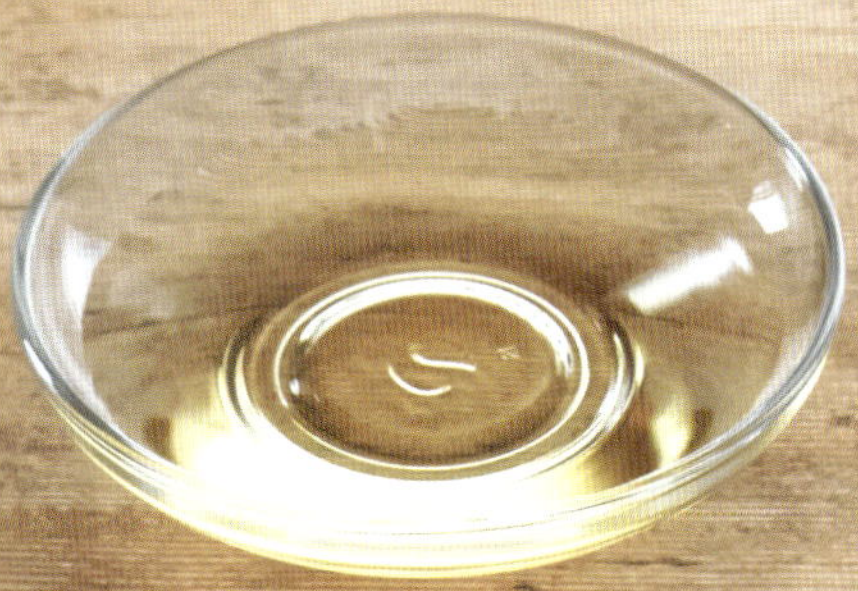

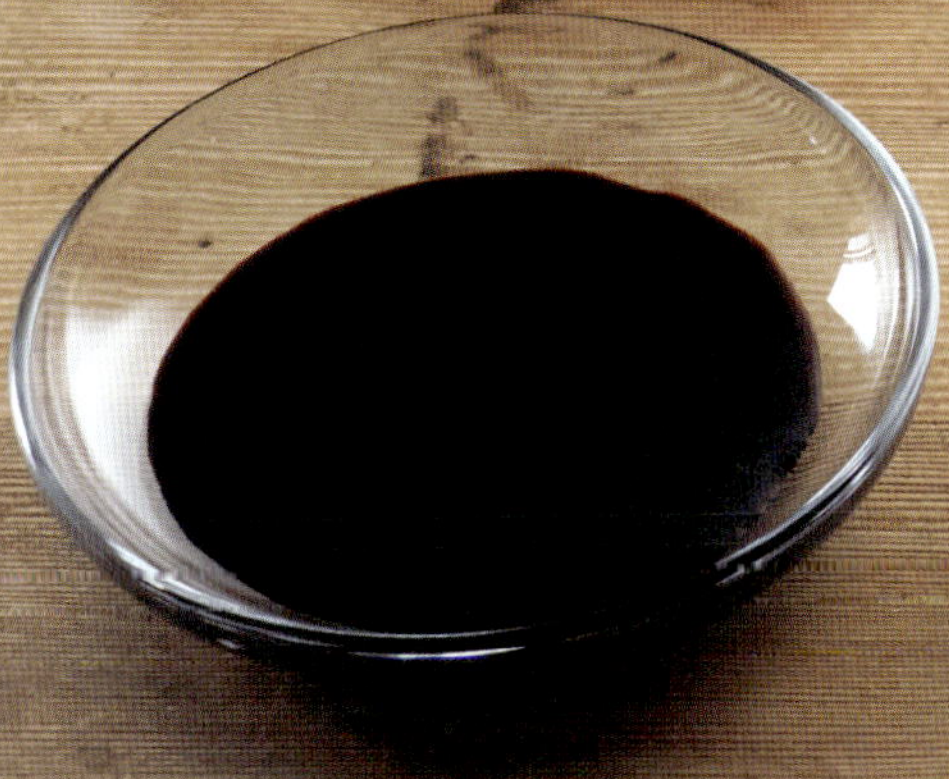

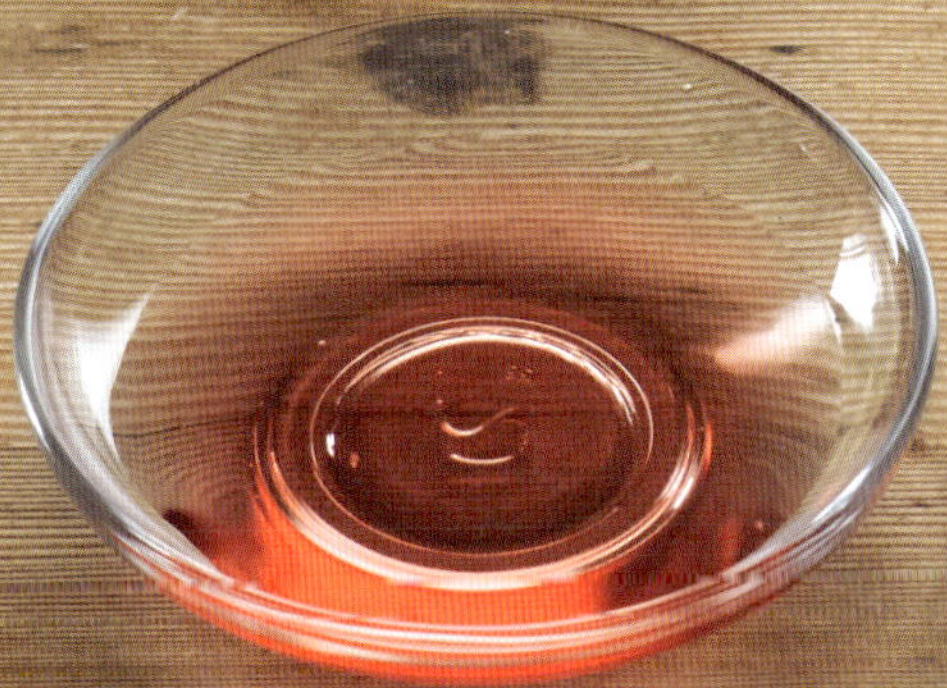

バルサミコ酢

酸味 ★★
コク ★★★★

ワイン酵母を使うワインビネガーと違い、濃縮ぶどう果汁を木樽で長期熟成させる黒褐色の酢。酸味は弱くまろやかで、独特な香りがします。

原料： ぶどう
おすすめ料理： ドレッシング、
肉魚料理のソース等

モルトビネガー

酸味 ★★★
コク ★★★★★

大麦やライ麦、トウモロコシなどを原料にした酢。イギリスやドイツでは一般的で、麦芽を利用するビールに似た風味、コクがあります。

原料： 大麦、ライ麦、トウモロコシ等
おすすめ料理： フライ、揚げ物、焼魚等

酢の仕組み、大解剖！

エタノールと酸素をエサに酢酸菌が酢酸を作り、酢に

酢は、でんぷんや糖を含んだ農作物で作ったアルコールを酢酸菌で発酵させ、酸化させたものです。酢酸菌はアルコールの主成分であるエタノールに働きかけ酢酸を生み、最終的にエタノールはほぼなくなります。

この酢酸菌は自然界に広く常在し、花や果実からも取れます。大きく分けて、アセトバクター・アセチとグルコンアセトバクター属菌があり、菌の中では珍しい酸素が必要な好気性です。アルコールの表面に菌膜を作って、空気中の酸素をエサにどんどん発酵します。アルコールには殺菌作用がありますが、酢酸菌には通用しません。酢酸菌以外の菌が死滅するなか、酢酸菌はせっせと働き続けるのです。原料や熟成によって、風味の違いを味わえます。

① アルコール

酢の起源は、偶然アルコールが酢に変化していたことからとか。世界の酢のほとんどが、アルコールから造られます。アルコールが持つ殺菌作用で、酢を造る酢酸菌は働きやすい環境に。

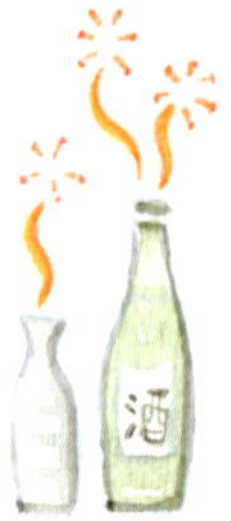

② 酢酸菌

長さ１～４μmの細長い桿菌で、アルコールの表面に菌膜をつくり酸素をエサにアルコールに含まれるエタノールを酢酸発酵させます。酸っぱい味覚の元、酢酸を生み出します。

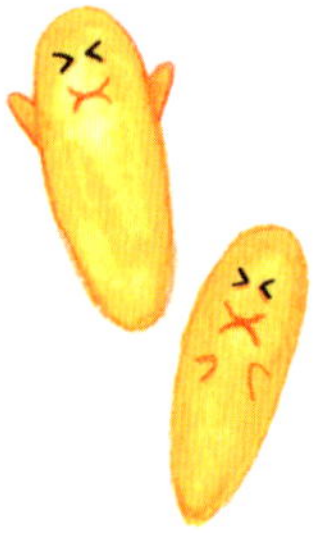

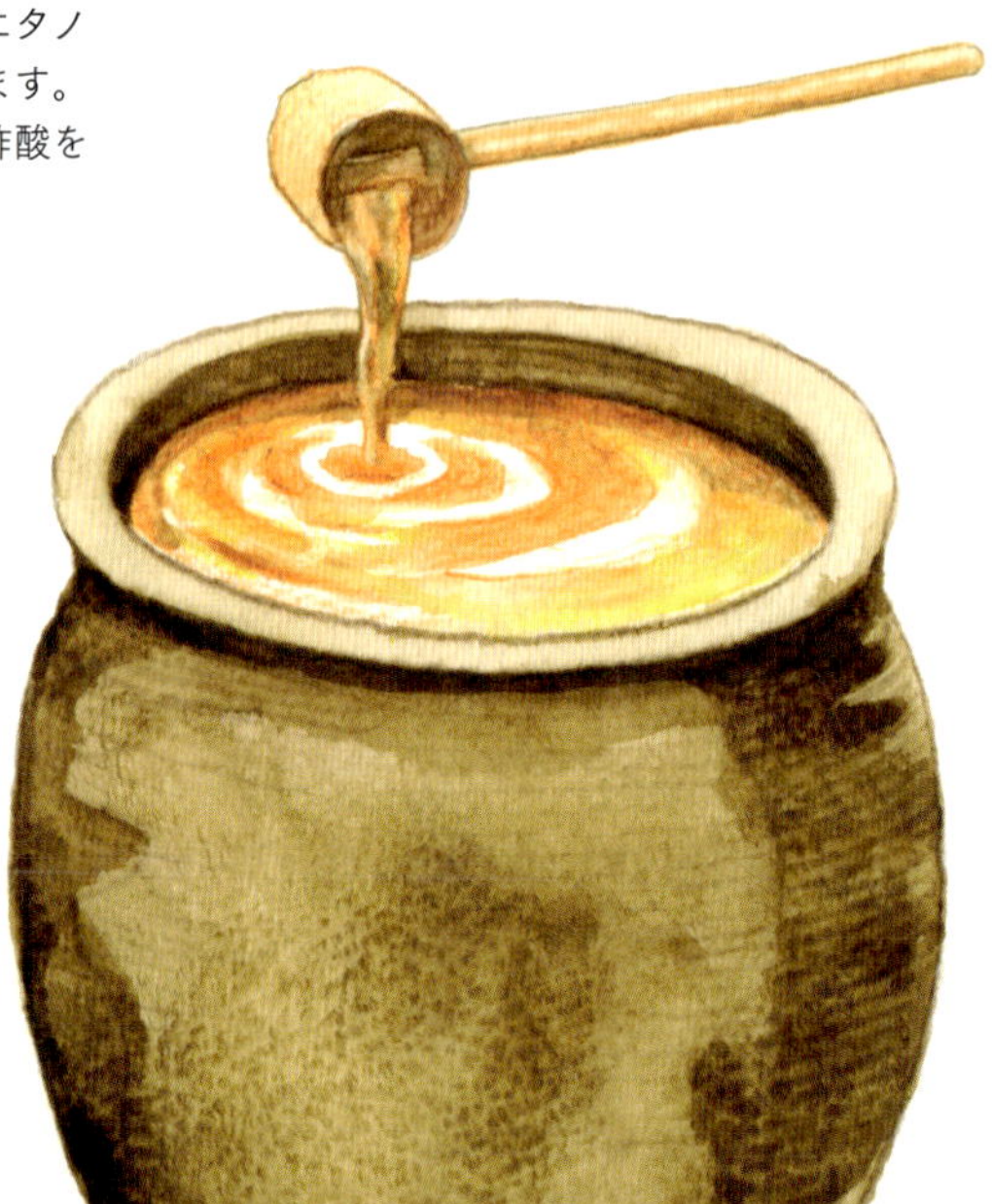

③ 酸素

空気中の20％を占める気体が酸素です。多くの細菌は発酵、言い換えれば増殖するために酸素を必要としません。酢を造る酢酸菌は、数少ない酸素を必要とする菌の一種です。

発酵の素 ―微生物―

●酢酸菌

自然界に生息する、好気性桿菌。アルコールに強い。

酢の効能

- 血液サラサラ
- 骨粗しょう症予防
- 疲労回復
- 便秘解消

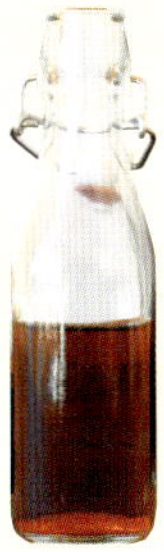

酢の基本と、身体によいこと。

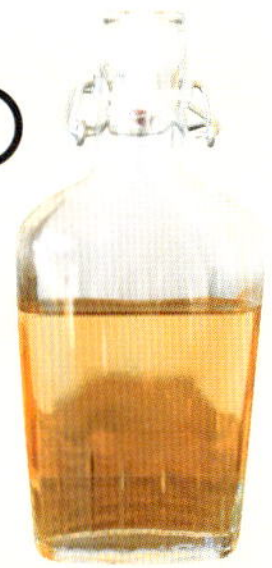

毎日大さじ1杯摂るだけで丈夫で疲れ知らずに

遥か昔から私たちの食卓を潤してきた酢には、身体へのよい影響がたくさんあります。毎日大さじ1杯を摂取するだけで、血圧が下がるとされています。小魚などカルシウムを含む食品を一緒に摂れば、カルシウムを吸収しやすくしてくれる作用も。また酢に含まれるクエン酸は身体の疲労を素早く回復する力もあるとか。このように、不規則な生活になりがちの現代人にはうれしい成分がたくさん入っているのです。

酢の力は、私たちの身体への影響だけではありません。酢で魚を〆ると日持ちがします。これは酢の強い酸性が、強力な殺菌作用を持つからです。この殺菌力は、Ｏ-１５７や腸内の悪玉菌にも影響があると報告されています。さらに動物性たんぱく質を酢に漬けておくと、身がやわらかくなります。これも強酸性のおかげです。

酢の起源はお酒に偶然、酢を造る酢酸菌が付着して生まれたと言われています。紀元前５０００年ごろの古代バビロニア人は、干しぶどうやナツメヤシを原料に酢を造っていたそうです。それだけ歴史を持つ酢は、最古の調味料とも称されています。

酢は農作物を原料にアルコールを造り、そこへ酢酸菌を加えて造ります。大きく分類すると、米や麦などの穀物から造る穀物酢、ワインやリンゴ、柿など果物から造る果実酢の2種。原料によって風味や酸味の強さが違います。

食材を雑菌から守り、現代人の身体を健康にしてくれる酢。いちばんの魅力はなんといってもその食欲をそそる風味と、料理をワンランクアップしてくれる味わい。毎日の食事に活用したいものです。

効能1

毎日大さじ1杯で血圧正常化 血液サラサラ、糖尿病予防に

毎日大さじ1杯程度の酢を摂取していると、高血圧改善、血液サラサラ、動脈硬化、肩こり、冷え性といった、血液に関する悩みを解消してくれます。

血圧を下げるのに重要な働きをするのが「アデノシン」という物質。酢が体内に入ると、主成分である酢酸が血管から取り込まれ、エネルギーになります。酢酸の代謝に伴い生成されるアデノシンにより血管が広がり、血圧が下がると考えられています。

さらに酢には血流を改善する作用があります。酢に含まれる酢酸と有機酸は、体内に入るとクエン酸に変わり、血液中の疲労物質である乳酸を撃退してくれます。クエン酸は乳酸を分解し、血液を流れやすく、サラサラにしてくれるのです。

またクエン酸は血液を弱アルカリ性にして、病気にかかりにくい身体を作るともいわれています。さらに、血糖値の急な上昇を抑える働きがあるため、糖尿病予防にも期待ができるといわれています。たった大さじ1杯で、血液の悩みに働きかける酢は、現代の食生活に必須の発酵食品です。

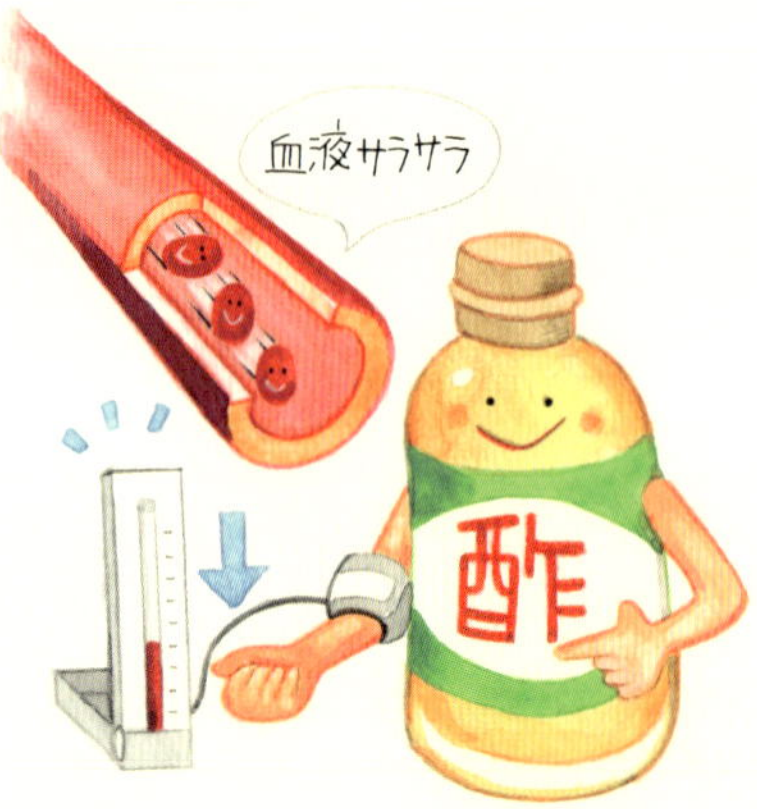

効能2

お酢で日頃のイライラ解消 カルシウムの吸収率アップ！

小魚や海藻類を酢とともに食べると、骨粗しょう症の予防やイライラ解消になるといわれています。カルシウムたっぷりの小魚を食べれば、骨が丈夫になるのは当たり前、と思うかもしれません。でも、そのままよりも酢と一緒に摂取すると、体内への吸収率が格段に高まるのです。その割合、約50％！

実はカルシウムは日本人がもっとも不足しがちなミネラルのひとつ。歯や骨の発育に影響を与え、神経の興奮を鎮めて精神を安定させます。不足すれば、骨はすかすか、イライラしやすい状態に。

私たちの心身ともに重要なカルシウムですが、実は水に溶けにくく、吸収しにくい栄養素です。それが酢とともに摂ると、酢の成分、クエン酸が水に溶け出す水溶性に変え、腸壁からの吸収率を高めてくれます。この効果をクエン酸の「キレート作用」と呼びます。キレート効果はカルシウムだけでなく、昆布やわかめなどの海藻類、大豆やアーモンドに多く含まれるマグネシウム、ひじきや豚のレバーなどに多い鉄分全般にも働きかけます。マグネシウムはカルシウム同様、歯と骨を丈夫に。また、鉄分は貧血に効果的といううれしい効果も報告されています。

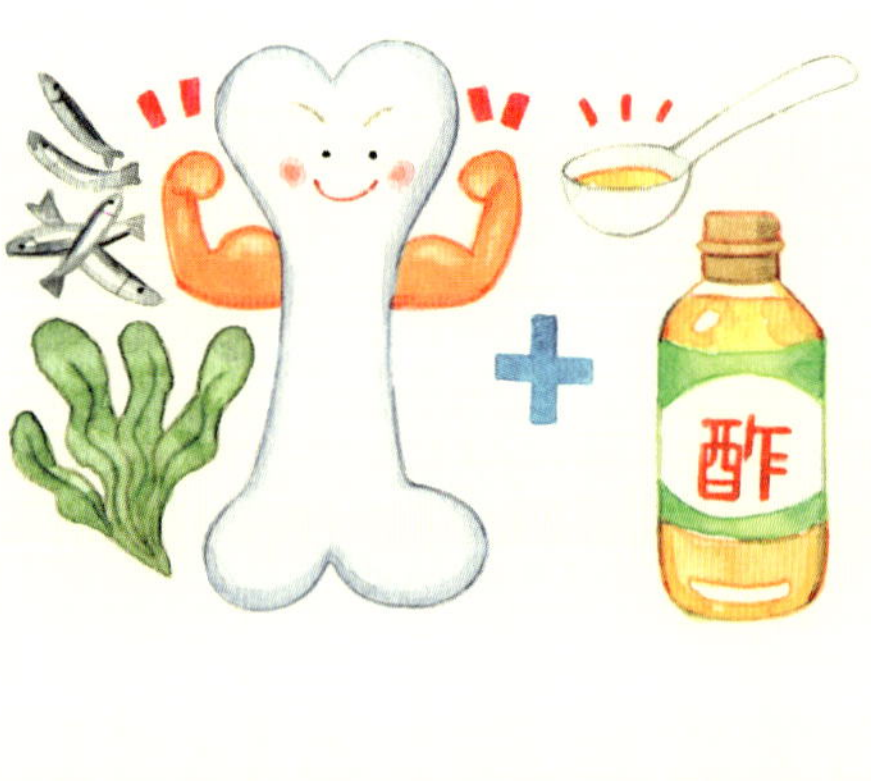

効能3

クエン酸が疲労物質を撃退！疲れた身体にすっぱさ補給

疲れたなぁと思ったら、酢を使った料理やスイーツ、ドリンクを。酢は疲労回復にぴったりです。

果実酢の酸味は「クエン酸」です。私たちが口にすると、食べ物は体内で燃焼しエネルギーに変化します。このとき、エネルギーになり損ねた燃えカスのような疲労物質を、クエン酸が分解してくれるのです。

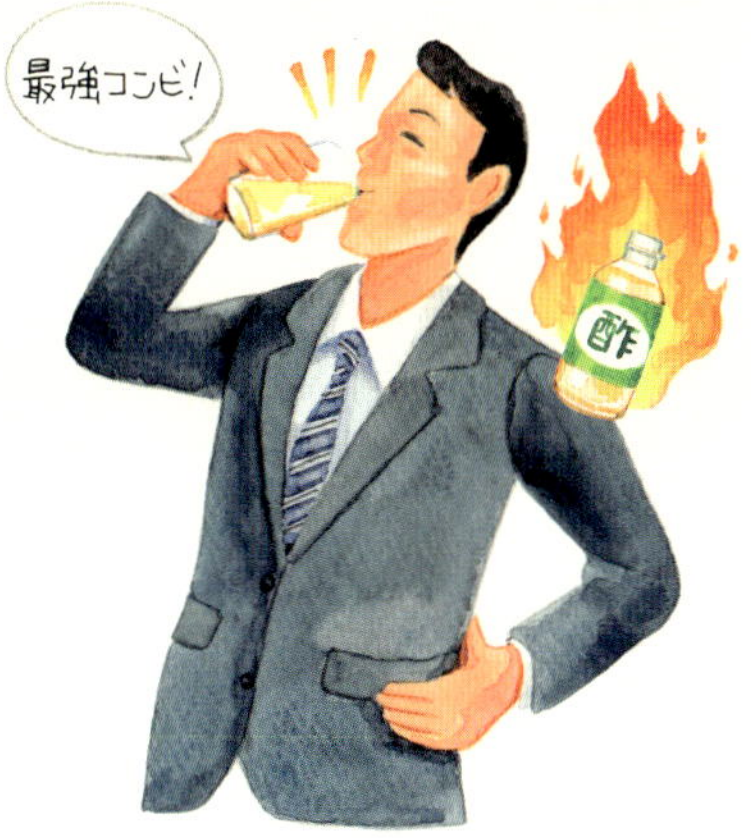

酢と、エネルギー源の糖質や動物のレバーや豚ヒレ肉などを一緒に摂れば回復力がよりアップ。これらに多く含まれるビタミンB群は、糖質をエネルギーに変えるのに欠かせない栄養成分。エネルギー代謝をスムーズにしてくれます。

疲労物質は酸性物質。クエン酸はこの酸性物質を分解してエネルギーに変え、再びクエン酸に戻ります。これを「クエン酸サイクル」と呼びます。クエン酸サイクルでエネルギー代謝が一巡するころには、体内の疲労物質が減少し、疲れが取れた状態になるのです。

クエン酸サイクルが順調だと、疲労回復だけでなく、肥満改善にも役立つそう。エネルギー代謝がスムーズに進むので、カロリーを消費しやすくなるとか。酢は疲れ知らずで健康的な身体にしてくれる貴重な調味料なのです。

効能4

酢の強力な殺菌作用で腸活＆アンチエイジング

酢を普段の食事に取り入れていると、腸内では善玉菌が元気に活動するため、便秘しらずのきれいな腸でいられます。老廃物が腸にたまりづらいので、消化のよい身軽な身体を手に入れたい人にオススメです。

酢はご存知の通り、強酸性の食品です。生魚を酢でしめると長持ちするのは、この強酸性による殺菌作用のおかげ。この殺菌作用は、腸内の悪玉菌を減らすと言われ、さらに酢に含まれている「グルコン酸」は、善玉菌であるビフィズス菌の大好物です。

便秘で腸に便が長く留まっていることは、体内に有害物質や老廃物を溜めるのと同じこと。特にたくさん食べがちな人こそ、腸活後のスッキリ感を味わってみてほしいもの。悪玉菌の撃退と、善玉菌の活性化。酢の相乗効果で、ぜひお腹スッキリ生活を。また、便秘が改善すると、アンチエイジングにもつながるといわれています。便秘が続くと、身体を老化させる原因ともいわれる活性酸素の発生を促してしまうのです。

老化に負けない身体を作る要因となる酢の殺菌力は、なんとO-157にも影響があるという報告があるほどです。

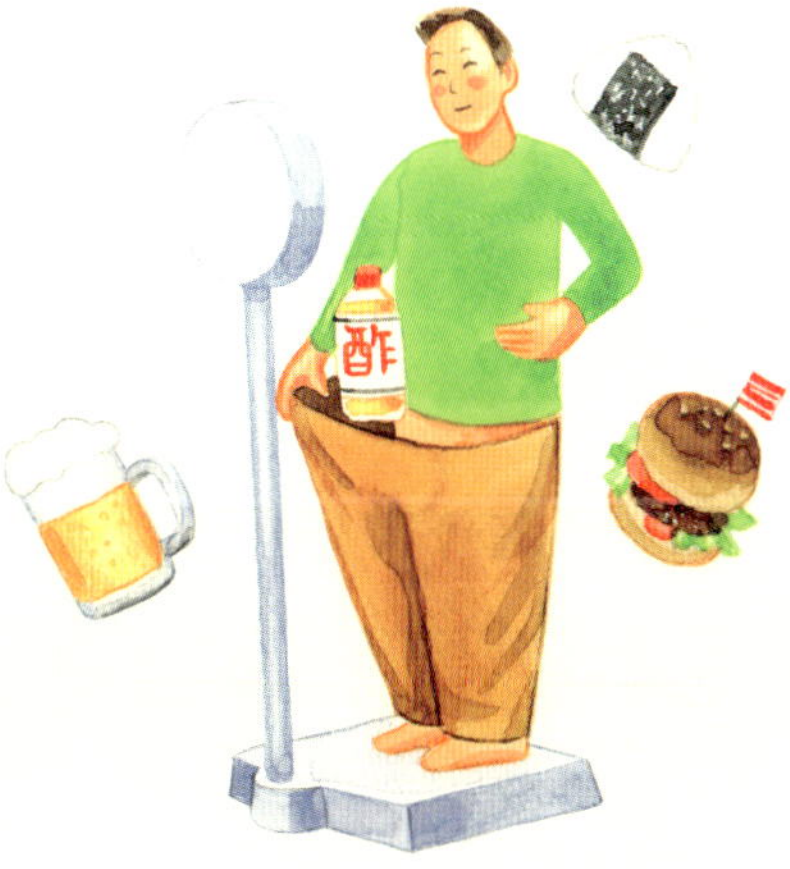

酢ができるまで図鑑

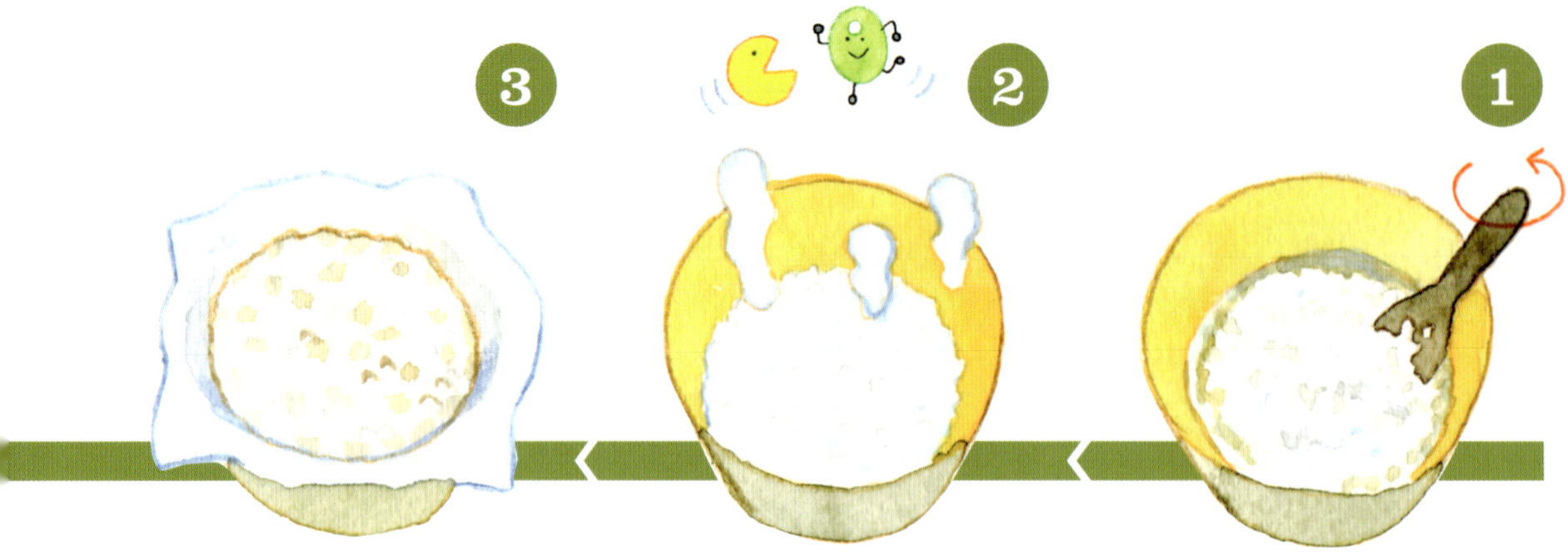

1 米をよく洗い浸水後、蒸す

まずは米を原料とするアルコールを造ります。よく洗った米を十分な量の水に1時間ほど浸し、米にしっかり吸水させます。水をきった米を蒸し器へ移動。麹菌を繁殖させるために米を蒸します。

そのとき、菌は？

まずは、麹菌を繁殖させるための準備段階として、米を蒸します。種菌が気持ちよく増殖できる場ができるまで、種菌は出番待ち。種菌にとって、準備が最も重要です。

2 麹と酵母でアルコールを造る

一部の蒸し米に麹菌を付け、麹を育てます。蒸し米に麹を加えて繁殖、米のでんぷんを糖化します。さらに水、酵母を加えてアルコールにします。むらのないようかき混ぜ温度に注意します。

そのとき、菌は？

麹が米のでんぷんをエサに糖化し、酵母がその糖をアルコールに変化、発酵させます。適温を保っていれば、発酵はどんどん進み、アルコールになっていきます。

3 濾過してアルコールと粕に分ける

液体を濾過し、アルコールと粕に分けます。ここまでの過程は、日本酒造りとほぼ同じ。液体のアルコールは酢にするために次の過程へ。個体の粕は現在では飼料等に利用されています。

そのとき、菌は？

仕込んだ容器内はアルコールに変わったため、雑菌を寄せ付けない状態になります。これでやっと、酢のもとである酢酸菌が増殖しやすい、働きやすい環境が整いました。

お酒があるから酢ができる⁉ 酢とお酒は切れない縁

紀元前5000年ごろから造られていたという酢。放っておいたお酒がいつのまにか酢になっていたことがはじまり、と言われています。そのため、世界各国で利用されている酢は、その国のお酒またはその原料から造られるものが多いようです。古くからワインを飲む習慣のあるヨーロッパでは、ワインから造るワインビネガーやワインの原料であるブドウから造るバルサミコ酢を。ビールやモルトウイスキーが人気のイギリスでは、麦芽を利用したモルトビネガーが使われています。紹興酒発祥の中国では、紹興酒の原料でもあるもち米を使った酢があります。

日本で古くから親しまれているのは米酢ですが、昔は酒が酢になってしまって日本酒の蔵が倒産した、という話もあったようです。酒＝アルコールがあっての酢であるせいか、日本では、酢の製造販売は酒税法に基づき国の許可が必要。家庭で作りやすい、渋柿を原料とする柿酢も同様です。アルコールと酢は切っても切れない関係なのです。

お酒から生まれるという酢。アルコール発酵の後に、
何が起きているのでしょうか。
お酒が酢になるまでの工程に迫ります。

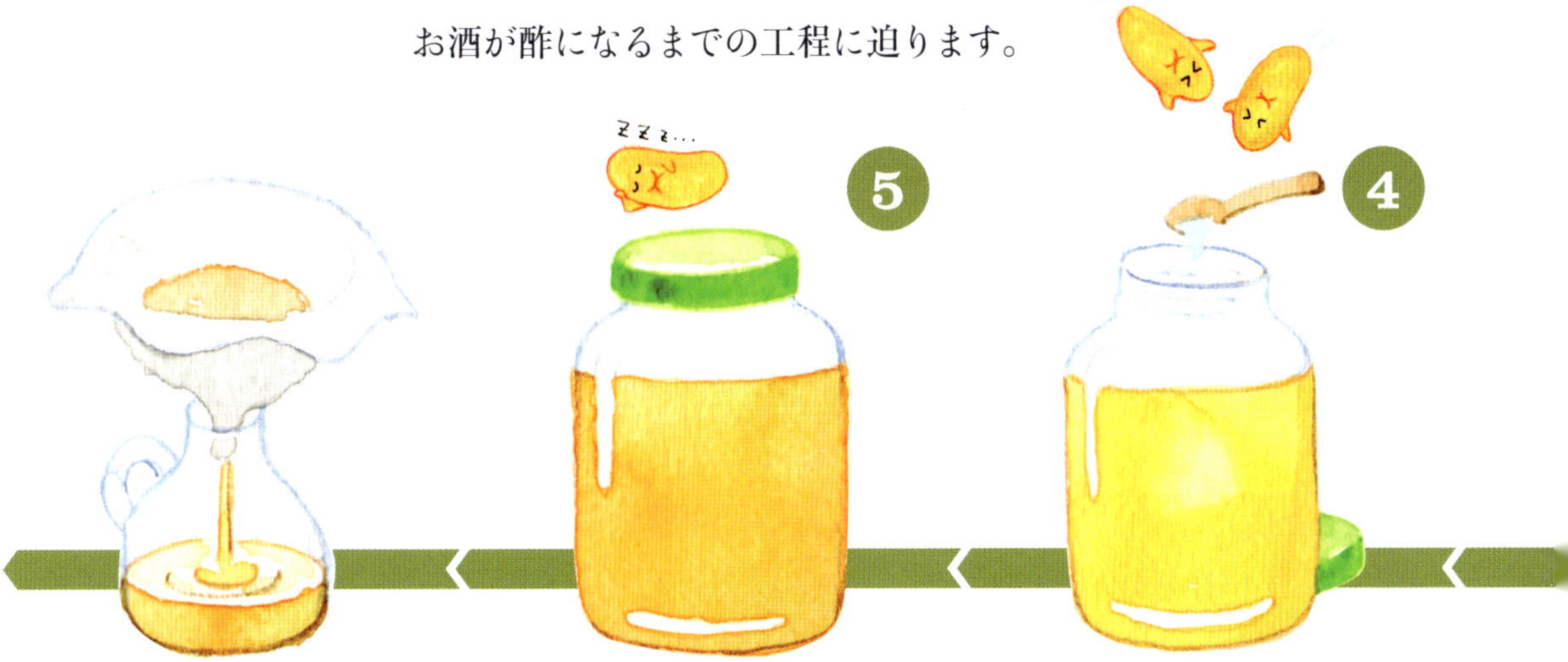

4 酢酸菌を加え、酢酸発酵させる

アルコールの主成分であるエタノールを酢酸にするため、酢酸菌を加えます。1ヵ月ほど酢酸菌による発酵を促します。攪拌しながら発酵させる速醸発酵法に対し、この方法を静置発酵法と呼びます。

そのとき、菌は？

酢酸菌は、液体の表面に膜を作り、酸素を取り込んでアルコールを酢に変えていきます。この膜は、産膜酵母と呼ばれています。アルコールと酸が活動し、雑菌を寄せ付けません。

5 熟成させる

じっくり熟成させます。発酵が進まないよう温度に注意し、1ヵ月ほど寝かせて、酢のツンとした刺激を抑え香りを和らげまろやかな味に調えます。旨みとコクが生まれるのを待ちます。

そのとき、菌は？

アルコールがほぼなくなり低温のため活動は鈍くなりますが、酢酸菌はまだ生きています。発酵が進みすぎると風味が悪くなるので、ほどよい旨みになるよう熟成させます。

濾過、火入れをして完成

熟成させている酢を濾過し、加熱殺菌をして、完成です。メーカーによっては、熟成に1年、3年、5年と時間をかけ、深い味わいをウリにした商品も。最近では酢に調味料を加えた調味酢も人気。

そのとき、菌は？

加熱処理をすることで、酢の中の酢酸菌は死滅します。これ以上、発酵は進みません。料理やスイーツに利用して、酢酸菌が生み出す身体によい酢を取り込みましょう。

食糧難の時代は合成酢も 今も昔もお酒と酢酸が酢に

お酒に空気中の酢酸菌が加わり発酵した酢ですが、現在でも作り方の基本は同様。酢専用にアルコールを造り、酢酸菌を足します。

常在菌による酢酸発酵に任せていた酢ですが、江戸時代に入り少量の酢を種酢として加える方法が広まります。同時に、完成した酢を使ったら、同量のお酒を継ぎ足しておけば継続的に酢の醸造が可能になることを発見。その後、酢酸菌を加える方法が生まれ、1950年代に機械式発酵装置が開発されるまで木桶や陶器の甕で醸造が行われました。

米の生産量が少ない戦後の一時期には、化学合成で作られた酢酸を水で薄めて甘味料等で味を調えた合成酢が利用されます。栄養はもちろん味わいが著しく劣るため、今ではほぼ見かけなくなりました。現在、酢の醸造は大きく分けて表面のみで発酵が進む静置発酵法と、仕込んでいる容器を攪拌しかつ底から気泡を通気させ発酵を促す速醸発酵法が採用されています。日本の酢の多くは、前者で製造されています。

女子栄養大学 五明先生に聞く

酢の調理と組み合わせのコツ

1

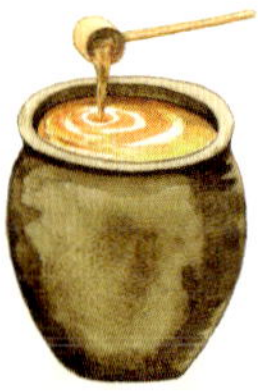

カルシウムと一緒に酢を摂取
吸収率アップで
丈夫な身体に

日本人には不足しがちと言われるカルシウム。酢と一緒に摂取すれば吸収率が大幅にアップします。カルシウムは酢と結び付くと、水溶性の酢酸カルシウムに変化。体内への吸収率がぐんと高まるのです。カルシウムが多く含まれている食材に魚介類があります。酢は魚介類のくさみも取り除いてくれるので、魚料理に取り入れれば一石二鳥。煮込み料理や魚介の鍋のつけだれ等に利用しましょう。

2

酢が肉や魚の酵素に活！
身をやわらかに
旨みアップ

調理の際に酢を加えたり、食材を酢に漬けこんだりすると、食材は酸性になります。肉や魚は酸性になると、たんぱく質分解酵素・プロテアーゼが活発に。この酵素は、たんぱく質の分子同士を分解、すなわち身をやわらかくしてくれます。さらに、旨み成分であるアミノ酸を生み出します。やわらかくなって旨みまで増加。安価な肉や魚も、酢を活用すれば味わいアップ。裏技のひとつです。

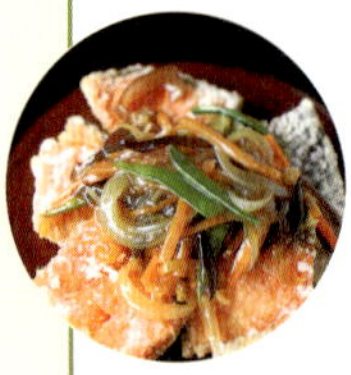

3

さわやかな
酢の風味で
食欲のないときの料理にも

血圧降下、骨粗しょう症、疲労回復、糖尿病予防……と健康効果にいとまがない酢ですが、忘れてはいけないのがその食欲をそそる風味。揚げ物など、油っこい料理などもさっぱりと味わえます。暑くて食欲のないときや、もう一品ほしいな、というときは酢の物はどうでしょう。おいしいだけでなく、身体にもいいこと尽くし。酢とほかの調味料の、好みの黄金比率を覚えておきましょう。

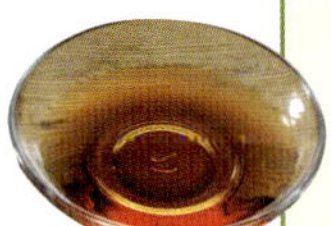

4

果実と氷砂糖で
疲労回復サワードリンク

多くの生活習慣病に役立つとされる酢ですが、毎日摂取してこその健康効果。そこで、体内に取り込みやすいドリンクで味わってみてはいかがでしょう。果実と氷砂糖と好みの酢を合わせて数日寝かすだけで、フルーティな健康ドリンクのできあがり。果実を柑橘類にすれば、クエン酸の相乗効果で、疲労回復にぴったりのドリンクに。水や炭酸で割って、おいしく体内チャージ。夏バテ防止にもオススメです。

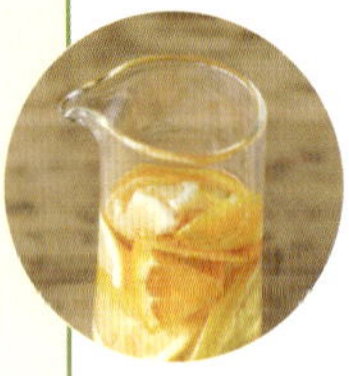

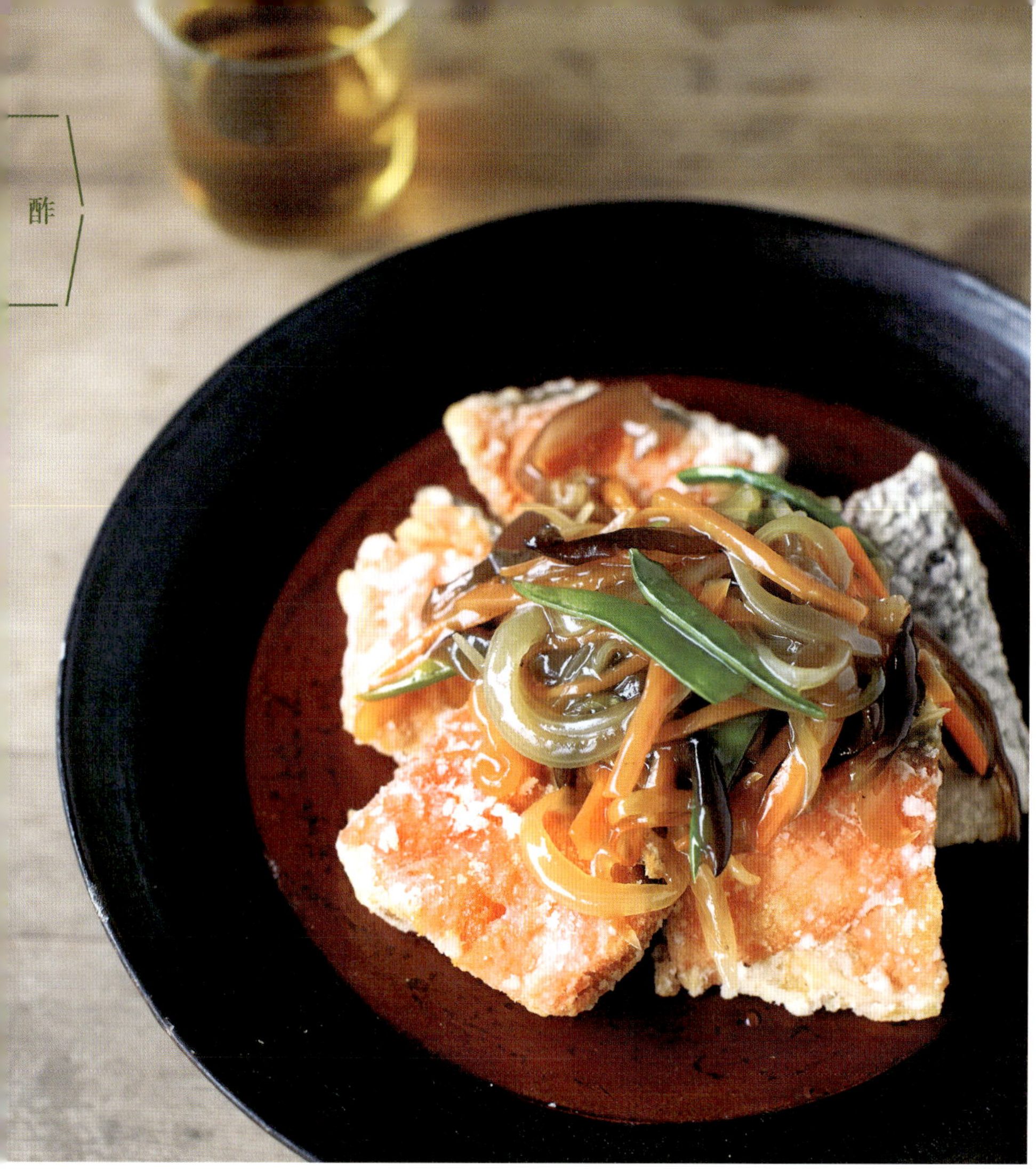

鮭の甘酢あん

魚のカルシウムを酢でしっかり吸収

材料（2人分）

鮭 …… 2切れ
塩・胡椒 …… 適宜
玉ねぎ …… 小1/2個
にんじん …… 1/5本
きくらげ …… 乾5個
さやえんどう …… 4〜5枚
片栗粉 …… 適宜
油 …… 適宜
甘酢あん
　砂糖 …… 大さじ1と1/2
　しょう油 …… 大さじ1
　酢 …… 大さじ1
　ガラスープの素 …… 小さじ1

作り方

1. 甘酢あんの調味料を、水60mlと混ぜ合わせておきます。鮭はひと口大に切って、塩、胡椒をふっておきます。10分ほどおいたらキッチンペーパーで水気をふき取り、片栗粉をまぶして油で揚げます。
2. 玉ねぎは薄切り、にんじんは千切り、きくらげは水で戻して食べやすい大きさにカットします。
3. 熱したフライパンに油をしき**2**を炒め、甘酢あんを加えます。沸騰したらさやえんどうを入れて火を通し、水溶き片栗粉でとろみを付けます。
4. **1**の鮭をお皿に盛り付け、**3**の甘酢あんをかけてできあがり。

Point

魚のカルシウムを酢でしっかり吸収できるレシピ。甘酢あんの材料をすべて混ぜておくことと、とろみ付け用の片栗粉を水で溶いておけば、あとは簡単。鮭を揚げて、野菜を炒めるだけで、本格的な一皿を味わえます。

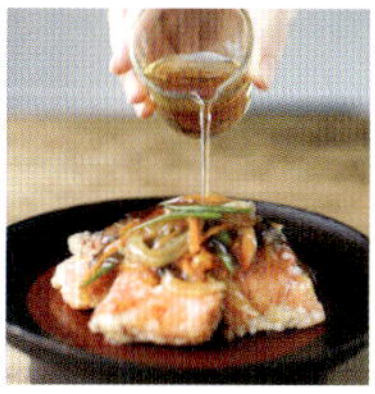

食欲のないときに重宝するさっぱり惣菜

わかめときゅうりの酢の物

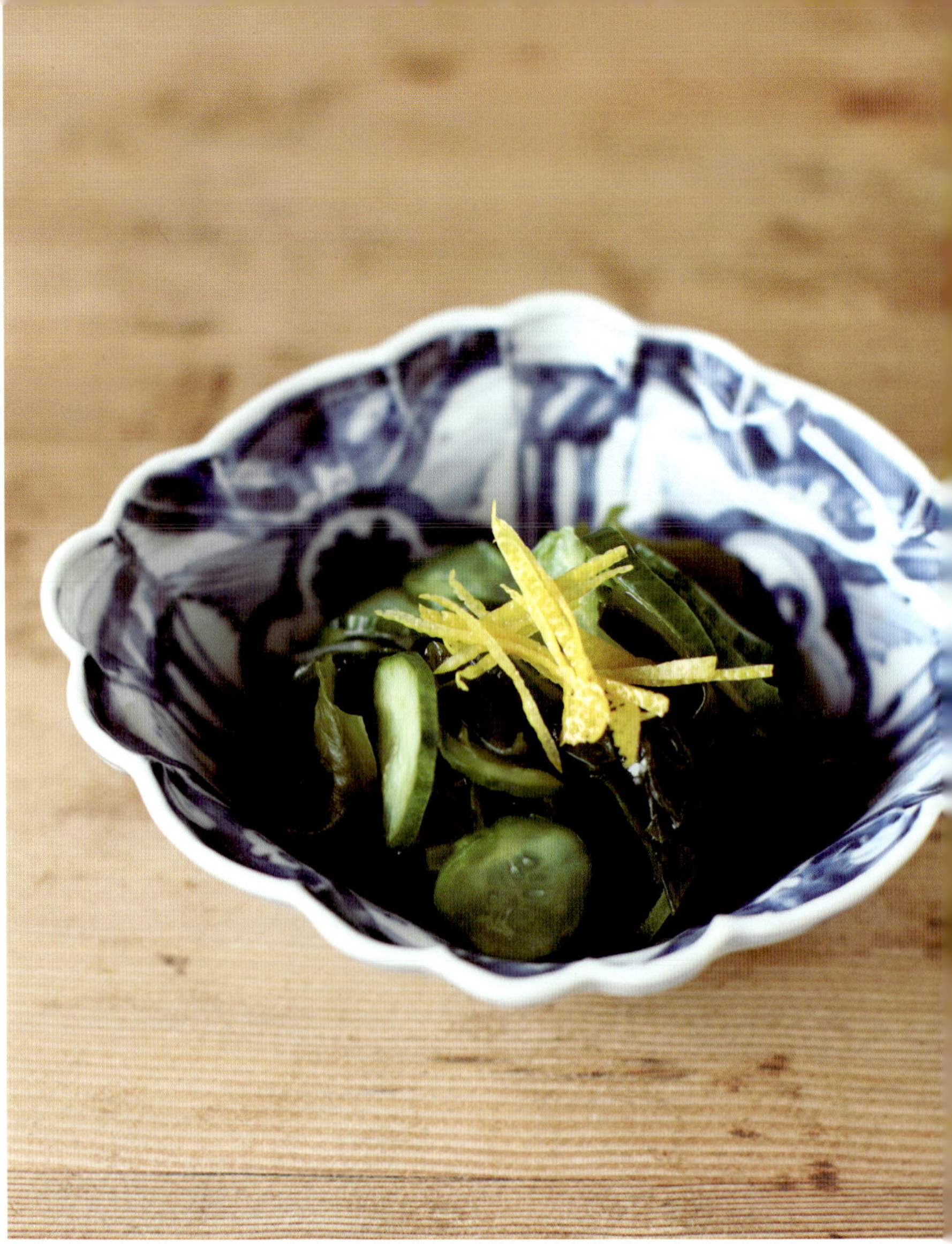

材料（2人分）

水で戻したわかめ …… 20g
きゅうり …… 1本
合わせ酢
　酢 …… 大さじ1
　砂糖 …… 小さじ1/2
　塩 …… ひとつまみ
ゆずの皮 …… 適宜

作り方

1. 水で戻したわかめに熱湯をさっとかけ、食べやすい大きさに切ります。
2. きゅうりは薄く輪切りにして軽く塩でもんで、水洗いして水気をよく切ります。
3. ボウルに合わせ酢の材料を入れてよく混ぜ合わせ、わかめ、きゅうりを加えて和えます。
4. **3**を器に盛りつけて、上にゆずの千切りを添えて出来上がり。

Point

夏の暑い日や、休調不良で食欲のないときに、一品あると便利なのが酢の物。酢、砂糖、塩に比率を覚えておくと便利です。だしやしょう油を加えるなどして、好みの味に挑戦してみてください。

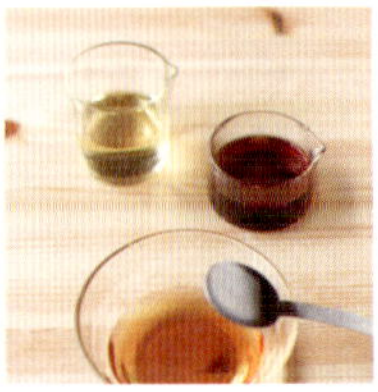

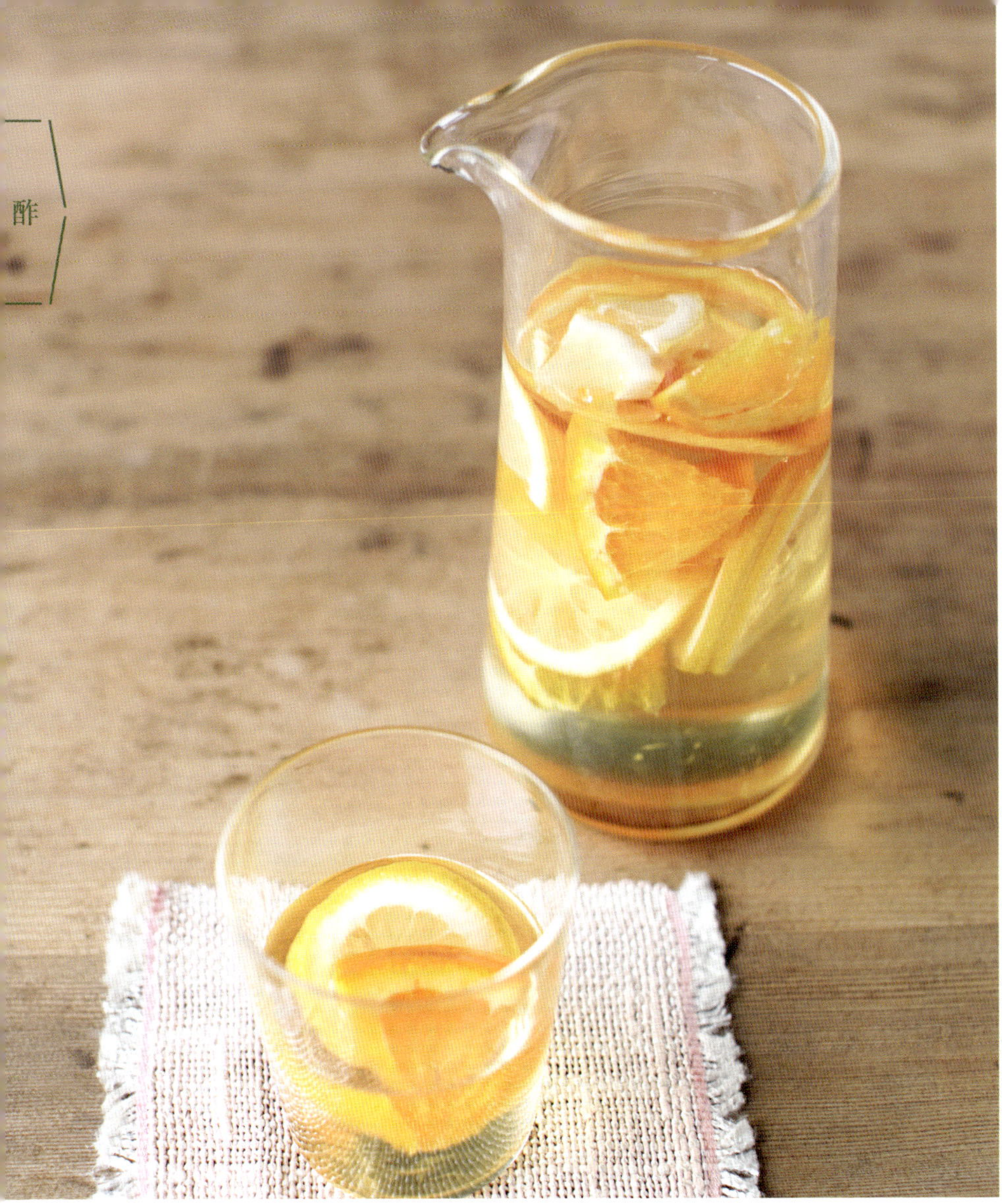

果実酢

ビタミンCたっぷりの疲労回復ドリンク

材料

みかん・レモン	各300g
好みの酢	300mℓ
氷砂糖	200g

作り方

1. 保存瓶を熱湯消毒しておきます。
2. よく水洗いしたみかん、レモンを横にスライスしておきます。
3. 保存瓶に氷砂糖、みかん、レモンの薄切りを入れて酢を注ぎ、よくかき混ぜます。
4. 1週間ほど冷蔵庫に保存。氷砂糖が溶けていれば飲み頃です。水や炭酸で割っていただきます。

Point

果物は皮ごと入れたほうが風味が増すので、なるべく無農薬のものを使いましょう。酢は果実酢を使うと、酸味がまろやかになります。2、3ヵ月が飲み切りの目安。旬の果物でいろいろ試してみてください。

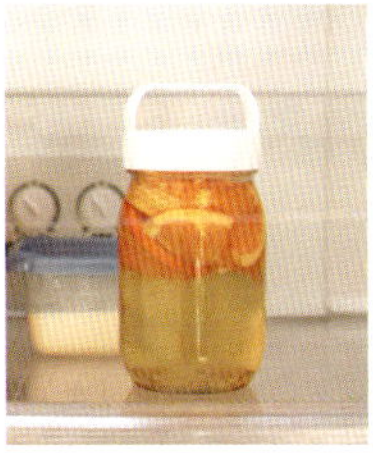

その香り、味が、日本の食文化に
なくてはならないしょう油。
少量ではありますが、
私たちがほぼ毎日口にしているしょう油には、
多くの健康効果を期待
できることがわかってきました。
味だけでなく、身体にもよい影響を
与えてくれるしょう油の秘密に迫ります。

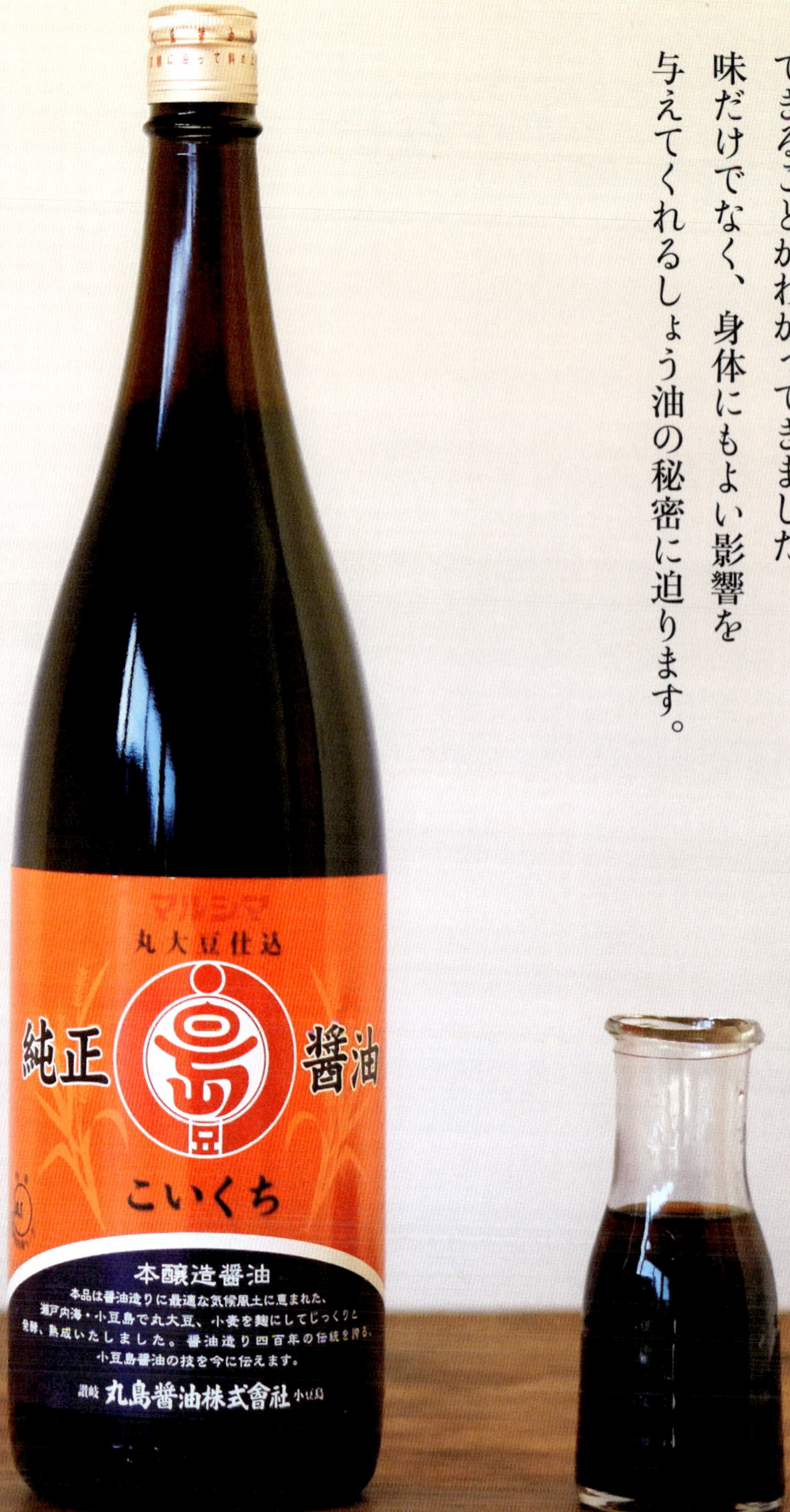

なくてはならない
魔法の液体

しょう油

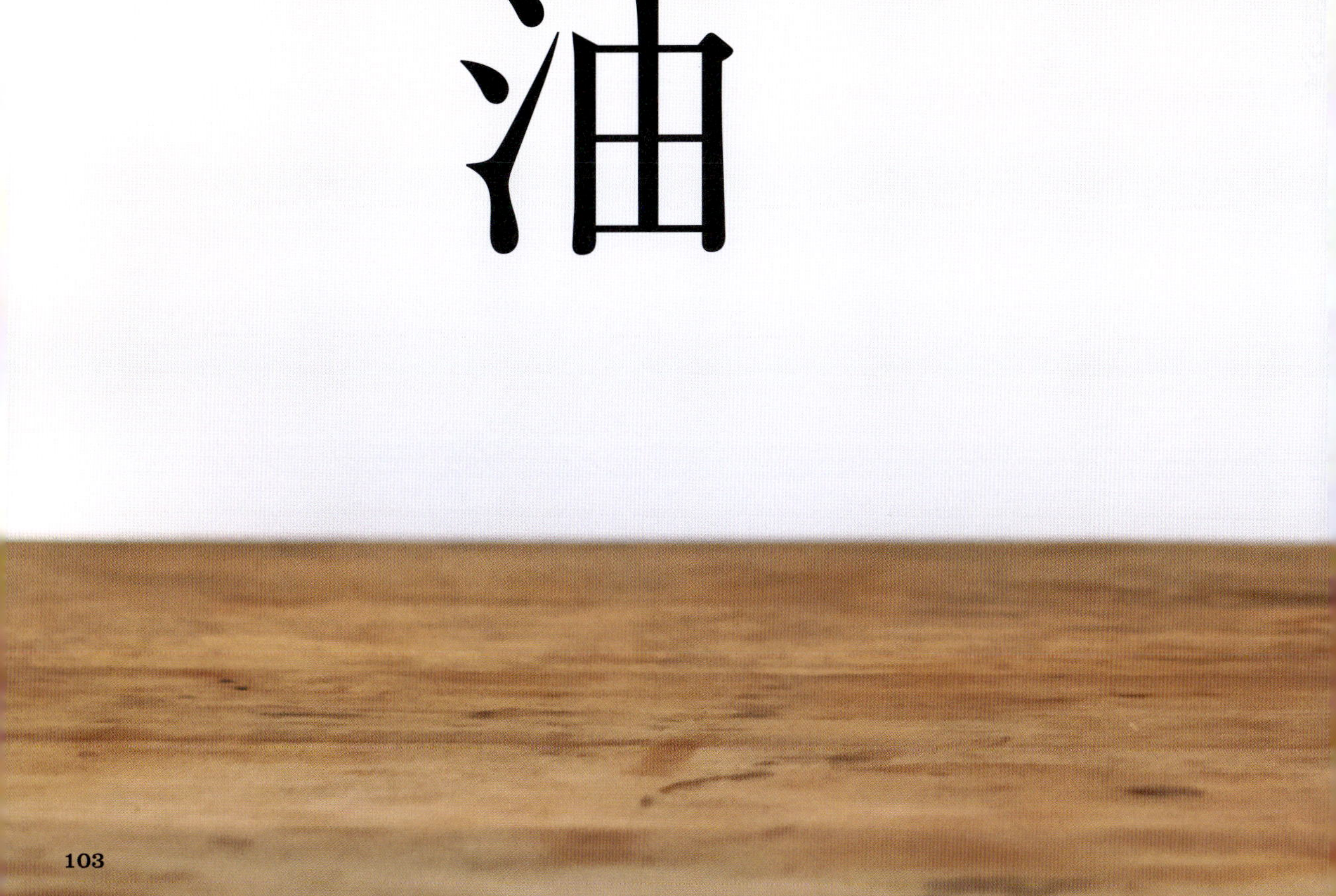

しょう油の種類大事典

しょう油ほど地域性のある調味料はありません。
みそは各家庭の出身地の食文化を受け継ぐようですが、しょう油は住んでいる場所の食文化に影響されるようです。
また料理の種類によっても、使われるしょう油は変わります。

濃い口しょう油

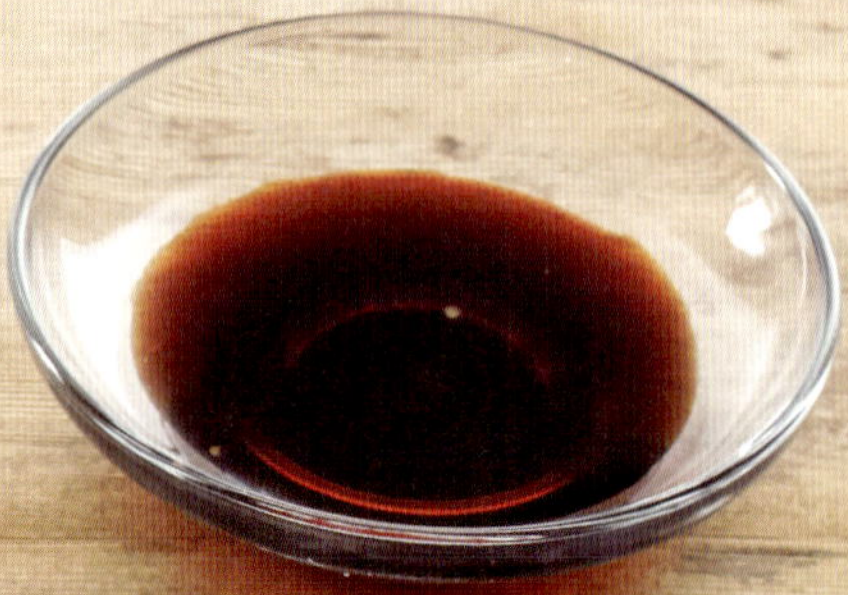

色	濃い
塩分	高い
コク	強い

原料は大豆と同量に近い小麦です。関東を中心に全国的に利用されていて、その量、しょう油の全生産量の約80%も。香りの高さも特長です。

産地：関東甲信越、東北、北海道

薄口しょう油

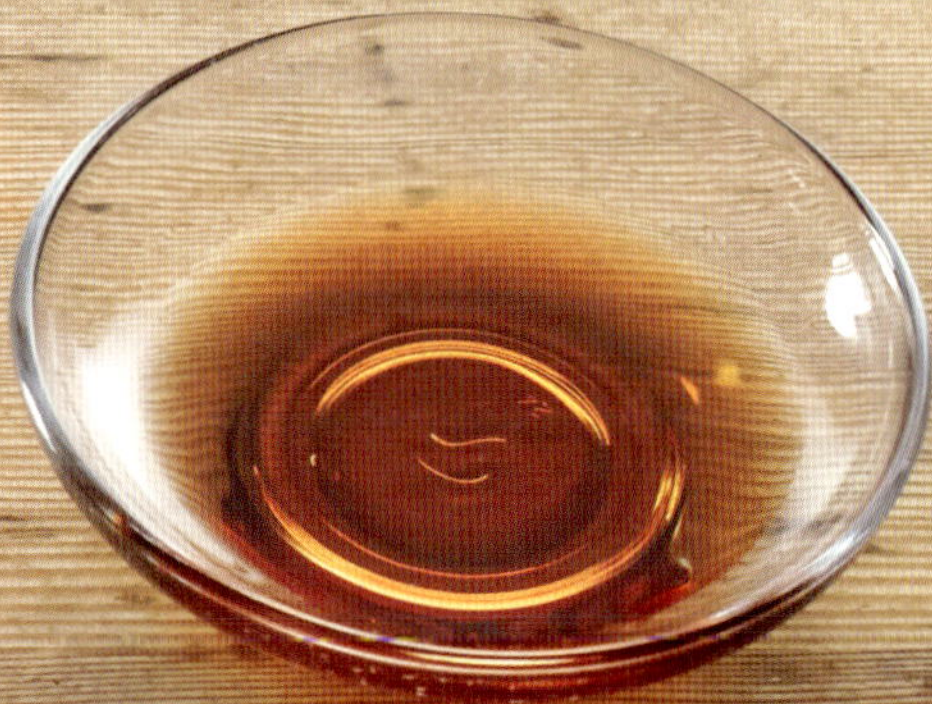

色	濃い口に比べ薄い
塩分	濃い口よりも高い
コク	強い

原料は丸大豆と軽く焙煎した小麦で、仕上げに甘酒や水あめを加えます。関西を中心に好まれ、料理の素材を活かすため、色、香り、旨みは控えめ。

産地：兵庫、関西

生しょう油

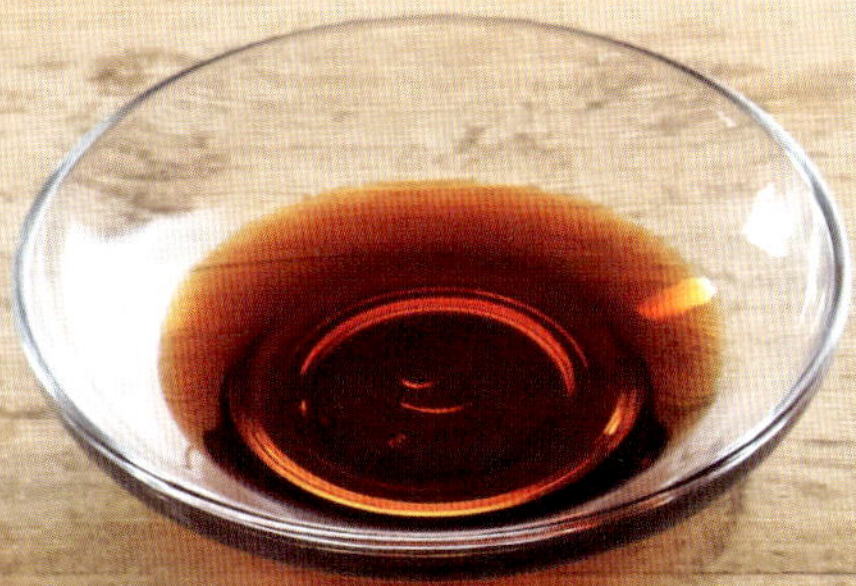

色 濃い
塩分 高い
コク 控えめ

もろみを絞ったあとに火入れをせずに、ろ過して微生物を取り除いたしょう油。香りは控えめ。近年大手メーカーが発売して以来、全国的に流通。

産地：千葉

たまりしょう油

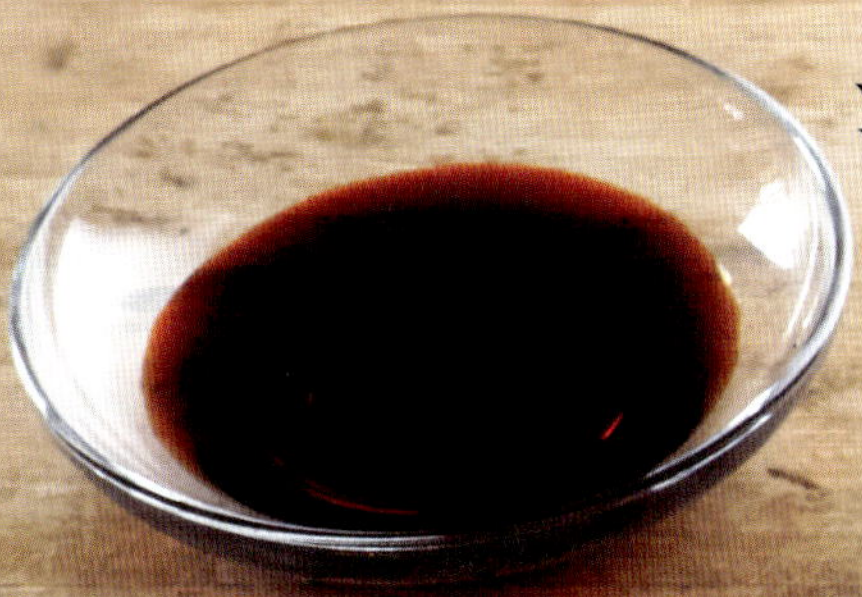

色 濃い
塩分 高い
コク 強い

原料はほぼ大豆のみ。愛知を中心に、中部、東海地方で好まれています。濃い口よりも長く熟成させるため、旨み成分が多く、とろりと濃厚。

産地：東海地方

白しょう油

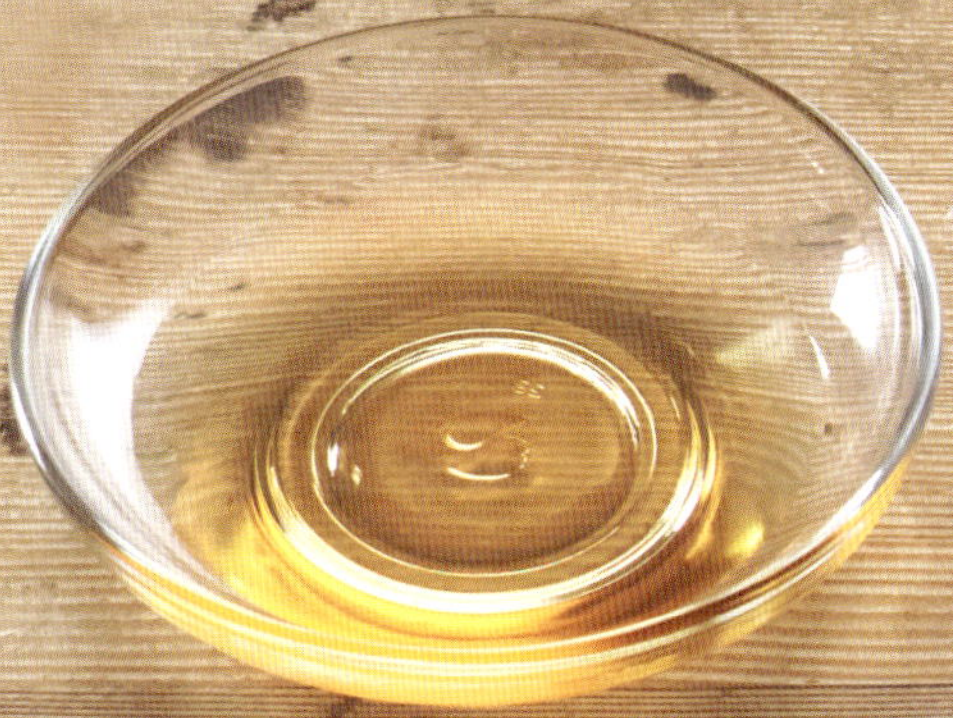

色 薄い
塩分 濃い口よりも高い
コク 濃い口より強い

小麦をメインに、少量の大豆で造ります。江戸末期に愛知で造られるようになったしょう油。旨みやコクは控えめ、麹の香りと甘みが特徴です。

産地：愛知

再仕込みしょう油

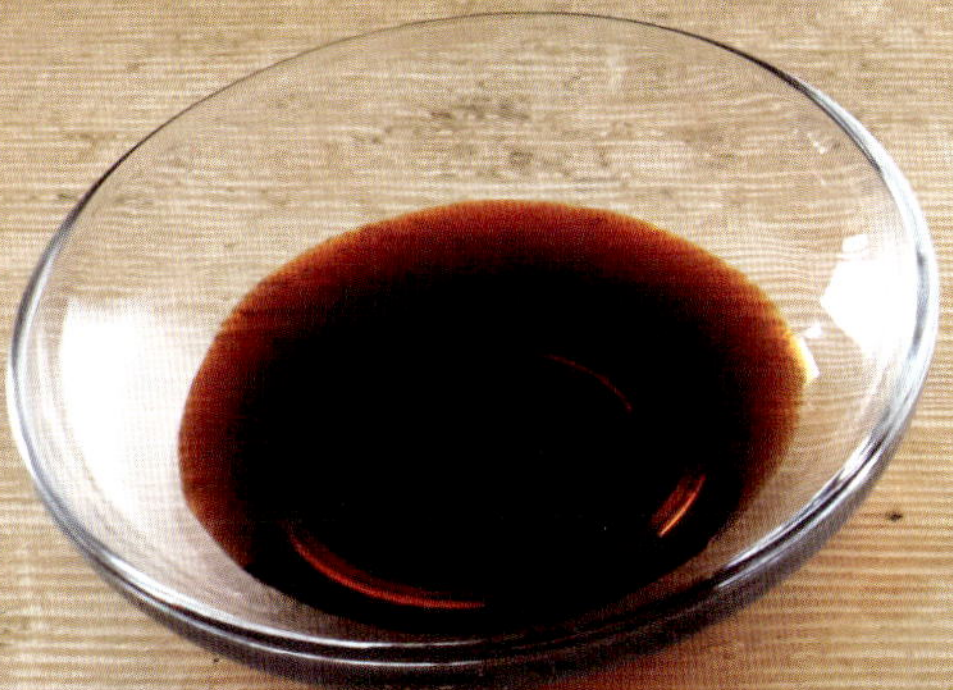

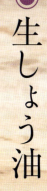

色 濃い
塩分 高い
コク 強い

仕込みの際に、塩水の代わりに発酵、熟成させたもろみから絞った生揚げしょう油を使います。山口県柳井地方発祥の、とろみのある濃厚なしょう油です。

産地：島根から福岡の日本海沿岸

しょう油の仕組み、大解剖！

旨みと香り成分が凝縮した微生物が作る黒い液体

蒸した大豆と炒って砕いた小麦に麹菌を加えて、しょう油麹と呼ばれる麹を作ります。しょう油麹に塩水を加えもろみを作り、発酵、熟成させて絞ったらしょう油の出来上がり。

まずは麹菌が、大豆と小麦のたんぱく質をアミノ酸に、でんぷんを糖に分解。大豆のたんぱく質は、グルタミン酸など、約20種類ものアミノ酸やペプチド類を、小麦からはブドウ糖や麦芽糖などを作ります。もろみになると、自然界の乳酸菌が糖を分解し、乳酸等の酸を生みます。さらに酵母が残りの糖を分解し、香り成分を作ります。その数、なんと300種類以上。なかにはコーヒーや果物、花などの香り成分と同じものも。それらがしょう油特有の香りになるのです。

① 麹

原料となる大豆と小麦を蒸したものに、麹菌を付着させて繁殖させたもの。多くのアミノ酸やペプチド類、ブドウ糖、麦芽糖等を生成し、乳酸菌の働きを促進する酵素を生み出します。

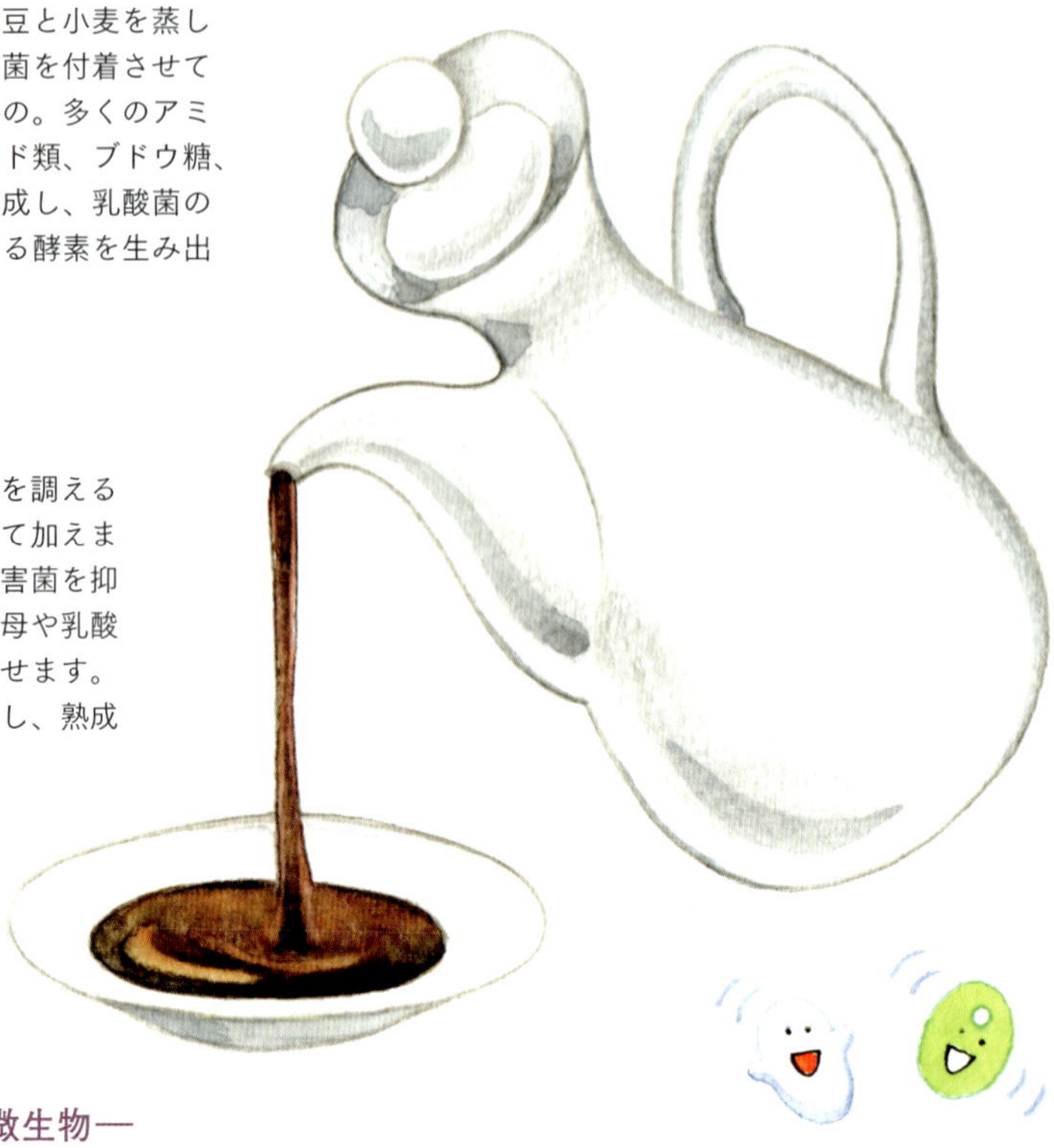

② 塩

塩は保存と殺菌、味を調えるために、水に溶かして加えます。腐敗菌などの有害菌を抑え、塩に負けない酵母や乳酸菌をゆるやかに働かせます。これら微生物が増殖し、熟成が進みます。

③ 乳酸菌・酵母

大豆と小麦のたんぱく質やでんぷんが酵素で分解されると、その成分を好む酵母菌や乳酸菌が加わります。しょう油の風味をよくするだけでなく、消化を助け、腸内に善玉菌を増やします。

発酵の素 ―微生物―

- **酵母** チゴサッカロミセス・ルキシー

  塩分に強く、塩辛さをやわらげ味に深みを持たせる。しょう油の香りの原因にも。

- **乳酸菌** テトラジェノコッカス・ハロフィラス

  塩分に強く、酵母を増やしてくれる。食物の消化吸収を促し、腸内環境を整える。

- **豆麹菌** アスペルギルス・ソーヤ

  しょう油、みそなどの大豆を原料とする食品に利用される麹菌。たんぱく質分解力が強い。

しょう油の基本と、身体によいこと。

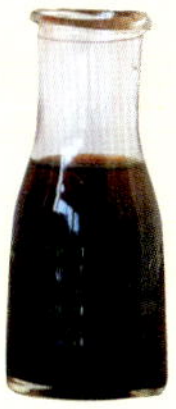

しょう油の効能

- 抗酸化作用
- 虚弱体質の改善
- 鉄分不足を補う
- 冷え性、高血圧予防

アンチエイジングを色と香りが応援

刺身に煮物、おひたし、お吸い物……日本の味になくてはならないしょう油。しょう油には、アンチエイジング、虚弱体質の改善、鉄分吸収作用、冷え性改善、血圧抑制作用が期待されます。

　しょう油は麹を付けた大豆と小麦に乳酸菌、酵母、塩水を加えてもろみを作り、発酵、熟成させ、絞った調味料。ビタミンB群、アミノ酸、ミネラル等、私たちにとって大事な成分が多く含まれています。しょう油がしょう油たる所以である黒色。この色が、老化防止に働く抗酸化作用を持つといわれています。また食欲をそそる香りも魅力のひとつ。この香り成分には、強い抗酸化作用のほかに、がん抑制効果も実験で確認されています。最近では免疫力の改善への研究が進められていますし、女性の悩みの上位に挙がる鉄分補給や冷え性にも効果があるとされています。塩分が高いという印象がありますが、反面、血圧を整える働きも隠されています。

　健康効果だけではなく、調理の上でも便利な調味料です。魚介類や肉類の生臭いにおいを消したり、しょう油で煮れば料理の保存性を高めます。また、浸かり過ぎてしまった漬物や、塩気の付いた焼き魚にしょう油をたらすと、塩辛さがやわらぐ効果も。これは発酵によって生まれる豊富なアミノ酸のおかげです。

　塩分の高いしょう油は、決して主役にはなりませんが、必ず食卓に存在する名脇役。江戸時代には、高価だったこともあり、高貴な色を指す「江戸紫」にあやかり「紫」とも呼ばれていたそう。ユネスコ無形文化遺産になった和食を支える、素晴らしい調味料です。

効能1

がんや年齢に負けない！しょう油の〝黒〟は抗酸化パワー

しょう油の色と香りは、食欲をそそるだけではなく、アンチエイジングにも働きかけてくれるのをご存知ですか？　実はしょう油は色が濃いほど、強い抗酸化作用を持つのです。この黒い色の原因は、熟成と、その後の微生物の働きを止める〝火入れ〟の過程でできる色素成分「メラノイジン」。トーストやお餅を焼くと、褐色になるのと同じ成分です。

メラノイジンは、老化を進める活性酸素を取り除く抗酸化作用を持っています。香ばしい香りにも、すぐれた抗酸化作用があり、ダブルのアンチエイジングが期待できます。香り成分であるフラノンの胃がん抑制効果も、実験で報告されています。

メラノイジンは、みそ造りの過程でも生まれる高分子の褐色色素。抗酸化作用のほか、脂質の酸化を防ぐため、動脈硬化を予防。コレステロール値を抑制し、血糖値を正常に保つ作用も期待できます。また、食物繊維に似た作用を持つので、便秘改善にも有効。生活習慣病の予防にも役立ちます。

日本の料理だけでなく、西洋料理やスイーツに、しょう油をどんどん利用して、いつまでも若々しい身体でいたいものです。

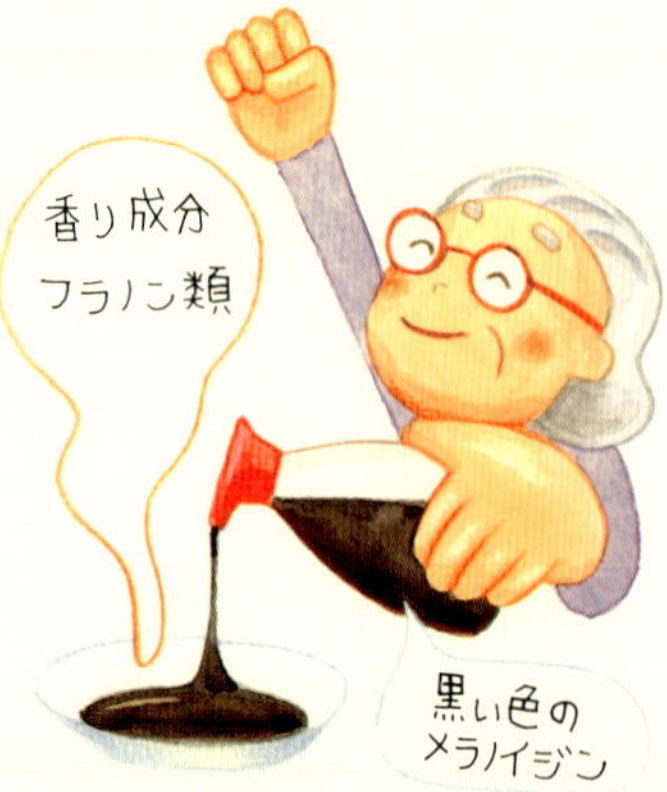

効能2

腸活で免疫力アップ！もろみの乳酸菌

しょう油は免疫力をアップし、病を防ぐという研究結果が報告されています。病気や不調に対抗してくれるのが、もろみに含まれる乳酸菌です。

そもそも免疫力とは、私たちの身体に備わった、病気等から身を守る自然治癒力のこと。免疫細胞の多くは腸内に存在するので、活性化させるには、腸内環境を整える必要があります。腸内には、善玉菌・悪玉菌・日和見菌の3種類が存在し、悪玉菌が増えるとバランスが崩れ、便秘になり、結果的に免疫力も低下します。そこで活躍するのが、このもろみの乳酸菌です。

乳酸菌によって腸内の善玉菌が増えて腸内環境がよくなり、免疫力を強化。さらに、病気になりやすい体質にも働きかけてくれます。また、植物由来の乳酸菌は熱に強いとされ、仮に加熱調理で活動が止まってしまっても、食物繊維に似た働きをするので、生きた乳酸菌同様、腸内の悪玉菌を体外へ排出してくれます。

また、しょう油に含まれるしょう油多糖類ＳＰＳには、抗アレルギー作用が。乳酸菌とともに、ダブルで身体の免疫力アップに対応してくれます。

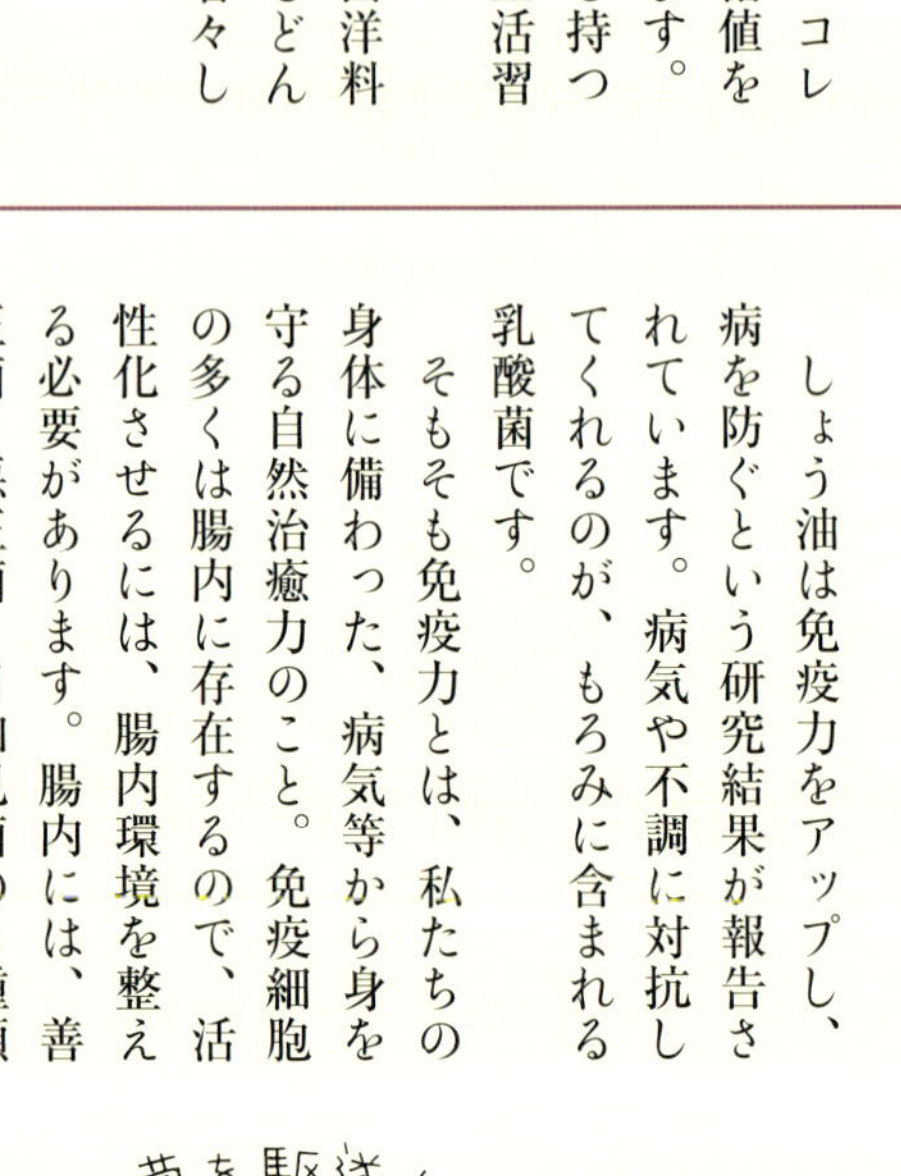

効能3

鉄分吸収で健康美肌に ひじき・レバーはしょう油味で

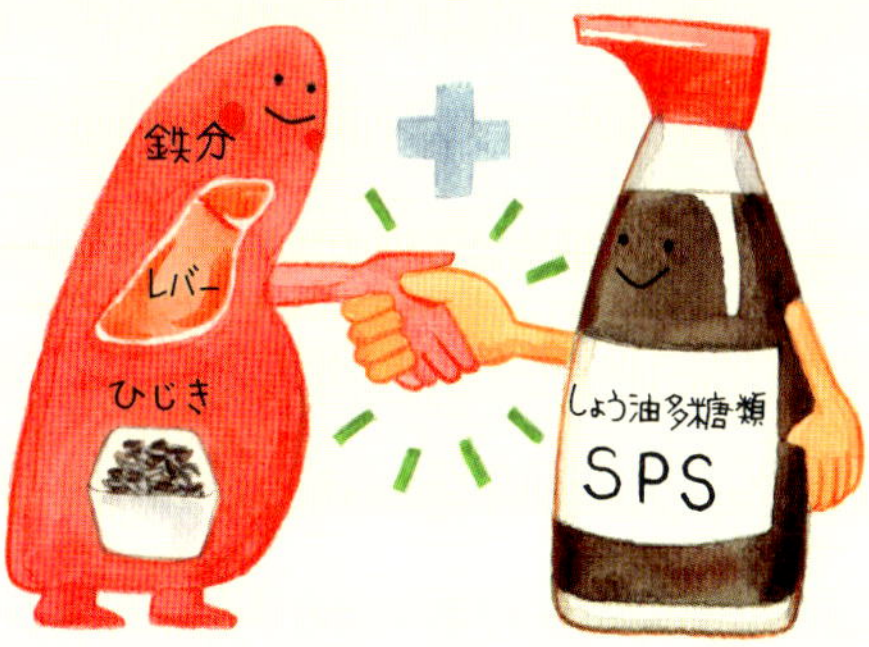

現代人に多い鉄分不足。ひじきやレバーなど、鉄分を多く含む食材を食べるとき、しょう油で味付けすると、身体への吸収率が高まるのをご存じですか？

大豆由来のしょう油多糖類「SPS」には、鉄分の吸収を高める作用があるとされます。健康な女性を対象にした実験等の結果では、日常の食生活で、しょう油多糖類SPSを摂ることにより、鉄分の吸収を促す可能性が高いことが示唆されています。ただ、しょう油をどれだけ口にすれば一日に必要な鉄分を摂取することができるかは、未だ解明できていません。

鉄分は、健康的な容姿に不可欠な成分。不足すれば、貧血を招きやすく、疲労感を感じ、やる気がおきません。鉄分不足の貧血では、血液中の赤血球のヘモグロビンの量が低下。赤い色素を持つヘモグロビンが低下すると顔色が悪く見えるので、日常から積極的に摂りたい成分と言えるでしょう。

しょう油多糖類は、血液中の中性脂肪を抑える働きも期待できます。鉄分補給とあわせ、こちらにも注目してしょう油を組み合わせて。中性脂肪抑制効果が高いとされるイワシやサンマ等の青魚は、おろししょう油がオススメです。

効能4

冷え性、高血圧の悩みを解決！ しょう油味の和食をメインに

しょう油は、冷え性を改善し、血圧上昇を抑える作用があるとされています。

ナトリウム（塩分）を非常に多く含むしょう油は摂りすぎには注意が必要ですが、このナトリウム、実は身体を温める効果があります。身体の代謝酵素を助け、体内の発熱を促してくれるのです。昔から、「冷えは万病のもと」という言葉があるほど、冷えは便秘や肩こり、不眠、頭痛といった不調の原因であるといわれます。体温が1度下がると、免疫力が30％も下がるともいわれています。体外から温める方法ではなく、汗や尿となって熱が身体から逃げていくのをコントロールし、身体の内側から体質改善。しょう油でおいしく、ぽかぽかボディを手に入れましょう。

とはいえ、塩分が気になるという人も多いのでは？　料理に塩気がほしいのなら、塩よりもしょう油を使った方が高血圧対策に向きます。しょう油に含まれるオリゴペプチドは、血圧を上昇させるホルモンの働きを抑えてくれるのです。ただ、健康的な生活を送っていても、残念ながら加齢とともに血圧は高めになるので、要注意。摂り過ぎても高血圧を抑えてくれる、ということではありません。

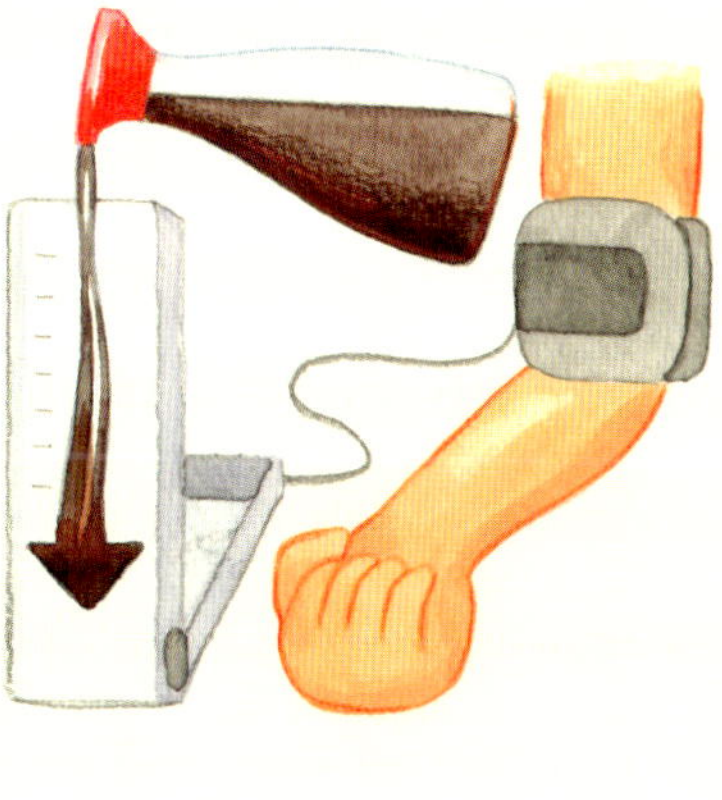

しょう油ができるまで図鑑

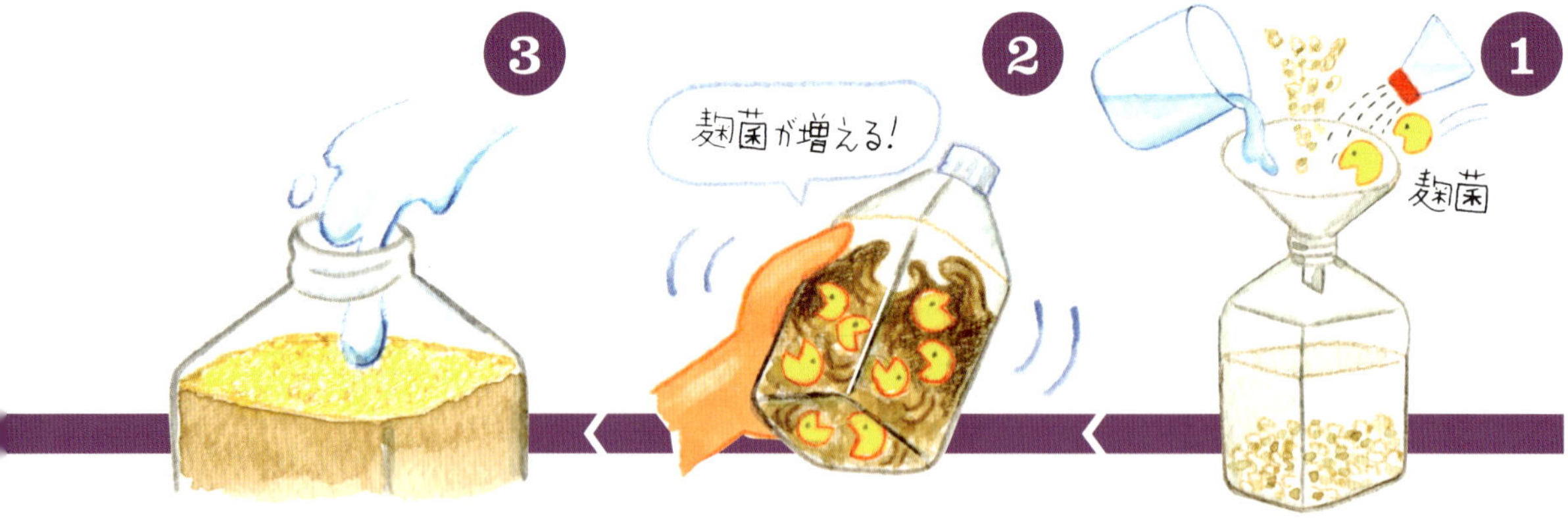

1 〈蒸した大豆と炒った小麦を用意する〉

濃い口しょう油を作ります。用意するのものは大豆、小麦、麹菌、塩、水。大豆を水に浸し、十分吸水させてから蒸します。
小麦は十分に炒ってから細かく砕いておきます。

そのとき、菌は？

麹菌の培養地の準備中。しょう油作りはみそ作りに非常に似ており、麹菌は豆麹菌とも呼ばれるたんぱく質分解力の強いアスペルギルス・ソーヤを使うのが一般的です。

2 〈麹菌を育てしょう油麹を作ります〉

大豆と小麦を完全に冷ましてから麹菌をまぶします。麹菌が繁殖すると熱を発するので、適温になるようかき混ぜ空気を加えます。大豆の表面が緑色になり、ぼろぼろになったら完成です。

そのとき、菌は？

麹菌は種麹とも称される発酵菌の一種。蒸した大豆と炒った小麦に麹菌をふりかけ培養、量を増やします。麹菌は菌糸の先端からでんぷんやたんぱく質を分解する酵素を発します。

3 〈塩水を加えてもろみを作ります〉

しょう油麹に塩水を加えもろみを作り、仕込みを開始します。大量に作るメーカー等のしょう油蔵では、これを出麹、しょう油麹の表面が花畑のように黄色くなるため花入れとも呼びます。

そのとき、菌は？

繁殖した麹菌が、大豆と小麦のたんぱく質をアミノ酸に、でんぷんを糖分に分解、菌糸からは酵素が生まれます。塩水が入ることで雑菌の繁殖はストップ。

江戸時代後期までは高級品 東京の味を生んだ〝濃い口〟

料理の味を豊かにしてくれる、日本食の代表調味料、しょう油。ルーツは古代中国で作られていた、醤と呼ばれる塩漬けといわれています。果物や野菜、動物の醤がありましたが、日本には穀物を原料にした醤が「ひしお」として伝わったようです。鎌倉時代になり、中国から伝えたみそを醸造中に、桶にたまった液体を発見。「たまり」と呼び調味料として使い始めたのが、溜まりしょう油のはじまりともいわれています。

室町時代になり、しょう油は関西を中心に普及。関東では醸造が広まらず、関西から届くしょう油を日本酒と同じく「下りしょう油」と呼び、高級品として扱いました。江戸時代、人口が増えた元禄年間には、千葉県野田や銚子周辺でしょう油作りが盛んに。関西から下ってきた薄口しょう油ではなく、江戸っ子が好んだのは濃い口しょう油だったようです。濃い口しょう油が生まれたからこそ、寿司、そば、ウナギのかば焼きといった、現代に続く江戸の食文化が花開いた、とも言われています。

しょう油づくりで重要なのは、もろみ作り。
もろみとは？　なぜ液体になるの？
大豆がしょう油になるまでの流れを紹介します。

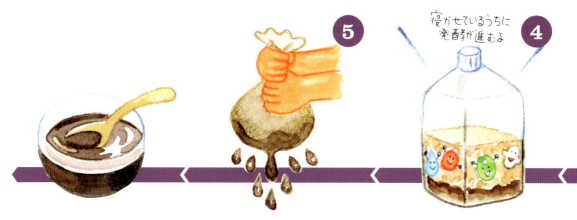

もろみの中で発酵、熟成を開始

半年から１年ほど、発酵、熟成させます。発酵を促すために、ときどきかき混ぜて新鮮な空気を送ります。時間を経るごとに色が褐色に、固形だったものが崩れてぐずぐずの塊になります。

そのとき、菌は？

自然界の乳酸菌や酵母が加わります。乳酸菌が糖分を分解し乳酸などの酸を、酵母が香り成分を生成します。メーカーによっては、独自の乳酸菌や酵母を添加するところもあります。

もろみを圧搾します

熟成を終え、味や香りが整ったもろみを絞り、液体と固形物に分けます。絞った液体が生しょう油です。
メーカーでは、搾り切って残った固形物を家畜の飼料にするそうです。

そのとき、菌は？

私たちが求める味になるまで熟成されたのでもろみを搾るのですが、微生物は生きています。微生物は絞られた液体にも。生しょう油の「生」は微生物が生きているからです。

火入れをして完成です

微生物の働きで香りや色の変化が進むのを止めるため、また殺菌のために、生しょう油に熱を加え、火入れをします。冷めたらろ過して完成です。生しょう油と味を比べてみてもいいでしょう。

そのとき、菌は？

熱を加えることで、微生物の多くは死滅。しょう油作りを終えます。自家製なら、生きた微生物が含まれた生しょう油を楽しめます。生しょう油は発酵が進むので、注意。

消費量減少に歯止め!? 火入れなしの生しょう油

江戸時代初期には長崎からヨーロッパへ輸出されていたというしょう油。フランスの宮廷料理に使われた記述が残っているそうです。一般庶民にとっては、江戸時代後期においてもまだまだ高級品。明治になっても市販品は購入せず、自家製のみそのたまりを使っている家庭が多かったそうです。大正に入り工場の近代化が進み、庶民が一升瓶で購入できるように。最盛期には約12,000の工場が稼働していたとか。

　1980年代から食事の欧米化と減塩志向で、一人当たりの消費量は減少。そんな状況のなか、2010年大手メーカーが販売した生しょう油が、大ヒット。これまで火入れしょう油のみが市販されていましたが、この常識を破り加熱せず微生物を取り除く方法を開発しました。これは、発酵食に意識を向ける利用者が増えたゆえの発明だったのではないでしょうか？　これにより、生しょう油という存在が一般的に。次は微生物も含んだ生しょう油の誕生が待ち遠しいですね。

女子栄養大学 五明先生に聞く

しょう油の調理と組み合わせのコツ

1

しょう油の香りで食材の生臭さをカット老化防止にも

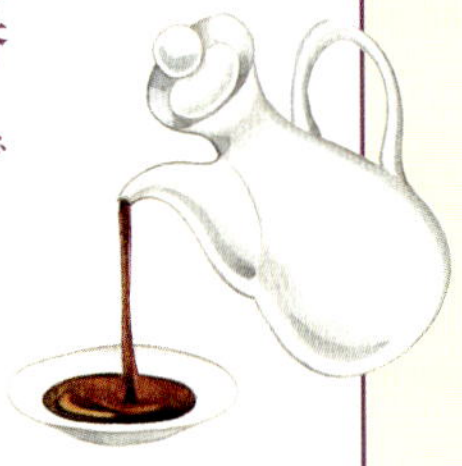

しょう油は味わいだけでなく、魚介類や肉類特有の生臭さを消すためにも、重宝する調味料。特に濃い口しょう油は、香りと味のバランスがよいだけでなく、色素は抗酸化作用を持ち、香り成分は抗ガン作用があるとされています。海に囲まれている日本は、魚介類が豊富。抗酸化作用を持つイワシの味付けや、煮魚に使ったり、イクラやタラコ等の魚卵類に添えれば、アンチエイジングメニューになります。

2

鉄分豊富な食材はしょう油で吸収率をアップ

鉄分を多く含む食材は、しょう油で味付ければ、鉄分の吸収率がよりアップ。レバーは、鉄分、ビタミンA等が豊富な食材ですが、あの独特なにおいが苦手という人も多いようです。しょう油で下味を付けたり、炒めるなどすれば、クセのある風味を抑えることができます。鉄分が不足しがちな女性には特にオススメ。ひじきやホウレンソウなど、鉄分豊富な食材を食べるときにはしょう油で、と覚えておきましょう。

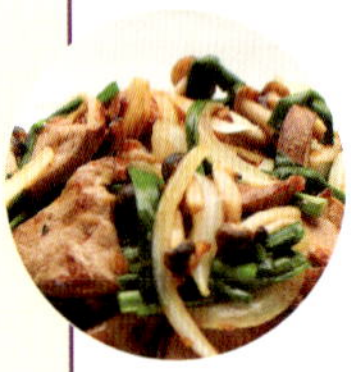

3

素材の色、風味を活かすなら薄口しょう油を活用

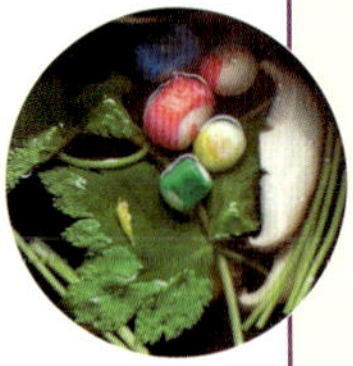

料理は味だけでなく、その見た目も重要なポイント。色や香りが控えめな薄口しょう油や白しょう油を活用すれば、素材の色や風味を損なうことなく、料理を味わえます。お吸い物や野菜の炊き合わせなどに、利用しましょう。ただし、色が控えめでも塩分は濃い口しょうゆより約2％ほど高いので、使う量に注意をしましょう。しょう油の特徴を知って、よりおいしく、身体によい調理を心掛けたいものです。

4

砂糖と合わせて甘じょっぱいスイーツに

しょう油はスイーツの味付けにも大活躍する調味料。特に加熱すると、アミノ酸がアミノカルボニル反応を起こし、なんともいえない食欲をそそる香りになります。砂糖と一緒に加熱すれば、艶やかな照りも。みたらし団子は味、見た目、ともにしょう油がなければ生まれません。最近ではしょう油味のプリンも人気のようです。塩辛さと甘さを上手に組み合わせて、スイーツにもしょう油を取り入れましょう。

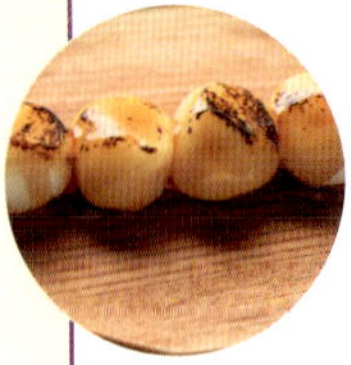

レバニラ炒め

しょう油味で鉄分の吸収を高める

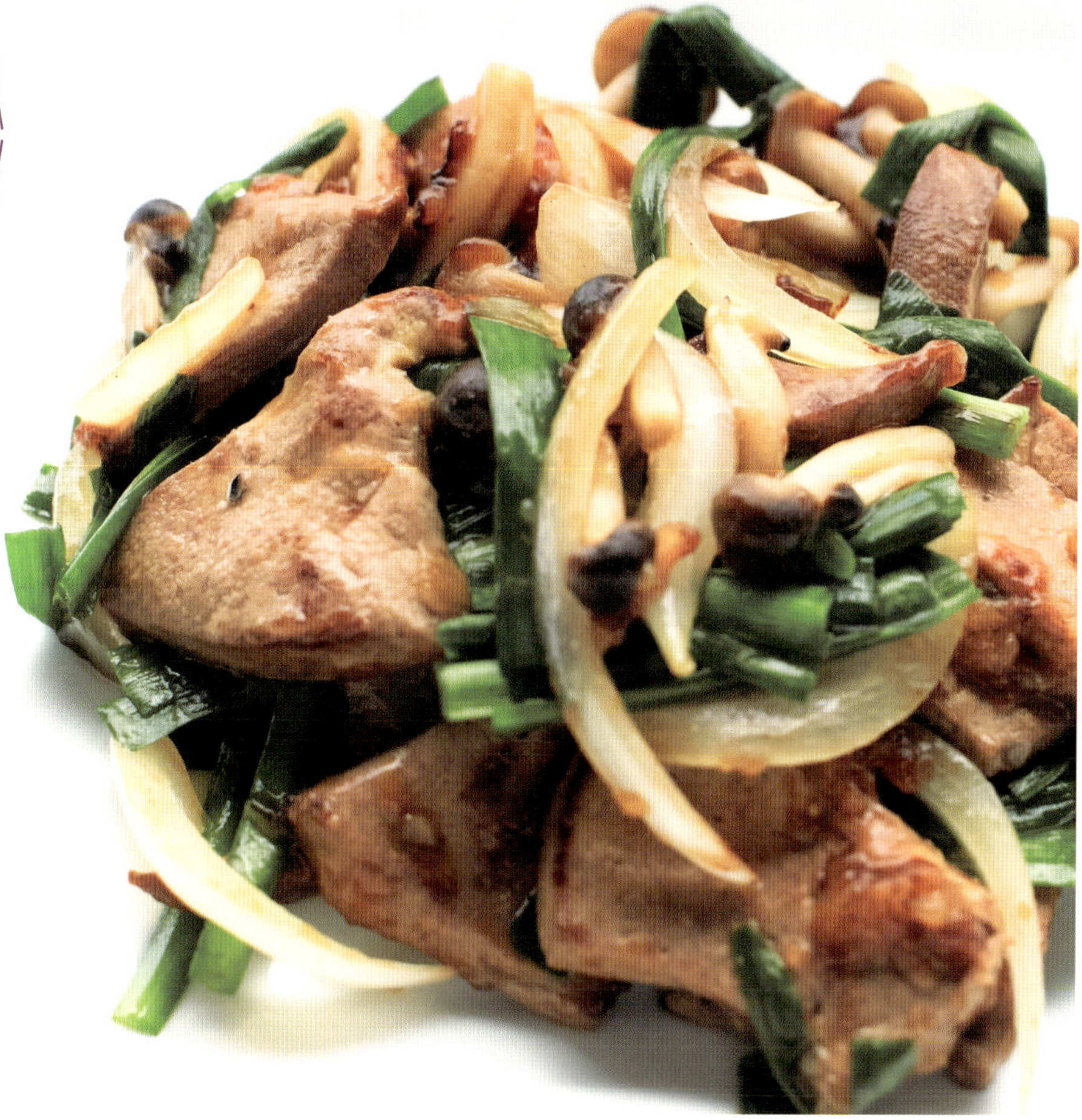

材料（2人分）

豚レバー	120g
下味	
しょう油	小さじ1弱
酒	小さじ1弱
おろししょうが	4g
にんにく(みじん切り)	4g
片栗粉	小さじ1・1/2
玉ねぎ	小1/2個（80g）
ニラ	60g
しめじ	1/2パック（50g）
調味料	
しょう油	大さじ1/2
酒	大さじ1/2
オイスターソース	小さじ1弱
砂糖	小さじ1
こしょう	少々
片栗粉	小さじ1/2
ごま油	小さじ2
サラダ油	小さじ1

作り方

1. 豚レバーは、水できれいに洗います。3回ほど繰り返したら、ひたひたの牛乳（分量外）に30分ぐらい漬けて血抜きをしておきます。
2. 1の水気をふき取り食べやすい大きさに切り、下味に絡めて10分ほど漬けます。
3. フライパンにごま油小さじ1を中火で熱し、片栗粉（分量外・小さじ1と½）をまぶした豚レバーを両面しっかり焼いて、一度取り出します。
4. 3のフライパンに残りのごま油とサラダ油を熱し、玉ねぎとしめじを炒め、しんなりしてきたら、豚レバーとニラを加えて、ざっと炒め、あらかじめ混ぜ合わせておいた調味料を回し入れ、味を絡めます。

※お好みで、七味唐辛子など添えましょう。

Point

濃い口しょう油は香り、味のバランスが取れ、多くの料理に使用できます。特にレバーのようなクセの強い素材には、香りで旨みを引き出してくれます。最初の下処理をしっかり行ってから、味付けをしましょう。

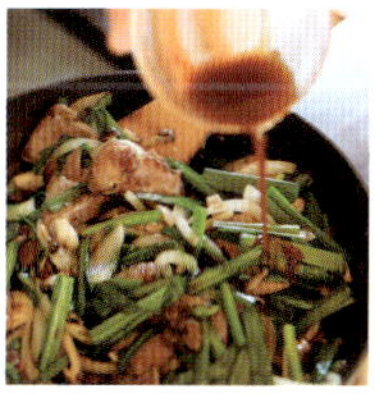

お吸い物

薄口しょう油で見た目もおいしく

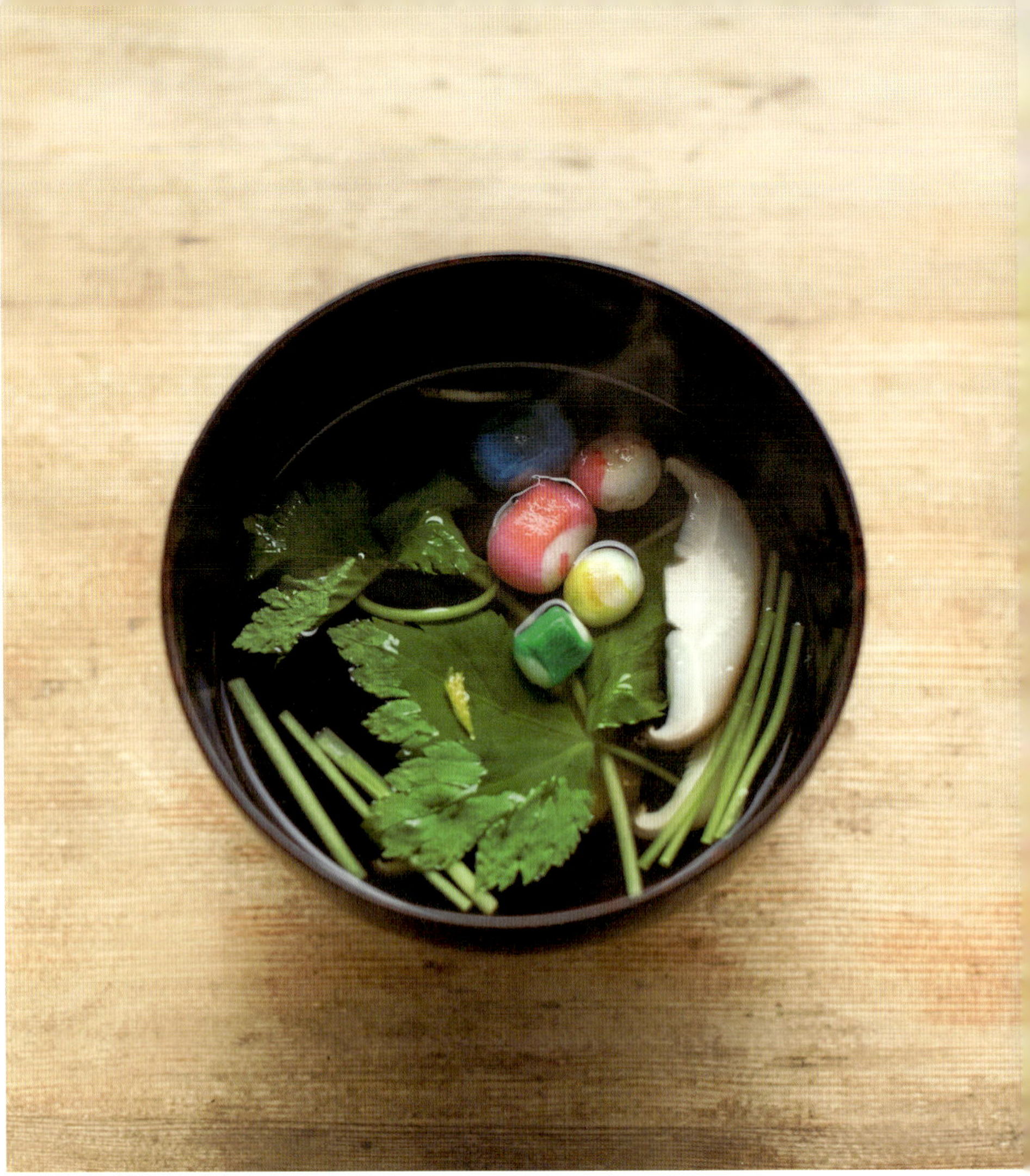

材料（2人分）

だし……300㎖
薄口しょう油……小さじ1
塩……小さじ1/6(1g)
しいたけ……1枚
お麩……適量
みつば……適量
ゆずの皮……少量

作り方

1. しいたけを加えだしを温めます。しょう油と塩で調味し、しいたけの薄切りに火が通ったら、お麩を加え火を止めます。
2. お椀に汁を注ぎ、みつばとゆずの皮の千切りを盛り付けます。

Point

薄口しょう油は、色や香りを抑えた特性を持っているので、お吸い物・炊き合わせなどの素材の色や風味を活かして仕上げる料理に向いています。トッピングする食材の香りを活かしたいときなどにオススメです。

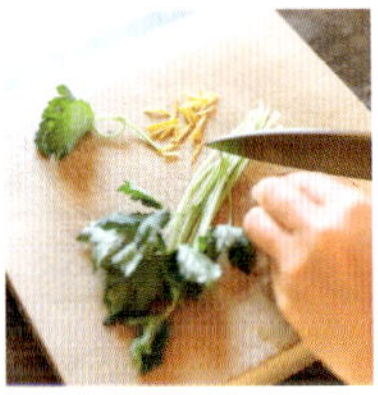

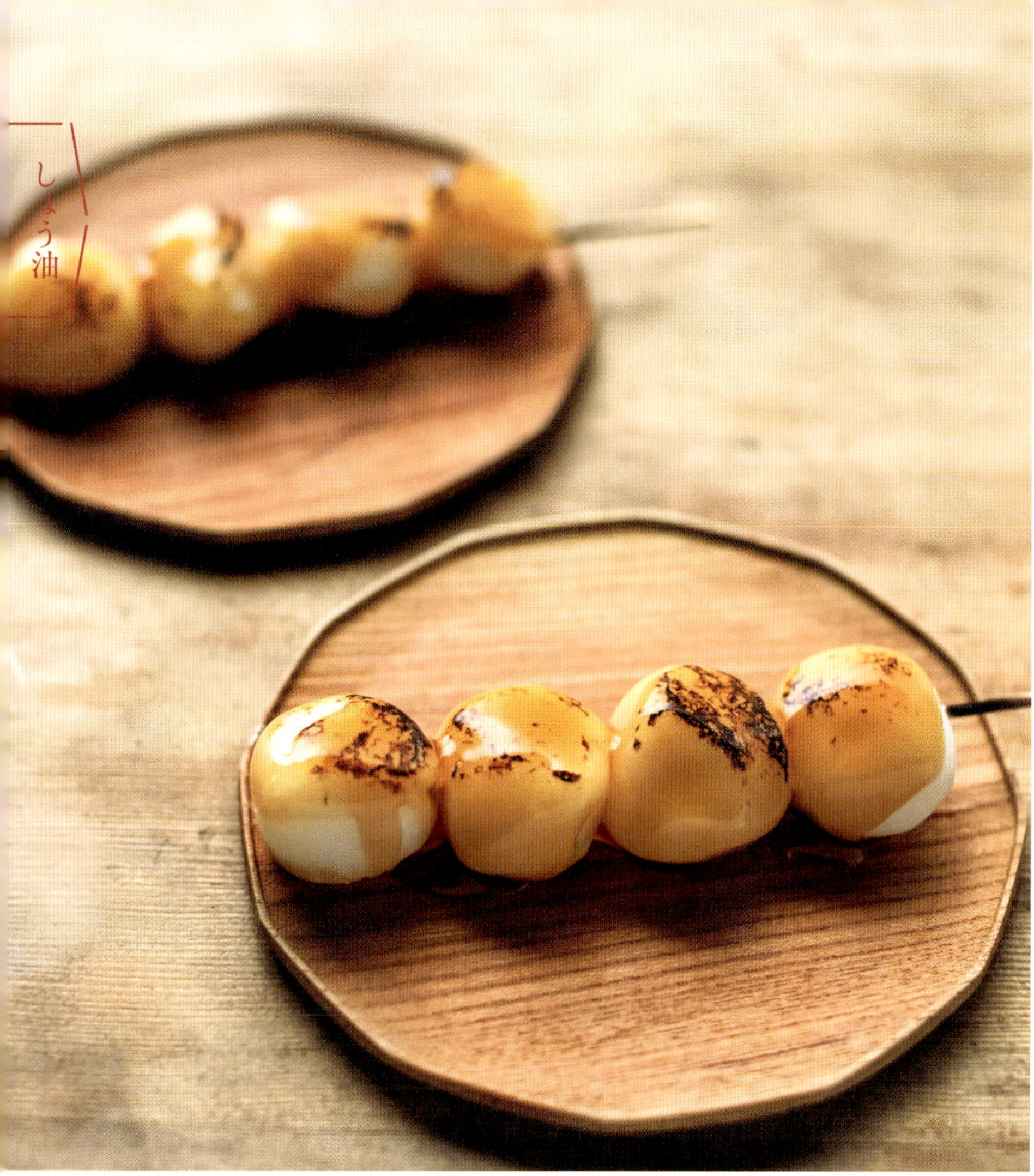

みたらし団子

砂糖×しょう油で香り高い、和スイーツ

材料（2本分）

白玉粉	80g
水	75～80㎖
たれ	
しょう油	大さじ1
みりん	大さじ1
砂糖	大さじ2と小さじ1
片栗粉	大さじ1弱
水	70㎖

作り方

1. 鍋にたれの材料を全部入れて、よく混ぜたら、火にかけ、木べらで混ぜながらしょう油あんを作っておきます。
2. ボウルに白玉粉を入れて、少しずつ水を加えながら、耳たぶぐらいの固さにしたら、8等分しておきます。
3. 沸騰した湯の中で、3分ほどゆでて、団子が上に浮いてきたら、冷水にとります。
4. 水気をよく拭き、串に4個ずつ刺して、表面に焦げ目を付けます。
5. 焼いた団子をしょう油あんにからめます。

Point

団子を焼くのが面倒なら、そのままでもOK。串に刺さずに、そのままお皿に数個盛って、上からしょう油あんをかけて食べてもおいしいです。しょう油あんはお餅にからめたり、トーストにぬるのもオススメです。

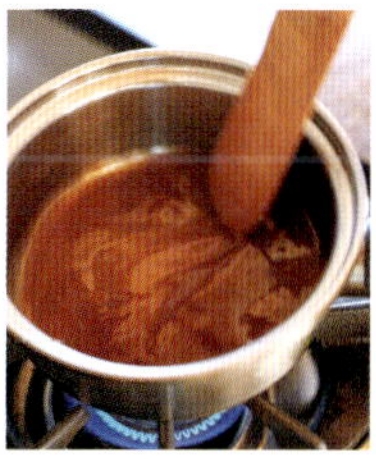

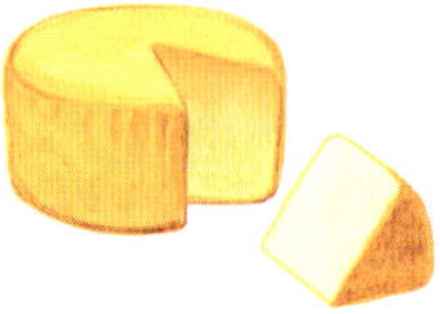

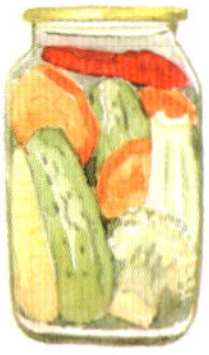

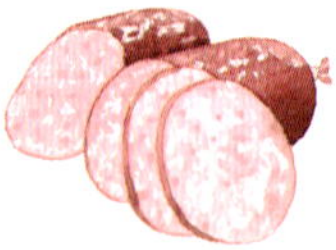

発酵食の大図鑑

私たちの食卓の身近にある、発酵食。
ここでは、発酵食として定番のお酒から、
「こんなものまで発酵食だったの!?」という
意外な食品までを効能と一緒に、一挙にご紹介します！
含まれる栄養成分や機能性成分を知って、
明日からおいしい発酵ライフを。

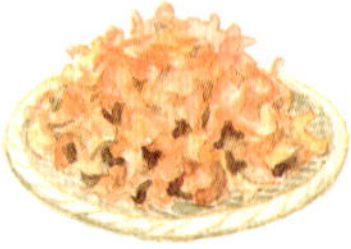

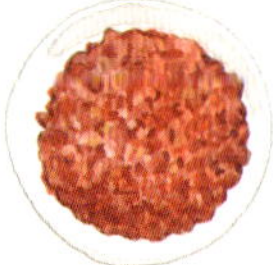

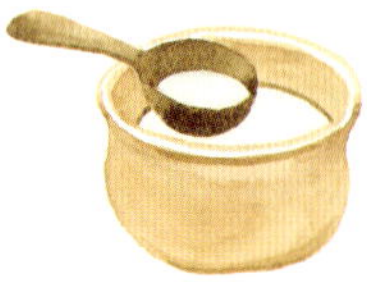

キムチ

カプサイシンでやせ体質に 免疫力アップにも期待

辛味、酸味、甘みが一体となったキムチは、肥満抑制、免疫力の強化、疲労回復を期待される乳酸発酵の韓国の漬物。辛味の素であるトウガラシのカプサイシンが、脂肪の燃焼を促進するので、ダイエットにオススメ。胃腸内の殺菌作用と、乳酸菌のおかげで腸内環境を正常に保つため、免疫力も高まります。日本ではキムチといえば白菜ですが、韓国では大根、きゅうり、魚介類など、さまざまなキムチがあります。

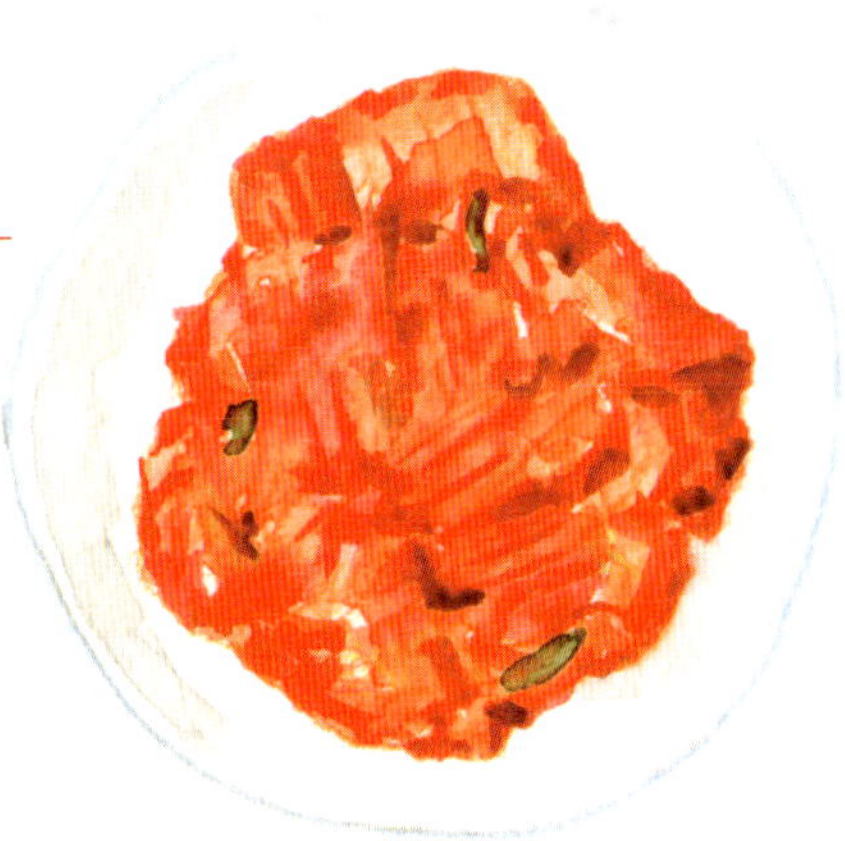

キムチの効能

- 肥満抑制
- 免疫力強化
- 食欲増進

イカの塩辛

味覚を鋭くしてくれる 鉄分豊富な女性の味方

微生物による発酵で、豊かな旨みを持つイカの塩辛。この複雑な味の発酵食には、味覚機能を改善する働きがあります。鍵を握るのは、材料となるイカの内臓に多く含まれる亜鉛。亜鉛は不足すると味覚障害を引き起こすほど重要な成分です。亜鉛以外には、ビタミンAや鉄が豊富に含まれています。イカの塩辛は、内臓に存在する酵母による発酵食品。平安時代の書物には、魚介類だけでなく、獣肉の塩辛も記されています。

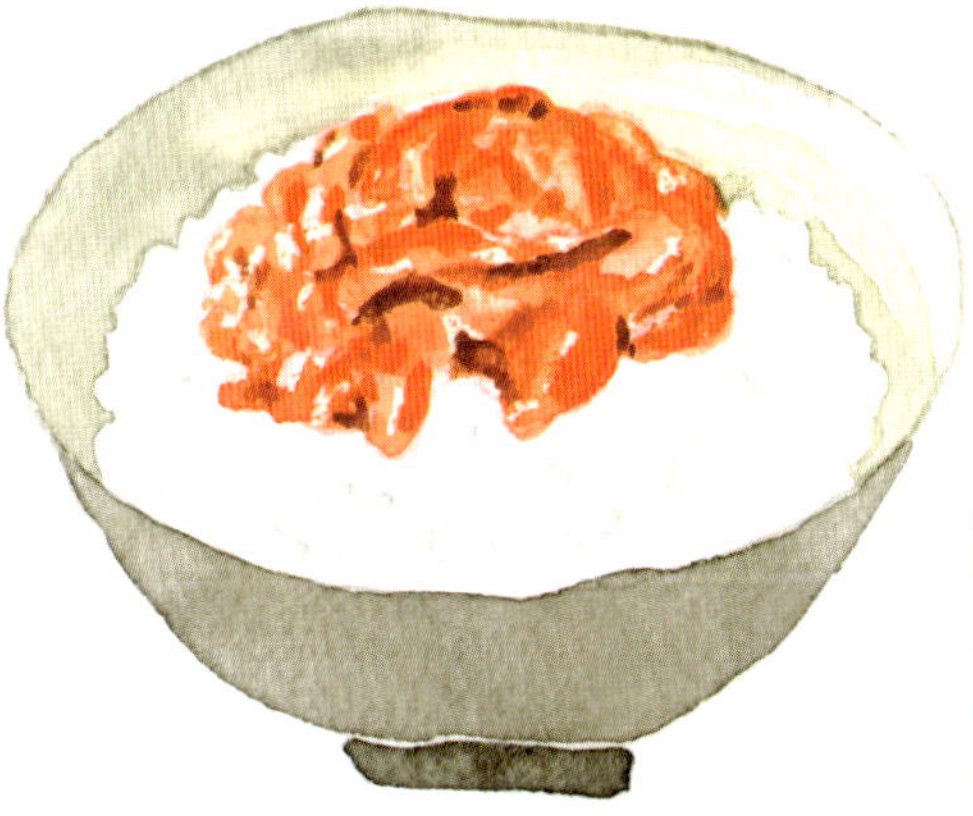

イカの塩辛の効能

- 味覚機能改善
- 鉄分補給
- 整腸作用

疲労回復、便秘解消
美肌を作る西洋漬物

ピクルス

材料は主に野菜と酢。そのため、酢の働きである疲労回復、美肌効果を期待できます。酢の酸味の素であるクエン酸は、疲労物質の乳酸を撃退。また酢は腸内の悪玉菌を減らし、善玉菌を増やすといわれています。腸内環境がよくなれば、便秘解消。老廃物は便とともに排泄され、つるすべ素肌が手に入るのです。ピクルスは西洋の漬け物の総称。日本では酢漬けが一般的ですが、塩や発酵によるピクルスもあります。

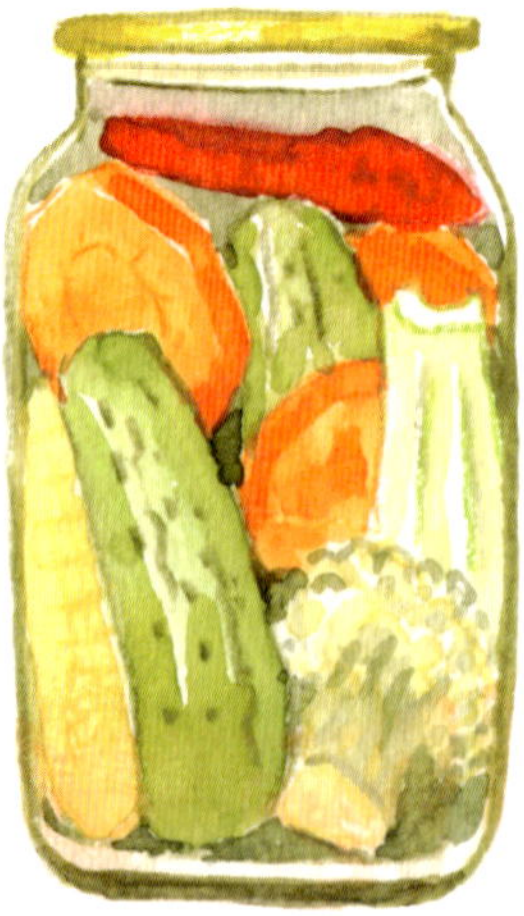

ピクルスの効能

- 疲労回復
- 便秘解消
- 美肌

強カルシウムが丈夫な
骨と穏やかな心を作る

チーズ

チーズの魅力はカルシウム補給。骨を丈夫にするだけでなく、精神を安定させてくれます。チーズのカルシウムは、たんぱく質と結合した形で含まれているので、消化吸収がよいのも特長です。紀元前4000年頃には存在したといわれるチーズ。家畜の乳に乳酸菌や凝固酵素を加えて発酵、熟成させますが、発酵、熟成に白カビや青カビを使ったり、塩水に漬けるなど、国や地方によってさまざまな種類があります。

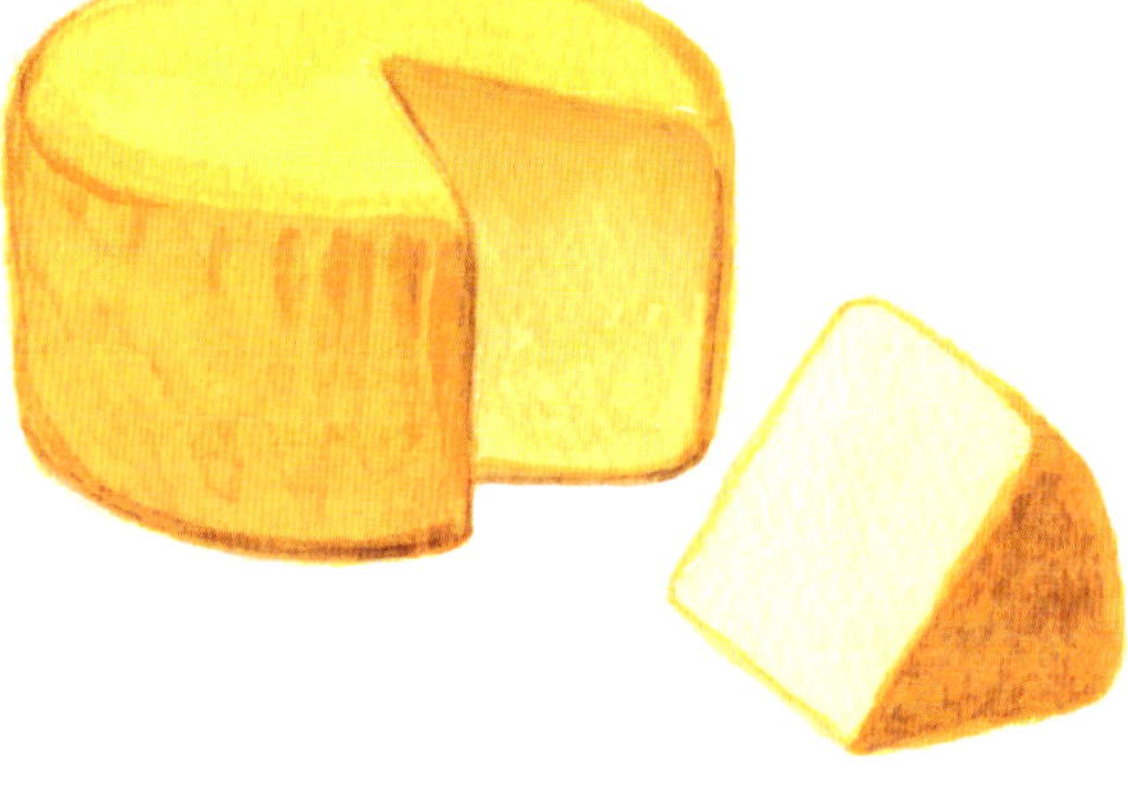

チーズの効能

- 消化促進
- 骨強化
- 精神安定

快便で、お肌すべすべ 免疫力もアップ

なれ寿司

主に青魚を乳酸菌で発酵させるため、元気な腸、丈夫な身体を期待できます。乳酸菌が魚のたんぱく質から、体内で合成できない重要な栄養素であるミネラルを生成。鮨の原型とも言われるなれ寿司は、魚が大量に獲れたときの保存方法として生まれたアイデアのひとつ。北海道はサケ、秋田県ではハタハタ等を原料にしたものがあります。なかでも滋賀県の特産品、ふなずしは、日本最古と言われています。

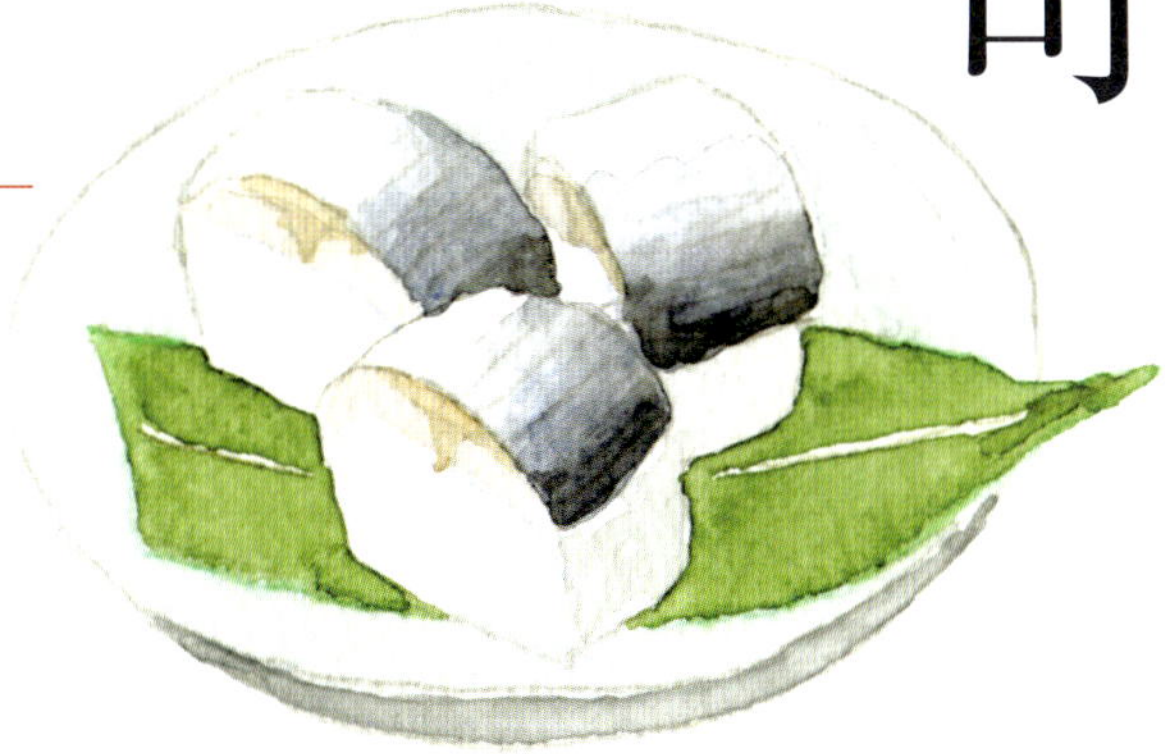

なれ寿司の効能

- 便秘解消
- ミネラル補給
- 免疫力強化

高血圧や貧血等、血液不調に「カツ」！

カツオブシ

動脈硬化や高血圧、貧血予防といった血液不調の改善に効果を期待できます。それは血圧を調整する酵素に作用するオリゴペプチドが含まれているから。カツオブシはカツオの肉を燻製したあと、麹カビの一種であるカツオブシ菌で発酵させます。和歌山県が発祥とされ、〝勝男武士〟につながると縁起ものとしても喜ばれたとか。塊で購入するなら、叩いたときに澄んだ音がするものがよいとされています。

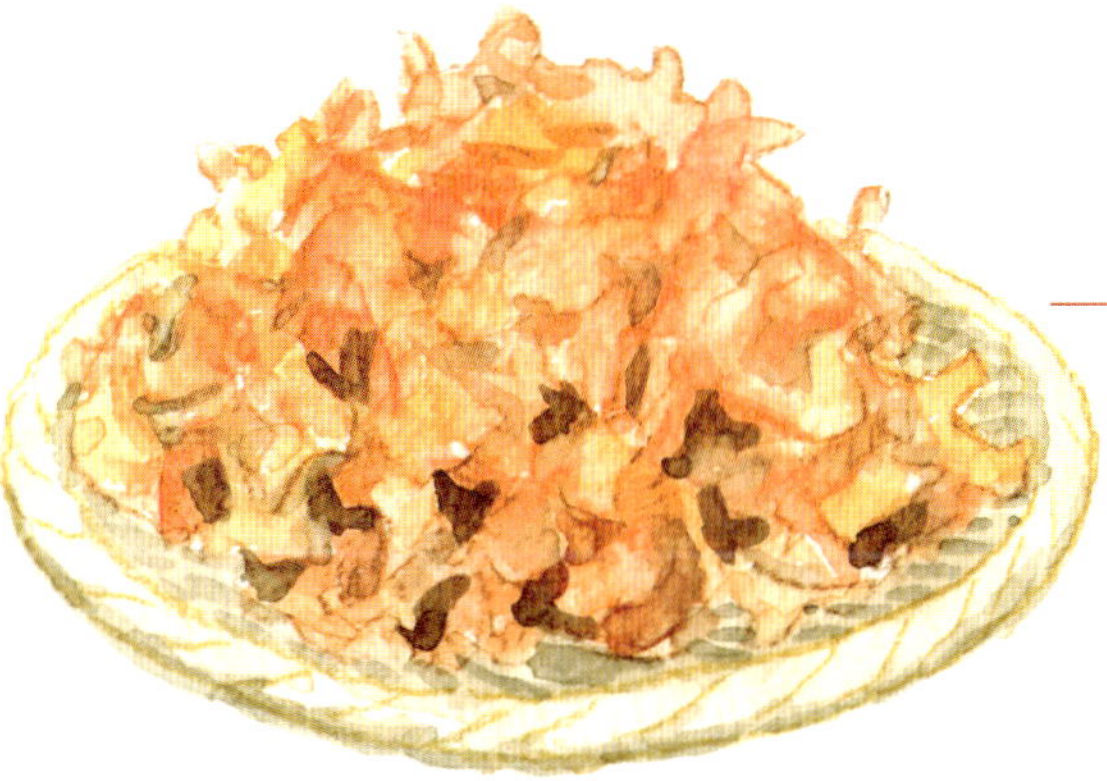

カツオブシの効能

- 高血圧予防
- 動脈硬化予防
- 貧血予防

アンチョビ

骨と歯を丈夫にする ヨーロッパ発祥の発酵食

イワシの酵素を利用した発酵食、アンチョビは、骨粗しょう症の予防を期待できます。カルシウムが豊富に含まれ、同様にイワシに含まれているビタミンDと一緒に摂ると、吸収率がぐんとアップ。アンチョビの作り方は簡単。三枚におろしたカタクチイワシを塩と交互に重ねて冷蔵庫で1ヵ月以上寝かせたものを、オリーブオイルに漬けてさらに1ヵ月常温で熟成させてできあがり。自家製の味を楽しんでください。

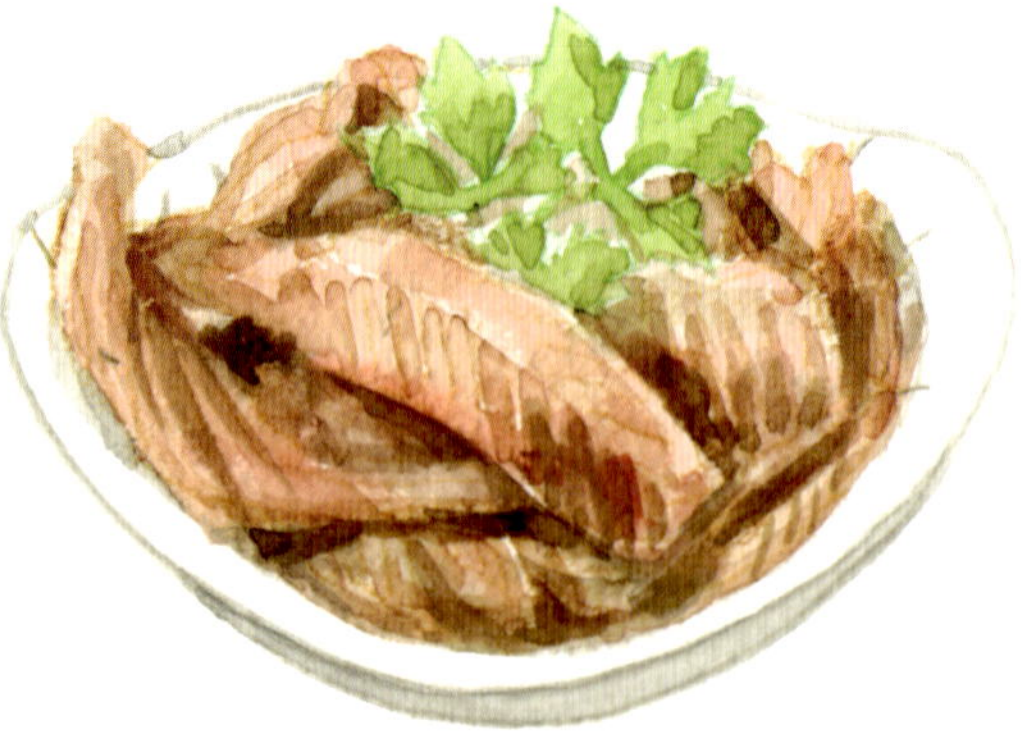

アンチョビの効能

- 骨強化
- 整腸作用
- ビタミン補給

粕漬け

コレステロール値、胃腸の負担を下げる酒粕パワー

魚をそのまま焼いたり煮て食べるよりも、粕漬けの方が消化吸収がよく、胃腸の負担を減らしてくれます。また、コレステロール値を抑制することもわかってきました。秘密は、酒粕に含まれるたんぱく質分解酵素のプロテアーゼと、整腸作用を持つたんぱく質レジスタントプロテインのおかげ。粕漬けは、日本酒を造るときにできる副産物、酒粕に魚を漬けたもの。日本のもったいない精神が生んだ、貴重な調理法です。

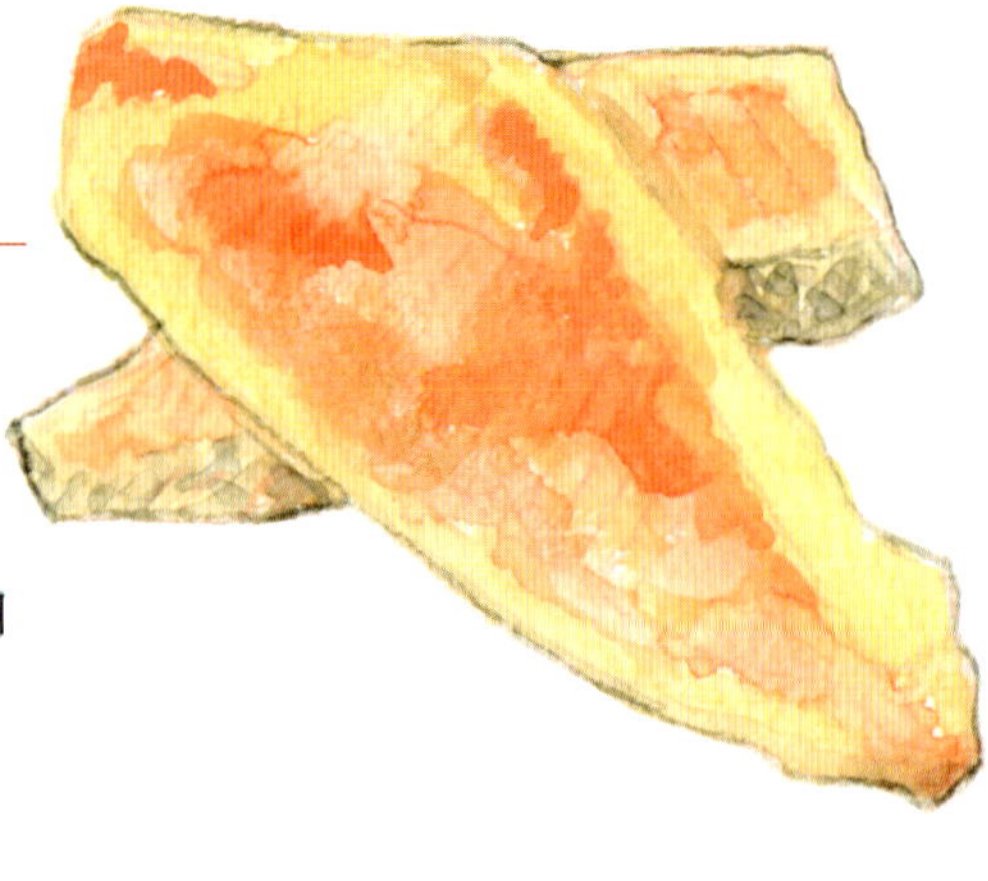

粕漬けの効能

- 消化促進
- コレステロール値抑制
- 整腸作用

みりん

素材の旨みを引き出す縁の下の力持ち調味料

日本独自の調味料のひとつ、みりんの魅力は、なんといっても食欲を増進させてくれるふくよかで上品な甘み。食材に旨みと深いコクを与えます。そのまま飲める珍しい調味料です。これはもち米に米麹と乙類焼酎を合わせて発酵、数ヵ月熟成させることで生まれる味わい。アルコール分は14％と高いので、そのまま調理に使用すると、アルコールの香りが鼻につきます。調理の際はしっかり煮切って使ってください。

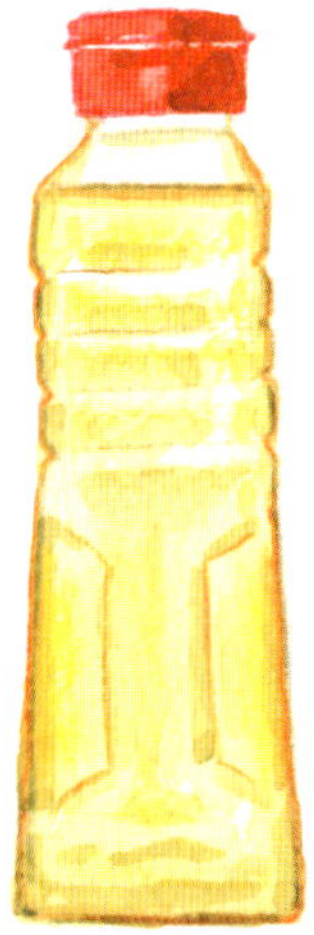

みりんの効能

- 食欲増進
- 便秘改善
- 素材の旨みを引き出す

豆板醤

ダイエット中に必須豆板醤料理で脂肪燃焼

四川料理になくてはならない豆板醤は、ダイエット中におすすめの調味料。辛味の素、トウガラシのカプサイシンが、脂肪燃焼を促してくれます。ソラマメに塩と麹を加えたみそに、トウガラシ、ゴマ油、香辛料などを加えさらに発酵、熟成させています。日本の食生活では、一瓶使いきるのが大変でもあります。豚ひき肉と一緒に炒めてピリ辛そぼろにするなど、作り置き総菜の味付けに利用すると重宝します。

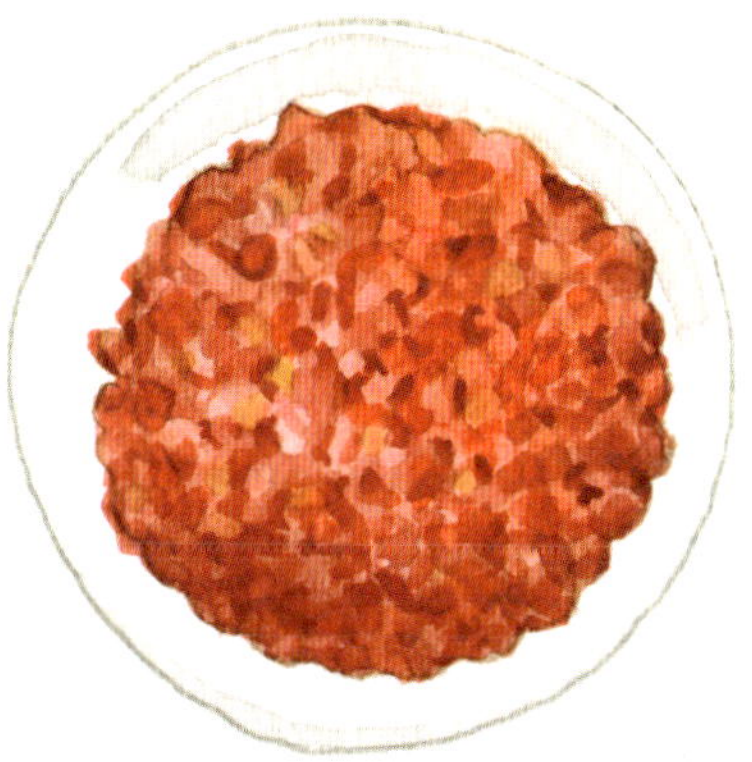

豆板醤の効能

- 脂肪燃焼
- デトックス
- ストレス解消

日本酒

肩こり、冷え性改善
日本独自の米の醸造酒

酒は百薬の長という言葉がありますが、日本酒には血行促進、冷え性改善という、うれしい効能が期待されます。ほかのアルコールに比べ、米と麹から作られる日本酒は、私たちの身体機能を活性化するアミノ酸が豊富。そのため血行を促進し、新陳代謝が活発になるといわれています。米のでんぷんを麹で糖化して酵母で発酵させる醸造法は、日本独自のもの。奈良時代の書物に、初めて米の酒の記述が見られます。

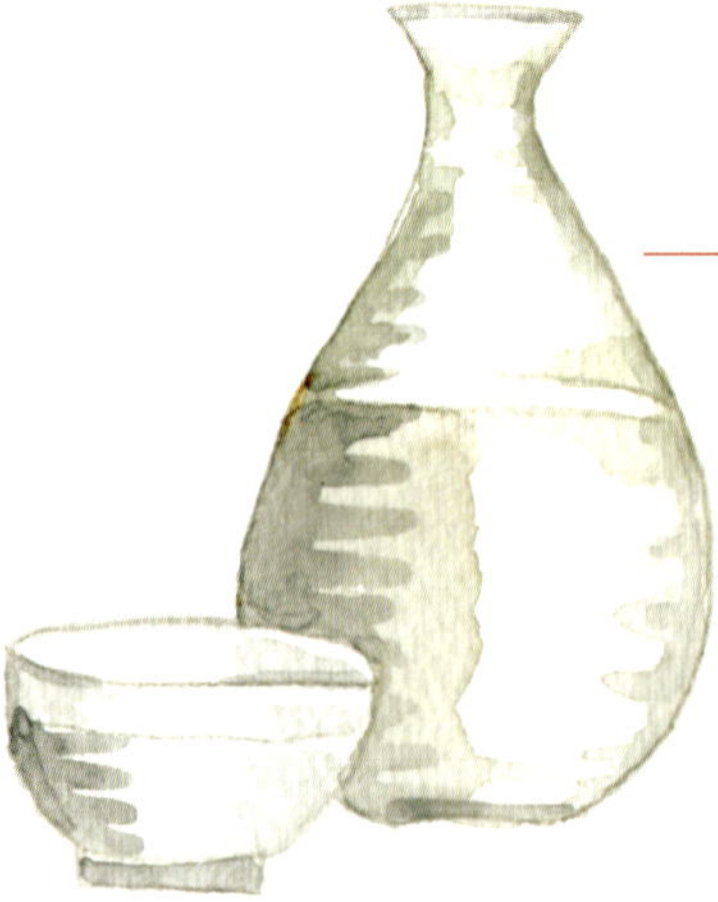

日本酒の効能

- 肩こり改善
- 冷え性改善
- 代謝促進

焼酎

適量の乙類焼酎を飲んで
血栓防止、血液サラサラ

製法により甲類（ホワイトリカー）、乙類がありますが、乙類焼酎には血液をサラサラにする効果があるとされています。血栓を溶かす酵素、プラスミンを増やす成分が含まれていると考えられています。焼酎は、穀物を発酵させたあとに蒸留するアルコール。原料は穀物であれば可能なので、芋、麦、米、そばなど、多くの種類があります。奄美大島等には、黒糖で造る黒糖焼酎、沖縄にはタイ米で造る泡盛があります。

焼酎の効能

- 血液サラサラ
- 血栓予防
- 血行促進

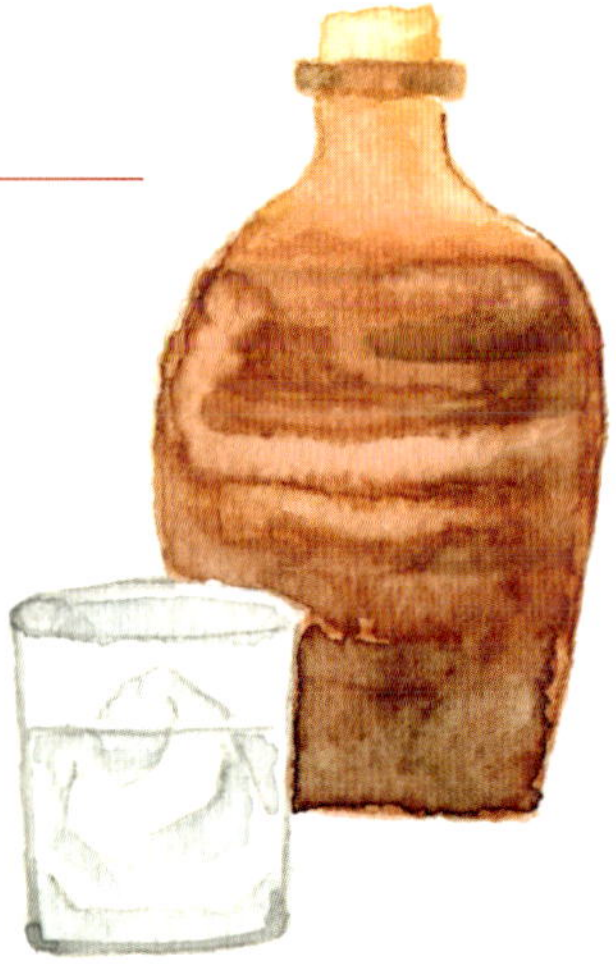

ビール

肌荒れとむくみを解決 美肌のためのアルコール

ビールには、肌荒れ防止、利尿作用があるとされています。美肌の原因は、原料であるビタミンB群とミネラルが豊富な麦。ビタミンB群の一種である葉酸に、皮膚の健康を保つ働きがあります。浸透圧が人間の体液に近いため利尿作用も。ビールを飲むとトイレが近くなるのはこのためです。尿路結石に有効とされています。麦芽の酵素を利用するビールの起源は古く、人類が農耕生活をはじめた頃から存在するようです。

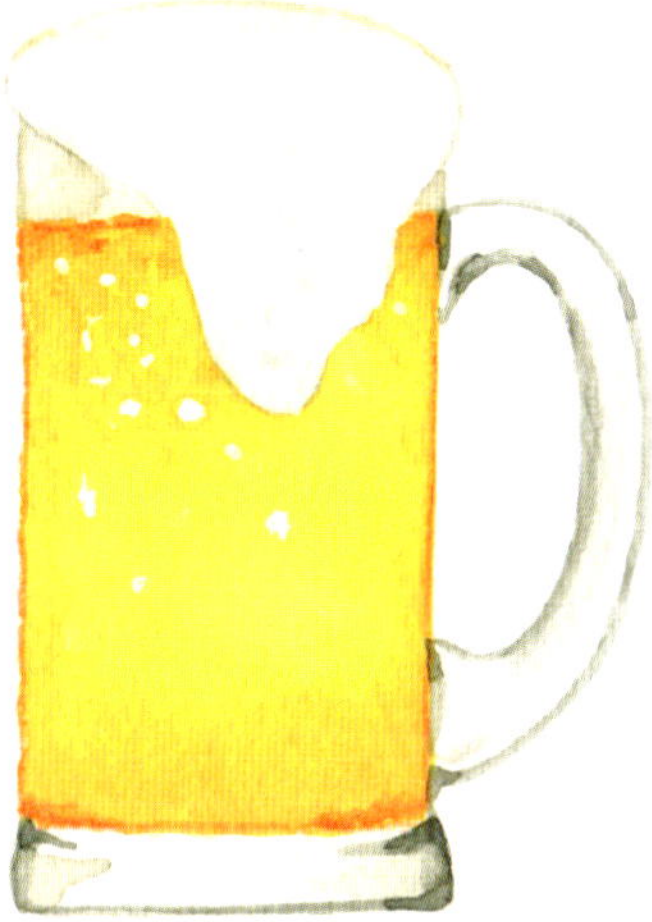

ビールの効能

- 肌荒れ改善
- むくみ解消
- 利尿作用

マッコリ

乳酸菌たっぷりで 便秘解消、疲労回復も

朝鮮半島の伝統酒、マッコリは、腸内環境を整え、美肌効果、疲労回復に役立つとされています。その理由は、豊富に含まれた乳酸菌、ビタミンC、ビタミンB群、クエン酸。乳酸菌で善玉菌が増えれば便秘解消、肌荒れを抑えるだけでなく、ビタミンCで美白効果も期待できます。エネルギー代謝を助けるビタミンB群、疲労物質を排除するクエン酸で、疲れ知らずに。ビタミンCは熱に弱いので、加熱せずに摂りましょう。

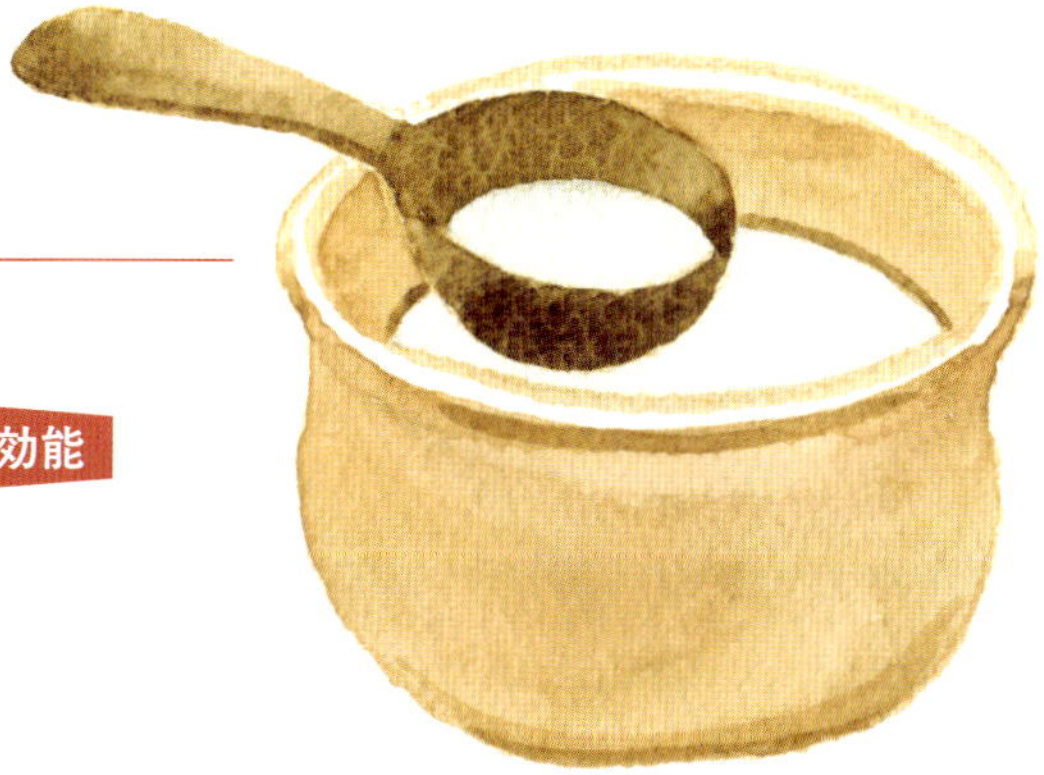

マッコリの効能

- 便秘解消
- 疲労回復
- 美肌

便秘と貧血よ、さらば！
女性にやさしい発酵肉

サラミ

サラミの身体のよいことは、乳酸菌の整腸作用と、豊富な鉄分による貧血防止。ミンチした牛や豚の肉を長期保存に耐えられるように、低温多湿の環境で2、3ヵ月放置。乳酸菌で発酵、熟成、乾燥させたドライソーセージです。肉に含まれる豊富な鉄分は、貧血防止に役立ちます。サラミはヨーロッパの長い冬を乗り切るために生まれた、保存食。さまざまな種類があり、ハンガリーには白カビで発酵させるものがあります。

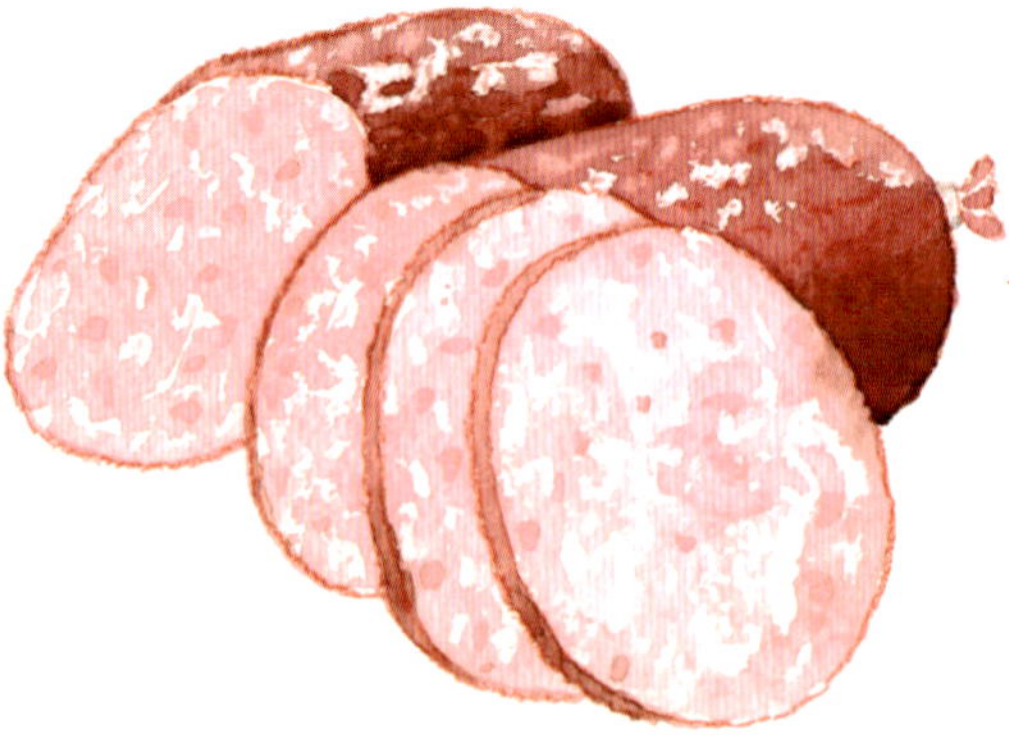

サラミの効能

- 整腸作用
- 貧血予防
- 口内炎予防

疲れ&風邪知らず
中国生ハムで丈夫に

金華ハム

生ハムの一種、金華ハムには、疲労回復、免疫力を高める働きが期待されています。材料である豚肉には、疲労物質に働くビタミンB群がたっぷり。乳酸菌で発酵するので、腸内環境を整えられ、免疫力がアップするとされています。金華ハムは、別名「金華火腿」。カット面が火のように赤いことから、この名前に。イタリアのプロシュット・ディ・パロマ、スペインのハモン・セラーノと並び、世界三大ハムに数えられます。

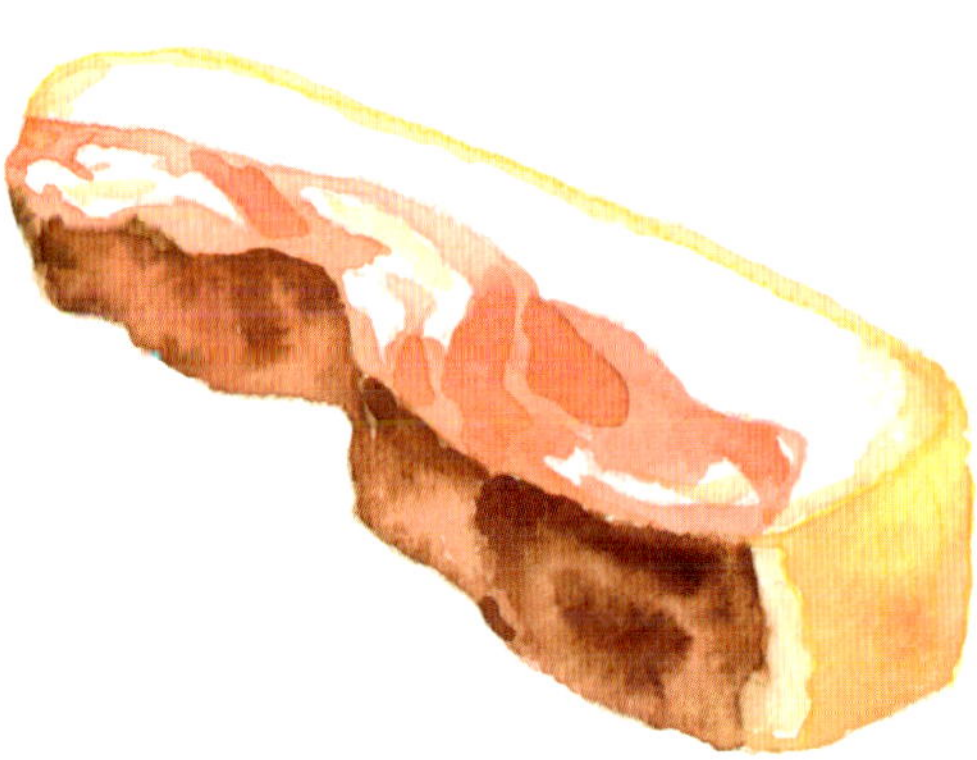

金華ハムの効能

- 疲労回復
- 免疫力強化
- 整腸作用

【著者略歴】

監修　五明紀春（ごみょう・としはる）

1942年生まれ。女子栄養大学・副学長。食品機能学専攻。1964年、東京大学農学部農芸化学科卒業。1969年、東京大学大学院農学系研究科農芸化学専攻博士課程修了（農学博士）。日本栄養・食糧学会奨励賞（1982年）、アサヒビール生活科学研究賞（1992年）、厚生労働大臣賞（2004年）などを受賞。『食品加工学』（共著・学文社）、『アプローチ生体成分』（共著・技報堂出版）、『栄養学ハンドブック』（編著代表・技報堂出版）、『現代人の食物栄養学68話――おからはどこへ行った』（女子栄養大学出版部）、『アクセス生体機能成分』（執筆代表・技報堂出版）、『食品機能学』（共著・同文書院）ほか著書多数。現在、日本農芸化学会会員、日本栄養・食糧学会評議員、日本食品化学工学会評議員、日本臨床栄養学会会員。

料理レシピ　古川知子（ふるかわ・ともこ）

女子栄養大学栄養学部卒業。管理栄養士・製菓衛生師。食品メーカー勤務を経て、女子栄養大学生涯学習講師として、講演、執筆、料理講習会、食品企業との共同メニュー開発、レシピ制作などに携わる。

【参考文献】

『日本食品標準成分表2015年版（七訂）』文部科学省
『正しい塩分の摂り方 味噌の力で医者いらず』著 五明紀春（幻冬舎）2014年
『食材健康大事典』監修 五明紀春 料理 古川知子（時事通信社）2005年
『旬の野菜の栄養事典　最新版』監修 吉田企世子（小社刊）2016年
『完全図解版 食べ物栄養事典―この症状・病気に効くこの食品、この成分』
中嶋洋子著・監修、阿部芳子監修、蒲原聖可監修（主婦の友社）2009年
『最新改訂版 からだに効く 栄養成分バイブル』
監修 中村丁次（主婦と生活社）2006年
『農家が教える発酵食の知恵 ――漬け物、なれずし、どぶろく、ワイン、酢、甘酒、ヨーグルト、チーズ』編 農文協（農山漁村文化協会）2010年
『新版 栄養成分の事典』監修 則岡孝子（新星出版社）2010年
『発酵食品学』編著 小泉武夫（講談社）2012年
『栄養の教科書 いちばん詳しくて、わかりやすい! すぐに暮らしに役立つ』
監修 中嶋洋子（新星出版社）2012年
『NHKためしてガッテン 発酵パワーの簡単おかず「酒かす」「酢」「みそ」「ぬか」』
編 NHK科学・環境番組部、主婦と生活社「NHKためしてガッテン」編集班（主婦と生活社）2012年
『おもしろサイエンス 発酵食品の科学 第２版』
著 坂本卓（日刊工業新聞社）2015年
『腸をキレイにしたらたった３週間で体の不調がみるみる改善されて40年来の便秘にサヨナラできました!』著 松本明子　監修 小林弘幸（アスコム）2015年
『栄養の基本がわかる図解事典』中村丁次監修（成美堂出版）2015年
『NHK趣味どきっ! きょうから発酵ライフ ～体の真ん中から健・幸・美～』
（NHK出版）2017年
『みそを知る』監修（社）中央味噌研究所（みそ健康づくり委員会）
日本乳業協会　発表「腸管出血性大腸菌O157:H7をはじめとする食中毒菌に対する食酢の抗菌作用（その１）静菌作用および殺菌作用」

ほか、一般的な工場での製法については食品メーカー等の案内を参考にしています。レシピ内の分量の概算は、女子栄養大学監修「栄養計算ソフト 栄養Pro」に準じました。

おわりに

発酵食品とは

発酵食品は人類とともに長い歴史がある。最古の発酵食品は、八千年前の中央アジアのワインといわれる。古代中国では塩漬け食材を発酵させた「醤（ひしお）」が作られ、これらは魚醤、醤油、味噌などのもとになっている。日本に中国や朝鮮半島から製法が伝えられたのは大和時代と言われる。

発酵食品とは、食材を微生物等（カビ、酵母、細菌、酵素）の作用で発酵させた食品である。これにより食材の保存性を高め、風味を付けて美味しくし、テクスチュアを改良することができる。納豆、醤油、味噌、漬物、鰹節など日本の伝統的な食品に多く見られる。世界的にもパンやヨーグルト、紅茶、キムチなどの発酵食品は多種多様である。また、酒は穀物や果物を発酵させてつくられる嗜好品である。

発酵が微生物の働きによることがわかってきたのは、十九世紀後半頃からである。古代以来、長く人類にとって、発酵は「摩訶不思議な現象」であったに相違ない。理由は不明のまま、数千年に渡って、製法技術を忠実に継承してきたことは驚異である。その意味で伝統的発酵食品は、どれひとつ取っても貴重な「人類の文化遺産」と言えよう。

発酵と腐敗は、いずれも微生物の作用である点は同じ現象であるが、前者は有益であり、後者は有害の違いがあるだけである。それだけに発酵食品の製造では、有害微生物（雑菌）による腐敗を防ぐために、温度、湿度、空気、発酵液組成などの環境を厳密にコントロールすることが大事である。

乳酸発酵は、乳酸菌がつくる乳酸が雑菌の繁殖を抑え腐敗を避けることが比較的容易なため、広く普及したと考えられる。

また発酵食品は、そのままでは食用困難な食材でも、風味や触感を改善できる場合があり、食材の利用範囲を広げるのに役立ってきた。一般に、発酵により、タンパク質性食材からはアミノ酸が生成し、旨味が増強する。また、糖質食材からはアルコールが生成する（アルコール発酵）。

なお、発酵には、微生物だけでなく、麹のように各種酵素（プロテアーゼ、アミラーゼ、リパーゼなど）の働きも関与する場合がある。（味噌・醤油・日本酒・塩辛など）

女子栄養大学　副学長　五明紀春

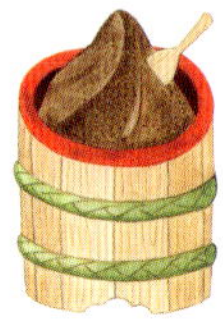

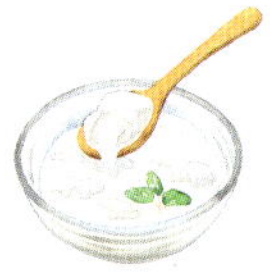

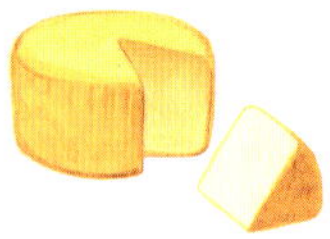

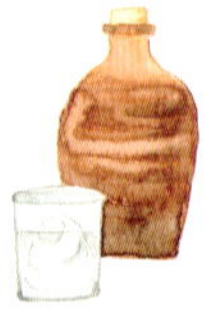

女子栄養大学の
誰も教えてくれない
発酵食のすべて

2018年5月７日　初版第1刷発行
2018年6月28日　　　第4刷発行
監修　　　五明紀春
レシピ監修　古川知子
発行者　　　澤井聖一

発行所　株式会社エクスナレッジ
〒106-0032　東京都港区六本木7-2-26
http://www.xknowledge.co.jp/

問合せ先
編集　Tel　03-3403-6796
Fax　03-3403-1345
info@xknowledge.co.jp
販売　Tel　03-3403-1321
Fax　03-3403-1829